精神科
身体合併症
マニュアル

第2版

監修
野村総一郎
六番町メンタルクリニック・所長

編集
本田　明
東京武蔵野病院・内科医長

医学書院

精神科身体合併症マニュアル

発　行　2008年6月1日　第1版第1刷
　　　　2016年2月1日　第1版第4刷
　　　　2018年6月1日　第2版第1刷©
　　　　2024年9月15日　第2版第4刷

監修者　野村総一郎

編集者　本田　明

発行者　株式会社　医学書院
　　　　代表取締役　金原　俊
　　　　〒113-8719　東京都文京区本郷 1-28-23
　　　　電話　03-3817-5600（社内案内）

印刷・製本　三美印刷

本書の複製権・翻訳権・上映権・譲渡権・貸与権・公衆送信権（送信可能化権を含む）は株式会社医学書院が保有します.

ISBN978-4-260-03545-3

本書を無断で複製する行為（複写, スキャン, デジタルデータ化など）は,「私的使用のための複製」など著作権法上の限られた例外を除き禁じられています. 大学, 病院, 診療所, 企業などにおいて, 業務上使用する目的（診療, 研究活動を含む）で上記の行為を行うことは, その使用範囲が内部的であっても, 私的使用には該当せず, 違法です. また私的使用に該当する場合であっても, 代行業者等の第三者に依頼して上記の行為を行うことは違法となります.

JCOPY　〈出版者著作権管理機構　委託出版物〉
本書の無断複製は著作権法上での例外を除き禁じられています. 複製される場合は, そのつど事前に, 出版者著作権管理機構（電話 03-5244-5088, FAX 03-5244-5089, info@jcopy.or.jp）の許諾を得てください.

執筆者一覧(執筆順)

桑原 達郎	国家公務員共済組合連合会立川病院精神神経科・部長
野村総一郎	六番町メンタルクリニック・所長
本田 明	東京武蔵野病院・内科医長
本田真理子	東京慈恵会医科大学泌尿器科学講座・助教
大槻 穰治	東京慈恵会医科大学附属第三病院救急部・診療部長/准教授
高畑 圭輔	国立研究開発法人量子科学技術研究開発機構放射線医学総合研究所脳機能イメージング研究部・研究員
岸本泰士郎	慶應義塾大学医学部精神神経科学教室・専任講師
長沢 崇	東京都立小児総合医療センター児童・思春期精神科

第2版 序

　精神科身体合併症マニュアルは 2008 年に初版を上梓して以来，多くの精神科医をはじめとする医療従事者に手に取っていただいた．出版のきっかけは編者が国家公務員共済組合連合会立川病院（以下立川病院）精神神経科を退職する際，同僚精神科医向けに身体治療の病棟マニュアルを残そうと作成したことである．あれから 10 年が経過し初版を読んでみると，物足りないと感じる分野や現在のニーズに合っていない項目があることなどが気になり始めていた．幸い医学書院の担当者から声をかけていただき今回第2版を出版することができた．

　本書は多くの部分を立川病院の現・元スタッフが執筆している．監修者の野村が勤務していた時代に，立川病院精神神経科は本邦の総合病院精神科の中でも特異的な身体合併症治療システムを構築しており，そのような意味では立川病院は本邦における精神科身体合併症医療の野心的なモデル病院といっても過言ではない．よって本書には立川病院精神神経科の歴史を背景にしたノウハウが数多く詰め込まれている．また精神科患者の外傷分野に関しては救急領域の方が経験豊富なため，今回も救急のエキスパートである東京慈恵会医科大学の大槻が担当した．

　本書でカバーできていない分野は著者の経験や知識の不足，専門家の不在などによるもので今後の課題でもある．さらに記載されている各分野も必ずしも臓器別診療科としての専門家が執筆しているわけではなく，あくまでも精神科身体合併症医療の中で必要な最低限の知識と初期検査や初期治療の情報提供が柱となっている．

　第2版では総論部分を近年の精神科身体合併症医療の動向に合わせて大幅に改訂した．各論では精神科身体合併症の急性疾患に加え慢性疾患に関する内容も充実させた．精神疾患患者はそうでないも

のと比較して死亡リスクは高く，その多くに心血管イベントがかかわっている．自身の健康に無関心な精神疾患患者の生活習慣改善も，精神科医療に携わる者としては重要な課題である．

改めてここ10年ほどを振り返ってみると，精神科身体合併症医療はさまざまな問題をはらみながらもその必要性は年々増すばかりである．精神疾患患者の高齢化の問題，慢性期患者の社会復帰の問題，臨床研修制度による精神科医の身体疾患診断能力の向上，良い意味で患者や家族の権利意識の向上など，これらはどれも精神科身体合併症医療のニーズにつながっている．ただ精神科身体合併症医療のニーズは精神科に対してというより，むしろ身体各科やその医療機関に対して大きいものがあるが，いまだ精神疾患患者は受けないと断る病院も少なくない．総論で桑原が述べているように，東京都で急性腹症の統合失調症患者が複数の医療機関に受け入れを断られた後死亡した事例は，いまだに精神科身体合併症医療の行政システム，個々の病院システムが不完全であることを如実に物語っている．いずれにしろわれわれは単科精神科病院であれ，総合病院であれ，クリニックであれ，精神科医療に従事している以上，精神科身体合併症とのかかわりから逃れることはできない．精神科医は精神科身体合併症が発生した際は患者を身体各科につなぐコーディネーターとしての役割も要求されることになる．

筆者らは精神疾患患者が精神疾患をもたない者と同等の身体医療機関へのアクセスと，同水準の身体医療が享受できることを切に願っている．読者がわれわれの思いに少しでも共感していただけたら本書を出版した意義は十分にあり大変ありがたいことである．

2018年5月

本田 明

初版　序

　精神障害者も健常者と同様に身体疾患に罹患しうることは言うまでもない．いや，むしろ一般人口よりも高率に身体医療上の問題が発生するとされている．これには心の病気をもつがゆえに，相対的に不利な生活環境や経済状況に置かれがちなこと，保健や衛生に関する知識が低くなる場合があることなどが絡んでいるだろうし，精神科的な投薬による副作用のリスクが高まることも無関係ではない．そして，身体疾患に罹患した場合，精神疾患の有無にかかわらず，まったく同質の身体医療が保証されねばならないことには議論の余地はない．つまり，精神障害があるゆえに医療へのアクセスが遅れたり，提供される医療の質が低くなるようなことは決してあってはならない．これは人権論を出すまでもなく至極当然のことであろう．

　以上のことは理念としては明確に言えるが，現実には精神と身体の疾患が合併した場合，特に双方ともにある程度重症であるような場合には，多くの点で困難が生じる．それは一般社会や医療界における精神障害への偏見や，心の病に伴う行動上の問題や理解力の低下などの患者側の要因，設備や法律上の未整備などの諸要因に起因している．しかし，案外大きな問題は「技術的な問題」であろう．精神医療を中心になって担当するのは精神科医であり，精神保健に関わる看護スタッフである．これらの職種はメンタルヘルスの専門家ではあるが，身体医学のエキスパートではない．しかし，精神医療の最前線で精神障害者に最も近い位置にいるからこそ，精神障害に身体疾患が合併した場合に真っ先に対応せねばならないことも多いし，精神と身体の両方を総括的に診るという立場から，継続して身体医療にも関わらねばならないことも多いものと思われる．もちろん，卒前教育や初期研修により，基本的な知識技能は身につけてい

るはずであるが，その技術が非常に優れていると自信をもって言える人材は多くはない．この理由の一つに，包括的なテキストがないということがあるように思われる．もちろん，書物からの知識だけで身体合併症医療を円滑に行いうるわけではないが，過去に学んだ知識を整理し，経験を裏打ちしてくれるマニュアル的な書物があれば，技術力は飛躍的に高まるのではないかと考えられる．言うまでもなく，身体医学についてのマニュアル的なテキストは数多くあり，それらもそれぞれに有用だが，精神科身体合併症医療には多くの点で特異的な面があり，ノウハウが存在する．それらを包括的にまとめた書はこれまでほとんど存在しなかった．本書はこれらの問題意識に基づいて，合併症の医療を実際に日々手がけている実務家により著された実用書である．多少の理念的な議論も含めたが，大部分はわれわれの臨床経験の蓄積であり，それを基盤としてまとめた内容である．精神医療の専門家に有用であることを目指しているが，逆に身体医療の専門家が精神障害をもつ人の合併症医療に関わろうとする場合にも役立つのではないかと自負している．

2008 年 5 月

野村　総一郎

I 精神科身体合併症の治療・管理総論

1 精神科身体合併症総論　2
1. 身体合併症問題とは？　2
2. 精神科身体合併症医療の特殊性　5
3. 精神障害者身体合併症救急という問題　9
4. 精神科身体合併症医療と医療保険制度　12
5. 精神障害者身体合併症医療の法的，倫理的問題　15

2 精神科身体合併症の入退院　17

Ⓐ 治療依頼医療機関からの情報収集　17
1. 精神科診断，身体科診断の確認　17
2. 精神症状の重症度の確認　17
3. 身体症状重症度・緊急度の確認　18
4. 入院時付添い人の確認　18

Ⓑ 精神科身体合併症患者の病院間搬送　18
1. 病院間搬送の実際　18
2. 医師の同乗　19
3. 医師同乗の際必要な薬剤・器具　19
4. その他注意事項　20

3 精神科診察・身体診察　22
1. 精神症状診察の実際　22
2. 身体診察の実際　23

4 精神科身体合併症の鎮静法（急性の鎮静）　33

1　意識レベル低下を目的としない鎮静　33
2　意識レベルがやや低下する鎮静　36
3　入眠を目的とする鎮静　37

5 精神科身体合併症における手術前後の管理　40

1　手術前　40
2　手術直前　41
3　手術後　42

6 経口投与不能時の向精神薬治療　43

1　経口投与ができない状況　43
2　投与経路の選択　44
3　向精神薬を完全に中断する場合　44

7 臓器障害時の向精神薬治療　46

1　肝障害時の向精神薬治療　46
2　腎障害時の向精神薬治療　47
3　心疾患時の向精神薬治療　48
4　呼吸器疾患時の向精神薬治療　49
5　消化器疾患時の向精神薬治療　50
6　代謝疾患時の向精神薬治療　50

8 精神科身体合併症の各種検査依頼　53

1　鎮静を必要とする場合　53
2　上部消化管造影（胃透視）　53
3　下部消化管造影（注腸造影）　54
4　上部消化管内視鏡（胃カメラ）　55
5　下部消化管内視鏡（大腸カメラ）　55
6　CT　56
7　MRI　57
8　超音波　57

9 精神科身体合併症管理で行われることのある基本手技・治療　58

1 末梢静脈確保　59

2 中心静脈確保　59

3 経鼻・経口胃管挿入　61

4 導尿法　62

5 腰椎穿刺　63

6 酸素療法　65

7 気管挿管・人工呼吸器管理　68

8 輸液・栄養法　72

II　各科合併症の治療・管理

1 全身疾患合併症　80

1 心停止　80

2 ショック　84

3 発熱　92

4 電解質異常　95

5 貧血　104

6 DIC（播種性血管内凝固症候群）　107

2 消化器疾患合併症　113

1 吐血・下血　113

2 便秘　115

3 腸閉塞（イレウス）　117

4 機能性ディスペプシア　119

5 過敏性腸症候群　120

6 胃・十二指腸潰瘍　121

7 消化管異物　124

8 感染性急性（胃）腸炎　125

9 薬剤性肝障害　126

10 アルコール性肝障害 **127**

11 非アルコール性脂肪肝炎(NASH) **129**

12 急性膵炎 **130**

3 呼吸器疾患合併症 **135**

1 市中肺炎 **135**

2 院内肺炎，医療・介護関連肺炎 **139**

3 気管支喘息 **142**

4 肺結核 **147**

5 気道異物 **148**

4 循環器疾患合併症 **152**

1 不整脈 **152**

2 高血圧 **159**

3 急性肺塞栓症 **162**

4 深部静脈血栓症 **166**

5 脳神経疾患合併症 **171**

1 意識障害 **171**

2 脳梗塞 **174**

3 けいれん発作 **178**

4 めまい **183**

5 頭痛 **186**

6 内分泌・代謝疾患合併症 **192**

1 甲状腺機能亢進症 **192**

2 甲状腺機能低下症(原発性) **198**

3 糖尿病(高血糖) **200**

4 低血糖 **210**

5 脂質異常症 **212**

6 高尿酸血症 **214**

目次　xiii

7　腎・泌尿器疾患合併症　216

1　尿閉　216

2　血尿　218

3　急性腎不全（急性腎障害）　220

4　慢性腎臓病　221

5　尿路感染症（急性膀胱炎，急性腎盂腎炎，急性前立腺炎，急性精巣上体炎）　224

6　梅毒　226

7　尿路結石　229

8　外傷・整形外科疾患合併症　232

1　外傷初期診療　232

2　骨折　240

3　骨粗鬆症　241

9　産婦人科疾患合併症　244

1　精神疾患合併妊娠　245

2　妊娠中の精神疾患に対する薬物療法　249

10　皮膚・形成外科疾患合併症　263

1　薬疹　263

2　単純疱疹・帯状疱疹　268

3　疥癬　269

4　足白癬　271

5　蜂窩織炎　272

6　褥瘡　273

7　熱傷　275

11　緩和ケア　277

Ⅲ 精神科と関連の深い身体合併症，身体疾患に起因する精神症状

1 向精神薬による副作用 290

A 悪性症候群 290
1 疫学 290
2 臨床症状 290
3 検査所見 291
4 診断 291
5 原因薬剤 292
6 発症危険因子 292
7 治療 294
8 予後 296
9 服薬再開時の注意点 296

B 横紋筋融解症 297
1 概念 297
2 原因薬剤 297
3 臨床症状および検査所見 298
4 診断 299
5 治療 299
6 回復後の薬物再開 299

C セロトニン症候群 300
1 概念 300
2 原因 300
3 臨床症状 301
4 診断 301
5 検査 302
6 治療 302
7 その他 303

Ⓓ 遅発性ジスキネジア 303

1 臨床所見 304

2 診断と鑑別 304

3 危険因子 304

4 病態生理・原因薬剤 304

5 治療 305

6 予後 306

Ⓔ 無顆粒球症(neutropenia) 307

1 概念・疫学 307

2 向精神薬による好中球減少症 308

3 機序と危険因子 308

4 臨床症状 309

5 検査 309

6 対応と治療 309

7 向精神薬の再開・変更 311

Ⓕ 高プロラクチン血症 312

1 症状 312

2 検査 312

3 治療中の精神身体管理 312

Ⓖ SIADH(バソプレシン分泌過剰症) 313

1 症状 314

2 検査 314

3 治療中の精神身体管理 315

Ⓗ 腎性尿崩症 316

1 症状 316

2 検査 316

3 治療中の精神身体管理 317

2 急性中毒 318

1 急性中毒の概要 318

2 中毒物質別治療各論
（精神科領域で頻度の高い中毒物質）　**324**

3 水中毒　331

1 症状　**331**

2 初期検査/治療　**331**

3 治療中の精神身体管理　**332**

4 症状精神病・器質性精神病　335

Ⓐ 総論：身体疾患に起因する精神障害　**335**

1 症状精神病・器質性精神病　**335**

2 原因疾患　**335**

3 身体疾患に起因する精神障害の臨床経過　**335**

4 身体疾患に起因する精神障害の診断　**337**

5 身体疾患に起因する精神障害の治療　**337**

Ⓑ 各論：身体疾患に起因する精神障害　**338**

1 脳器質性疾患　**338**

2 代謝性疾患　**356**

3 内分泌疾患　**364**

4 膠原病および類縁疾患　**378**

5 心血管呼吸器疾患　**386**

6 薬剤性精神障害　**389**

5 アルコール離脱症状，Wernicke 脳症　396

1 アルコール離脱症状　**396**

2 Wernicke 脳症　**401**

6 神経性無食欲症の入院精神身体管理　404

1 精神・身体症状，検査所見　**404**

2 入院加療　**406**

3 入院時の目標体重　**406**

4 食事，入院生活の管理　**407**

目次　xvii

5　治療　408

7　リフィーディング症候群　411

1　概念　411
2　病態生理　411
3　リフィーディング症候群のハイリスク患者　412
4　臨床症状　413
5　検査所見　414
6　治療・予防　414

■ **索引**　417

I

精神科身体合併症の治療・管理総論

1. 精神科身体合併症総論　2
2. 精神科身体合併症の入退院　17
3. 精神科診察・身体診察　22
4. 精神科身体合併症の鎮静法（急性の鎮静）　33
5. 精神科身体合併症における手術前後の管理　40
6. 経口投与不能時の向精神薬治療　43
7. 臓器障害時の向精神薬治療　46
8. 精神科身体合併症の各種検査依頼　53
9. 精神科身体合併症管理で行われることのある基本手技・治療　58

精神科身体合併症総論

1 身体合併症問題とは？

　精神障害者の身体合併症問題が議論の俎上に乗るようになってから，おおむね40年程度が経過している．日本でこの問題が認識されたのは米国より早く，1978年に東京都において，精神障害者身体合併症事業が開始されたことを嚆矢とする．米国において，先陣を切って身体合併症問題をアピールしたのは，当時アトランタのエモリー大学精神科の教授であったAlan Stoudemireであり，彼がその活動のエッセンスを，"The Principles of Medical Psychiatry"として出版したのが1987年である[1]．わが国では，米国に先んじること実に10年も早く，行政主体でこの問題に取り組んでいるのである．このことは，日本で医療を行うわれわれは誇りにしてよい．しかし，わが国では精神障害者の身体合併症問題は，必ずしも広く認知されているわけではない．どちらかというと，精神医療の分野でもマイナーな話題に留まってきた．それはなぜだろうか？この点を考察することは，今後を考えるうえで重要な点である．

　「精神障害者の身体合併症」とは，文字どおり，精神障害を抱える患者さんが，身体疾患(つまり，精神疾患ではない)を合併することである．その治療をどうしたらよいかというと，それは当然ながら，精神疾患，身体疾患それぞれの専門医がそれぞれ担当すべき疾患を診療すればよい．単純な話なのだが，なぜこれが臨床課題として絶えずクローズアップされるのだろうか．そのことを考えるには，先行研究において，精神障害者の身体合併症がどう定義されているかを見る必要がある．

　佐藤ら[2]が行った精神障害者の身体合併症の調査においては，精神障害者の身体合併症とは，次のように定義されている．

- 精神疾患に起因する身体疾患
- 精神症状を引き起こした精神疾患
- 精神疾患と身体疾患の偶発的合併

1 精神科身体合併症総論　　3

以上のうち，身体疾患自体で入院の対象となるものをいう．

　ここで注意すべきは，「身体疾患自体で入院の対象となる」という文言である．まず，入院という言葉が入っていることが示すように，この問題はあるケースを入院させるかどうかという判断にかかわるということである．すなわち，病棟の運営方針の問題なのである．また，「身体疾患自体で」という前置きからわかるように，入院させるかどうかの判断は，精神疾患の重症度にかかわりなく，身体疾患自体の重症度に依存している．定義上は，入院適応を決める段階では，精神疾患の重症度が判断に影響する余地がない．また，入院させる病棟が精神病棟であるとも限定されていないため，一般身体科病棟に入院した症例も「精神障害者の身体合併症」に含むことになる．入院病棟の選択については，各施設の事情により，精神科病棟か一般身体科病棟に振り分けられることになる．

　わかりやすくするために，図1を参照されたい．縦軸に精神科的重症度，横軸に身体重症度を取り，各軸の重症度から入院病棟をどのように選択すべきかを示してみた．理想論としては，各症例の重症度に応じて，精神科病棟，身体科病棟，精神科身体合併症病棟のいずれかを合理的に選択することが求められる（この場合の精神科身体合併症病棟とは，一般病棟に遜色ない身体管理設備が備わって

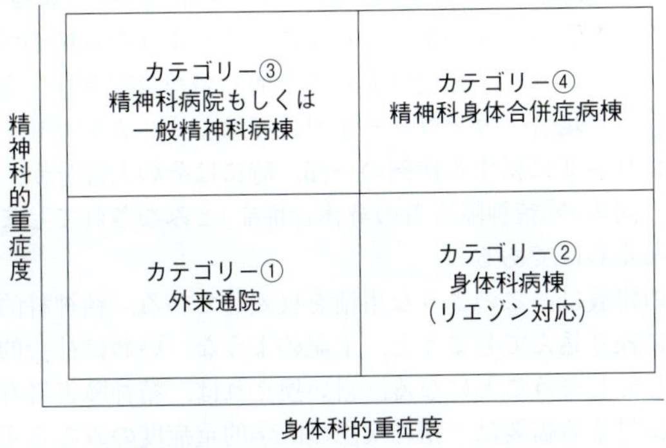

図1　精神科身体合併症の入院病棟

おり，常時身体科専門医の併診が可能な病棟とする）．精神的にも身体的にも重症度が低い症例は，当然ながら外来通院となり，入院適応から外れる（カテゴリー①）．精神科身体合併症病棟への入院は，あくまで理想論としては，精神的にも身体的にも重症な症例に限定すべきである（カテゴリー④）．また，身体疾患の重症度が低い場合は，一般精神科病棟（専門医のいない単科精神科病院など）でも，理想論としてはプライマリーケアレベルの身体処置は可能と考えられ，入院対応ができるはずである（カテゴリー③）．精神科的重症度が低い場合は，身体科病棟に入院し，リエゾンサービスで管理することが適切であると考えられる（カテゴリー②）．

　しかし，何度か理想論と前置きしたように，現実にはこのようにはいかない．身体科病棟入院患者（カテゴリー②）は，たとえ精神科重症度が低い（精神疾患単独では外来通院レベル）としても，現実のセッティングでは，すべてがそのまま管理できるとは限らない．身体科病棟のスタッフにとっては，精神疾患の合併は常に管理上の不安を惹起する要素である．したがって，万が一の精神疾患の増悪の際の管理困難を未然に防ぐために，可能であれば精神科病棟での管理を期待する傾向が常にある．また，一般精神科病棟（カテゴリー③）においては，精神科的治療に注力したい専門スタッフにとって，身体疾患の合併は精神疾患への治療対応に集中することを阻害し，常に特別な配慮を要する要因であり続ける．したがって，身体的管理に手がかかる症例については，たとえ身体疾患が安定していたとしても，可能な限り精神疾患を専門としない治療構造（病棟）に管理を任せたいという傾向が常に存在する．そのような事情が背景にあるため，カテゴリー④を受け入れる目的で精神障害者身体合併症病棟を運営した場合，カテゴリー④だけではなく，カテゴリー②およびカテゴリー③に属する症例の一部，時にはその大部分が，カテゴリー④と同等の「精神障害者の身体合併症」とみなされてしまう傾向が常にあるわけである．

　前掲の定義は，このような事情を反映している．精神科的重症度を定義に繰り込んでしまうと，上記のような，いわば社会的要因を見落としてしまうことになる．言い換えれば，精神障害者身体合併症病棟に対する需要は，精神疾患の医学的重症度のみならず，それ以外の要因が大きく関与している．そして，このような要因は，精

神障害者の身体合併症のみに存在する要素である．例えば，皮膚疾患と腎疾患が合併した患者を考えた場合，皮膚疾患が重症なら皮膚科病棟，腎疾患が重症なら内科病棟に入院することが通常であろう．しかし，精神疾患が合併した場合のみ，たとえ精神疾患が外来レベルの症状であり，治療の目的が皮膚疾患や内科疾患であっても，皮膚科病棟や内科病棟ではなく，精神科病棟へ収容することへの需要が生じる．つまり，このような医学的適応以外の要因を考慮して，応需を検討する必要があるということである．これが，「精神障害者の身体合併症」の問題の本質の1つである．

② 精神科身体合併症医療の特殊性

このような要因は，なに故に生じるのであろうか．この項ではそのことについて考えてみたい．

第一に，精神症状が，身体医学的な所見（主訴，問診，理学的所見）に与える影響は無視できない．精神障害者，特に統合失調症の患者が，非常な疼痛耐性を示すことがある事実はよく知られている．この原因はよくわかっていないが，精神疾患そのものが疼痛耐性に関与する場合もあるかもしれない．二次的な要因として，抗精神病薬を内服していることが，疼痛耐性の形成に関与しているという意見もある．Stoudemire も，前掲のテキストの中で，このような疼痛耐性に留意する必要があることを強調している．身体疾患においては，経験的に疼痛の程度が疾患の重症度を反映することが多いと考えられているが，精神障害者の場合は，必ずしもそのようにはならない．いわば，身体科専門医が経験によって培った経験則が通用しない場合がしばしばありうるのである．それ以外にも，思考停滞や発動性の低下で，主訴自体を訴えることのできない症例も考えられるであろう．長嶺[3]の成書によってまとめられたように，抗精神病薬の長期運用が，精神障害者の身体疾患の直接的，もしくは間接的原因であると思われるケースも後を絶たない．古くからいわれている抗コリン作用の長期曝露による anticholinergic syndrome は，重症化すると治療に難渋する．例えば，重症便秘やそれに続発した巨大結腸症などがこれに相当する．一部の抗精神病薬の代謝性副作用である impaired glucose tolerance についても，市販開始時点ではその危険性が十分に認識されておらず，わが国独特の多剤大量療法を背景として，内服によって続発した高血糖により死亡例が

出たことは，わが国の精神医療に大きな傷を残した．わが国では，一部の抗精神病薬が糖尿病に対して禁忌とされているが，米国などでは，他に有効な薬物療法がない場合，厳重な血糖管理の下に使用が許されている．つまり，わが国においてのみ，糖尿病を合併した精神障害者が有効な治療から疎外されている．これら薬物によって修飾される身体症候群は，一般診療に携わる身体科医にとっては原因不明の難病奇病の類に見えることがあり，精神科医の助言なしには対応が難しい場合がある．また，幻覚妄想など，知覚や思考などの活発な障害を合併している症例などでは，患者自身の主訴や理学的所見が，精神症状に影響を受けて，著しく変化してしまうということもあり得る．筆者の個人的な経験で恐縮だが，印象的な典型例を提示する．中年の女性の精神障害者で，些細なことで「妊娠した」と訴えるいわば妊娠妄想が形成されやすい症例を担当していたとき，その患者が，「喉に妊娠した」という訴えをし始めた．担当医たる筆者は，「またおかしな方向に妄想が発展したものだ」と考え，特に対処をしなかった．数か月後に食事の後に嘔吐するようになり，あわてて検査をお願いしたところ，なんと食道癌と診断された．経過を振り返って早く検査をしていればと臍をかんだものだが，一方で，果たしてこの患者の「喉に妊娠した」という訴えに，当初から担当医として真摯に向き合う態度を常にとり続けるものだろうかといぶかしく思ったことを告白しなければならない．精神科医は，患者の訴えを聞いて，その言動の中から症状に起因するものと起因しないものを選り分け，それを思考障害などを反映した症状と評価して診断し，治療方針を立てる．前述の症例では，「喉に妊娠した」という訴えは明らかな思考障害であって，内容の真偽を確認するよりも，精神療法的に傾聴しながら，精神科的な薬物調整に注力するのが常道ではないかと考える．その訴えが，実は重大な身体疾患を反映しているなどとはなかなか考えが及ばない．精神科医は，そのような見落としがあったとしても，身体疾患を専門としない以上免責されるかもしれない．しかし，一般身体科医はそうはいかない．たとえ，訴えが奇妙であっても，身体疾患の診断に真摯に取り組む限りは，患者の症状が身体疾患に起因していないかどうか，たとえ精神症状により奇妙に修飾された主訴や理学的所見であったとしても，身体疾患の基盤がないかどうかを真摯に鑑別する必要があると

考えるであろう．ただ，実際にはすべての奇妙な訴えを，身体疾患の主訴と考えて対応するのは現実的ではないと考えるであろうことも想像に難くなく，症状の判別にあたって精神科医の意見を求めることになるだろう．しかし，精神科医の側には，奇妙な訴えが身体疾患に起因しているかどうかを判別するノウハウはない．一般身体科医の専門性に期待するしかない．そして，このようなジレンマが埋まらないために，一般医療から精神障害者が疎外されるきっかけが与えられてしまう．そして，その傾向に対し，前述したように精神科診断学は，身体疾患と精神疾患を訴えによって鑑別することについては無力である．

　第二に，精神医療における入院が何のために行われているかを考えてみる必要がある．重症例の入院適応としては，ほとんどの場合，自己管理能力を欠いていることがその要件になるであろう．そのまま放置すれば，健康や生命の予後に取り返しのつかない損害を与える場合，本人の保護のために入院環境を提供することについては異論はないであろう．ただ，精神医療における入院適応については，「自傷他害」という要件が法律上頻出する．措置入院や医療観察法入院に至るようなケースについては，「自傷他害」の内容の重大性が問われることになるが，精神医療の現場においては，必ずしもその重大性は問われない．患者の社会的背景をケースごとに検討し，保護者の精神的肉体的負担や，周囲の環境に生活している人々への迷惑行為などの状況を総合的に鑑みて，入院の適応を決めている．ひるがえって，一般身体科病棟に入院するという処遇は，実は，かなりの部分患者の自己管理能力を前提としたシステムになっている．複数人で寝起きする病室では，自宅にいるときよりもさらに周囲への気配りが必要になり，病棟スタッフの管理に対する従属を無条件かつ当然のこととして求められる．さらに言えば，検査や治療についても，本人の自己管理や自制を期待していることが前提である場合が実はほとんどである．それを示す象徴的な事象として，一般身体科病棟では，夜間に施錠されていない例は数多くある．自宅で生活しているときに玄関を施錠しないということはまれだと思われるが，一般身体科病棟では施錠をしないことが当たり前の場合があるのである．このように，自宅にいるよりも強い自制と自己管理能力を要請される環境が，一般身体科病棟であるということを理解

する必要がある。このような環境で、精神症状により自己管理能力が低下した症例が生じたら、自宅にいるよりもさらに管理が困難になることが自明である。将来的に、一般身体科病棟でも自己管理を期待できない患者に対応できるよう法整備も含めた環境整備をする必要があると筆者は考えているが、現時点ではそのような機運はほとんどない。強い自己管理を前提とした一般科病棟と、自己管理を前提としない精神科病棟とが存在した場合、自己管理が弱い、もしくはいつ自己管理能力を喪失するかわからない患者が、精神科病棟への入院を要請されるのは実はやむを得ないと考える必要があるのではないだろうか。かつて筆者は、精神障害者の周術期の不穏が予測できるかどうかを検討したことがある[4]が、予測が困難であるという結論となった。予測が困難である以上、精神科重症度が現時点で軽度であっても、あらかじめ精神科病棟での管理を期待されることはリスク管理上やむを得ないであろう。なぜなら、リスク管理は、想定外のリスクまで対応できる体制を整えて初めて、完成したといえるからである。

第三に、精神障害者の身体合併症を診療するにあたり、法的整備が全くなされておらず、倫理的方針もあいまいなまま、長らく手がつけられていないということがある。精神科医療では、少なくとも入退院の臨床においては、「精神保健及び精神障害者福祉に関する法律」（以下、精神保健福祉法）により、臨床場面で必要な処置のかなりの部分が法律により規定されており、少なくともすべて自己責任で運用するという立場に追い込まれることはない。しかも、一般身体医療においては、外科手術をはじめとして、侵襲性の高い医療行為が目白押しであり、中には緊急を要し患者の生命にすぐにかかわるようなものも少なくない。一般身体科医療においては、患者の責任能力や同意能力について、精神医療をはるかにしのぐ密度で配慮を求められることについては論をまたない。にもかかわらず、今に至るまで、わが国においては、この点にかかわる議論が（全くないわけではないものの）中心的なテーマとなったことはない。精神障害者の法的倫理的リスクにより一度でも損害を受けたことのある一般身体科医は、損害の繰り返しを恐れて、二度と精神障害者の身体合併症にかかわる姿勢を示してくれないかもしれない。精神医療の側からだけでは解決しようのない問題であり、今後の議論の高ま

1 精神科身体合併症総論 9

りを期待したい．この問題については，項目を変えて再度論じる．

❸ 精神障害者身体合併症救急という問題

精神障害者の身体合併症は，今まで述べてきたさまざまな要因から，治療場所が確保できず，精神障害者が一般医療から疎外されることが問題とされてきた．関係者の努力により，幸いなことにその状況は徐々に改善してきた．ただ，その方向性は，精神障害者にとりあえず一般的な身体医療を供給するにはどうしたらよいかという点に焦点があてられ，いくつかの問題点が後回しにされてきたことは否めない．後回しにされてきた最大の問題の1つが，精神障害者身体合併症救急という問題である．精神障害者の身体合併症に取り組む現場はいわゆる総合病院であり，そこに診療科として精神科があることによって，あるいは，身体合併症を受け入れることのできる病棟を作ることによって，問題を解決しようとしてきた．しかし，それらの整備は必ずしも24時間受け入れが可能な救急体制を目指したわけではなく，そのような高い目標を最初から設定せず，その病院で精神障害者の身体合併症が治療できる場所を確保することに力がそそがれた．問題解決に対する努力は，主として現場で働く医師，コメディカルによる善意と奉仕に依存しており，そのため問題解決のハードルは非常に高かったのである．救急医療に対応することは，いわば次の段階で考えることであり，経済的にも人員的にもそこまでの余裕はなかった．しかし，2009年に象徴的な事件が発生したことで，行政の姿勢が大きく転換されることになる．当時の新聞記事を引用する．

救急搬送：統合失調症患者　腸閉塞に　受け入れ先なく死亡　救急隊13病院に要請

◇東久留米で昨年2月

東京都東久留米市で昨年2月，体調不良を訴えた統合失調症の男性（当時44歳）が救急搬送されずに腸閉塞（へいそく）で死亡した．救急隊は2時間半にわたり受け入れ先を探したが13病院に受け入れられず搬送を断念した．「精神科などの専門医がいない」「病床がない」などが病院側の理由だった．高齢化や自殺未遂で精神障害者が身体疾患にかかるケースが増えているが両方の症状を診られる病院が少ないため搬送が難航している．精神と身体の合併症患者を受け入れる体制の

不備が浮かび上がった.

◇心身合併症，減る受け皿

　多摩地区の精神科病院は救急隊が連絡した患者の容体から「脳などの疾患が疑われる」と判断. 検査設備や医療機器がないため受け入れを断り検査ができる他の病院へ運ぶよう頼んだという.

　多摩地区の大学病院は救急隊から連絡があったとき，すでに他の救急患者の治療をしていた. 「対応できるベッドが空いていなかった」という.

（中略）

　このほか複数の病院が今回のケースではなく一般的な事情を説明した. 総合病院や大学病院によると

▽休日や夜間はスタッフが少なく治療後も目が離せない精神疾患に対応するのは困難　▽当直医が精神障害者の診療で苦労した経験がある—などの理由で受け入れられないという.

〔毎日新聞（2010 年 12 月 26 日朝刊）〕

　この事件は，精神障害者の身体合併症問題そのものを社会に認知させることに大きな役割を果たしたのみならず，当時，産科や小児科の救急医療の部分的崩壊が話題になっている中で，救急医療の問題点として精神障害者身体合併症患者の搬送困難が大きくクローズアップされることになる画期的な事件となった. 本来，精神障害者身体合併症の搬送困難は，この時期に始まったものではなく，さらにその以前より潜在的に存在し続けてきた問題であった. たまたま，救急医療が崩壊に瀕しているという危機感が報道によって醸成されている中，従来より精神障害者の身に幾度となく起きていた悲惨な出来事が，救急医療の崩壊の一端を示す事例として報道されてしまったのである. ある意味で誤解を含んでいるとはいえ，状況を変化させるには十分なインパクトがあった.

　精神医療において救急という場合，通常は精神科救急を指す. 少しわかりにくいが，精神科救急とは，精神症状を主訴とする症例の救急医療を扱う領域である. これについては，現在では保険診療における特定入院料の 1 つである精神科救急入院料（いわゆるスーパー救急）が登場して以来，徐々に整備が進められ，この 10 余年で格段の進歩を遂げた. 以前であれば，精神症状の突然の増悪に遭遇した患者や患者の家族は，精神医療側の特別の配慮を期待するしか

1 精神科身体合併症総論 11

なく，医療へのアクセスが保証されていなかったが，現在ではスーパー救急を標榜する医療機関は日本全国へ広がりを見せており，精神症状を主訴とする救急患者の医療へのアクセスは格段に改善している．

しかし，これらの精神科救急（スーパー救急）という概念は，伝統的な精神科単科病院による精神医療のモデルを，そのまま救急領域に敷衍することによって構築されている．その意味は，精神科という診療科で対処できる患者のみに，半ば無意識に対象を絞っているということである．そのため，スーパー救急の制度は，一般身体科医療（救急医療のみに限定すれば，救命救急医療）との連携を想定していない．これは，精神障害者の身体合併症救急の対応を考える際に，大きな障壁となる．その好例が，前記の新聞記事の症例である．救急隊は，一般身体科に連絡を取ると，「精神疾患合併は管理困難の可能性があるので受け入れ不可」と言われ，精神科救急病院に連絡を取ると，「精神科単科病院なので身体疾患は受け入れ不可」と言われ，立ち往生してしまう．それぞれの施設の言い分はやむを得ないものであったとしても，患者の死亡という最悪の結果を招いたことについては，やはりシステムに欠陥があったからだと考えねばならない．この対策として，特定入院料に，精神科救急合併症入院料というものが追加されているのだが，こちらの方は遅々としてなかなか普及せず，現状では全国的な広がりを望むべくもない．この制度の問題点については，後ほど触れる．それ以外の対策もないわけではない．例えば，東京都においては，この事件を契機に東京ルールという制度が行政主導で構築された．概要を説明すると，救命救急センターと単科精神科病院を含む救急相談窓口を医療圏ごとに設定し，搬送困難例についてはコーディネーターと称する行政担当者が症例の振り分けを行う．搬送困難を伴う特殊救急として，産科などとともに，精神疾患合併がその項目に加えられている．このような工夫によって，東京都においてはある程度の成果は見られているようだが，決して十分ではない．また，医療インフラの乏しい地方医療圏においては，同様の対処をすることには無理があるだろう．精神科救急医療においては，現状を打開するために，伝統的な単科精神科病院中心の医療に捉われない，新しい発想が求められている．

4 精神科身体合併症医療と医療保険制度

わが国においては，行政主導で医療を改革しようとする場合，保険診療点数の改定を行い，それによる経済合理的な変化を期待するのが行政の常套手段の1つである．精神障害者の身体合併症に関するこのような取り組みが始まったのは，平成20年度の改定からである．具体的には，平成20年度の改定において，次の2つが新設された．

(1) 精神科身体合併症管理加算
(2) 精神科救急・合併症入院料(特定入院料)

保険診療点数により，精神障害者の身体合併症医療がある程度の経済的裏付けを得ることになるのは，これがわが国初であった．その意味では画期的であったことは疑いがない．英断に踏み切った当時の担当者の皆さんに敬意を表したい．

しかし，これらの項目が，精神障害者の身体合併症医療を推し進めるうえで，強力な推進力になったかというと，実はそうとも言い切れない．各々について，解説を試みてみる．

a 精神科身体合併症加算　この加算は，精神科を標榜する医療機関の精神科病棟で，ある一定の重症度以上の身体合併症をもつ精神障害者を入院させて診療した場合，一定期間定額の加算が得られるというものである．この加算を動機として，一般精神科病棟において身体合併症を診療することに対する抵抗を減らそうと意図しているわけである．言い換えれば，身体合併症診療を「余計な仕事」とみなされないよう経済的裏付けをつけることによって，本来カテゴリー②(図1参照)に属する患者を，本来あるべき場所(カテゴリー②)にとどまらせる効果を狙ったと考えられる．しかし，この目論見は成功したとは全く評価できない．その最大の理由は，加算の対象となる身体合併症の重症度の要求レベルが高すぎることにある(表1)．この対象身体合併症の一覧をみる限り，一般精神科病棟の大半を占める精神科単科病院の病床では，ほとんどこの加算を得ることは不可能であろうということである．しかも，一般精神科病棟の設備では困難であり，特に身体合併症を診療することを目指して整備された病棟を必要とする．つまり，一般精神科病棟に広くカテゴリー④の患者を診療することを求める内容となってしまっている．これでは，残念ながら加算が可能になるのは，ほんの一部の精

1　精神科身体合併症総論　　13

表1　精神科身体合併症管理加算の対象となる合併症

・呼吸器系疾患(肺炎, 喘息発作, 肺気腫)
・心疾患(New York Heart Association の新機能分類のⅢ度, Ⅳ度相当の心不全, 虚血性心疾患, モニター監視を必要とする不整脈)
・手術または直達・介達牽引を要する骨折
・重篤な内分泌・代謝性疾患(インスリン投与を要する糖尿病, 専門医の診察を要する内分泌疾患, 肝硬変に伴う高アンモニア血症)
・重篤な栄養障害(Body Mass Index 13 未満の摂食障害)
・意識障害(急性薬物中毒, アルコール精神障害, 電解質異常, 代謝性疾患によるせん妄など)
・全身感染症(結核, AIDS, 梅毒 1 期, 2 期, 敗血症)
・急性腹症(消化管出血, イレウスなど)
・悪性症候群, 横紋筋融解症
・広範囲(半肢以上)熱傷
・手術, 化学療法または放射線療法を要する悪性腫瘍/透析導入時の患者
・手術室での手術を必要とする状態
・膠原病(専門医による管理が必要とする状態)

神科病棟だけであり，精神障害者身体合併症診療のすそ野を広げることにはならない．実際，そのような経過をたどっている．

b　精神科救急・合併症入院料(特定入院料)　平成 14 年より導入された精神科救急入院料(特定入院料)は，精神科救急という領域に強固な経済的裏付けを与え，精神科スーパー救急というニックネームを得て，精神医療の改革を目指した保険診療の改定の中では，近来にない成功を収めたといってよい．この成功に続けとばかりに，精神科身体合併症医療に対応する特定入院料が，平成 20 年に新設された．それが，表題の精神科救急・合併症入院料である．精神科救急入院料は，当初は普及に足踏みがみられたものの，3,000 点/日を超える莫大な入院料が得られることもあって，平成 16 年頃より急速に広がりを見せ，平成 20 年頃にはほぼ全国に普及した．精神科救急・身体合併症入院料についても，同様の広がりが期待されたはずであった．しかし，新設から 7 年経過した現在においても，精神科救急・合併症入院料を算定する精神科病棟は，全国で 10 指に満たない．当然ながら，算定要件の中に，普及を阻害する要因がある．私見に応じて，その要因となっている算定要件を列挙してみる．

- 救命救急センターが併設されている必要がある.
- 入院者の4割以上が入院前に3か月以上精神科病棟に入院していない.
- 措置入院など, 地域の精神科救急に関与している.

　これらの項目をみると, 精神科救急と救命救急, 精神科身体合併症診療とその救急とが混然一体となってしまい, 当該病棟の役割が見えにくい. 救命救急センター併設を条件としてしまうと, 地域でも限られた病院しか対象にならず, 元々精神科病棟をもっていない病院も多い. 何もないところから有床精神科を開設するのは極めてハードルが高いことは自明である. また, 精神科単科病院から身体合併症診療のための転院の需要が一定数あることはこれまでの経緯から明らかであるのに, 3か月以上精神科に入院していないことを求める要件では精神科単科病院からの転院を受けることができないし(平成28年の改定で緩和された), 措置入院を一定数受け入れるためには身体合併症医療ではなく精神科救急にある程度の力を割かねばならず, 結果的に虻蜂取らずになりかねない. 精神科救急をしながら余力で身体合併症を診療すればよいのか, もしくは, その逆なのか, 病棟の目指すべき役割が極めてあいまいでわかりにくい. 上記3つの要件は, 精神障害者の身体合併症に特化すべき病棟を作るには障壁となってしまっており, 撤廃すべきであると考える. 外部からの受け入れルートにかかわらず, 入院患者の一定割合以上が精神障害者身体合併症患者であることを要件とし, 救急入院対応が可能かどうかで2つのカテゴリーに分け, 救急入院対応可能な場合に診療報酬が最大化できるようにすれば, 単純でわかりやすく, 目的もはっきりする. 関係者には熟考をお願いしたい.

　色々と問題点を挙げたが, 徐々に改善がなされていることも確かである. 平成26年の診療報酬改定では, いくつかの前進があった. 総合病院入院体制加算1が新設され, その要件として精神科病床を有することとされた. また, 包括医療費支払い制度(DPC)の支払い医療費を増額する指数の1つに, 精神障害者身体合併症受け入れ体制が追加された. 総合病院に有床精神科を作り, 精神障害者身体合併症を受け入れる体制を作ろうとする関係者のメッセージと受け取ることができる. また, 問題点を指摘した前述の2項目についても改善があった. 精神科身体合併症加算の算定期間が延長され, 精

神科救急・身体合併症入院料も措置入院件数や時間外入院件数の要件が緩和された．後者については，あまりにも広がりを見せないため，廃止も検討されていると聞くが，ぜひ今の流れを維持し，精神障害者身体合併症医療を普及させる起爆剤となる改定があるものと期待したい．

5 精神障害者身体合併症医療の法的，倫理的問題

精神障害者に身体医療を行おうとする場合，特に侵襲的な検査や治療を行う場合において，説明と同意(informed consent)が成立しない場面にしばしば遭遇する．だからと言って，治療をしないという選択を簡単に取ることはできない．医師は直感的に，治療をしないことによって不作為に医療倫理(この場合は善行原則)に悖る可能性を感じるからである．患者の同意能力や判断能力を測定するためのツールも，MacArthur Competence. Assessment Tool for Treatment(MacCAT-T)をはじめとしていくつか存在するが，決定的な物はない．それも当然で，同意能力や判断能力という概念は，Descartes を起源とする哲学的概念であり，脳科学に裏打ちされた実体は存在しない．それ故，原理的に測定不能である．

このようなケースに遭遇した場合，医師は患者の同意なく検査を進める場合の結果責任を考える．特に結果が悪かった場合の法的責任が回避できるかどうかに関心が向く．これを法的関心とよぼう．逆に検査治療を行わなかった場合，医療行為の結果責任は回避でき法的責任は回避できるが，そのようなやり方は本当に倫理的に正しいのかという点に関心が向く．これを倫理的関心とよぼう．

桑原は，かって患者の類型を次のように分類した[5]．
(1)検査治療に同意する患者
(2)検査治療に同意しないが，拒否もしない患者
(3)検査治療を積極的に拒否する患者

法的関心を優先するのであれば，次のようになる．(1)は検査治療を行う．(2)は，代諾者(関与してくれる血縁者)が存在すれば，代諾者の同意により検査治療を行う．代諾者がいない場合は，検査治療を行わない．(3)は，消極的に患者自身の自律性を認め，検査治療を行わない．このようにすれば，ほとんどの法的リスクは回避され，医師の結果責任はほぼ問われることはない．

しかし，倫理的関心が少しでもあれば，各々に次のような倫理的

疑問が生じるだろう．(1)の場合では，患者自身の意志が精神障害によって阻害されていないということが本当に確認されているのか，そうでないとすると患者の意思は本当に自由な選択から発したものなのか．(2)の場合では，代諾者が本当に患者の意思を代行できる資格があるのか，代諾者がいないことで検査治療をしないことが患者を守ることになるのか．(3)の場合においては，精神障害に基づく拒否が，消極的に患者の意思であると認めることについて問題はないのか．

これらの倫理的疑問に対する解決法は1つしかない．それは，患者の同意能力に依存した判断を排することである．そして，患者自身の医学的状況を，複数の専門家によって検討し，本人の同意がなくとも検査治療を進めることの妥当性を，本人の同意の有無にかかわらず決定して患者に適用するしかない．善意に基づく医療行為のパターナリズムは，説明と同意が成立しない精神障害者においては，関係者の合議により妥当性を獲得するはずである．

専門家の善意の判断を，判断能力のあいまいな患者の表面的な意思表明よりも優位とする考え方は，「弱いパターナリズム」[6]と考えられ，倫理的に正しいとされうる．実用的には，それを担保する制度が必要であり，臨床倫理委員会や臨床倫理コンサルテーション部門などが，その役割を果たすことが期待される．

参考文献
1) Stoudemire：A The Principles of Medical Psychiatry, Grune&Stratton, 1987
2) 佐able茂樹，他：2002年厚生科学研究　総合病院における精神障害等の身体合併症医療のあり方に関する研究
3) 長嶺敬彦：抗精神病薬の「身体副作用」がわかる―The Third Disease.　医学書院，2006
4) 桑原達郎，野村総一郎，福西勇夫，他：MPUにおける精神分裂病の術後精神症状変化とその管理について．精神医学 41：133-138，1999
5) 桑原達郎，日高真：個々の身体疾患・診療場面における患者の心理・精神症状とその対応　精神疾患患者の手術．精神科治療学 19：279-283，2004
6) Dworkin G：Paternalism. The Monist 56：56-84, 1972

（桑原達郎，野村総一郎）

2 精神科身体合併症の入退院

Ⓐ 治療依頼医療機関からの情報収集

> **POINT**
>
> - **精神科診断・身体科診断の確認**：前医が誤診していることもあるので，自施設入院後にも再検討する．
> - **精神症状重症度の確認**：入院形態の検討を行うにあたって重要となる．
> - **身体症状重症度・緊急度の確認**：事前に身体科医師との調整が必要になる．
> - **入院時付添い人の確認**：患者に同意能力がない場合は精神科の治療はもちろん，身体科の治療の際も家族や保護者の同意が必要になってくる．

　精神科身体合併症治療を受ける側で，他の医療機関より依頼があった場合，治療を依頼した医療機関と連絡を密に取り，入院後円滑に治療が行われるように準備をする．

1 精神科診断，身体科診断の確認

　前医からの精神科診断，身体科診断はすべて鵜呑みにせず患者入院時にもよく検討する．身体科医から紹介された患者の精神科診断や，精神科医から紹介された患者の身体科診断に誤りがみられるのは予想されるが，身体科医の身体科診断，精神科医の精神科診断にも誤りが時々みられる．診断の再検討は入院後の治療方針を立てるために重要となる．うつ病と認知症，双極性障害とパーソナリティ障害など誤診されやすく治療方針が異なる精神疾患の例や，前医で交通外傷による肋骨骨折と診断されたが，転院後に肝損傷合併による腹腔内出血が明らかとなる例などが起こりうる．

2 精神症状の重症度の確認

　前医の病棟内での他患とのトラブルや異常行動の情報，一般病床か精神科開放病棟か閉鎖病棟かどちらが適当か，拘束・隔離が必要かなどの情報を得る．一般病床で治療を行うか精神科病床で治療を行うかの判断は精神科医が行う．精神科病床の場合，幻覚妄想が活

発でも離院の恐れがなければ開放病棟での治療も可能である.

3 身体症状重症度・緊急度の確認

受け入れ病院の事情にもよるが, 身体的重症度が高い場合ICU・HCUかそれに準じたベッドを確保しなければならない. また緊急性が高い場合は直ちに手術などの処置が可能かなど, あらかじめ専門各科に連絡を取らなければならない場合もある.

4 入院時付添い人の確認

非自発的入院である医療保護入院であれば保護者が必要であり, 保護者への連絡を治療依頼病院にしてもらう. 精神科病床でなく一般病床に入院となる場合でも, 多くの場合は家族の治療同意を必要とする.

❸ 精神科身体合併症患者の病院間搬送

POINT

- **精神症状・身体症状の両方を考慮した搬送手段を選択**: 搬送する病院が搬送用の車両を持っているか, 近場か遠方か, 患者の精神・身体状況は重症か否かなどによって搬送手段が変わってくる.
- **民間救急, 介護タクシーは精神症状が著しいと断られることがある**: この場合, 必然的に病院車か消防の救急車となる.
- **精神症状・身体症状によっては医師が同乗**: 興奮が著しい, バイタルサインが不安定など.

1 病院間搬送の実際

a 治療を依頼した病院から精神科身体合併症治療病院への車両搬送 治療を依頼した病院が責任をもって手配する. 依頼病院の病院(救急)車, 民間救急車, 消防の救急車など患者の状態に応じて手配される. 身体症状が切迫していなければ, 精神科病院からの搬送は病院車や介護タクシーなどが選択されることが多い.

b 精神科身体合併症治療病院から転院先病院への車両搬送 治療を依頼した病院に戻す場合, その病院が手配してくれることが多いが, そうでない場合は病院(救急)車, 民間救急車, 消防の救急車, 介護タクシーなどを手配する. 介護タクシーによっては酸素, 吸引が可能な車両もある. 地方で民間救急車が普及していない地域において, 点滴などの薬剤投与が搬送中に必要な場合は, 病院(救急)車

や消防の救急車を考慮する.

c 精神科身体合併症治療病院から転院先病院への民間航空搬送

ある程度全身状態が安定した患者を遠方(故郷など)に搬送して治療を継続させないといけないケースがまれにある. 航空機を使用する場合, 事前に各航空会社の障害者を扱うサービス窓口に問い合わせる(JAL プライオリティー・ゲストセンター, ANA スカイアシストデスクなど). ストレッチャーが必要な場合は, ストレッチャーを設置するため 6～12 席分ほどの座席スペースが必要であり, 運賃もそれに準じた扱いとなる. また酸素ボンベが必要な場合は航空会社が用意してくれるが, 別途料金が必要である場合が多い. 基本的に医師の診断書を求められる.

精神科身体合併症治療病院から出発空港まで, 到着空港から搬送病院までの搬送手段も確保する. 医師が同乗し心電図モニター, SpO_2 モニター, 人工呼吸器, 電動吸引器などの電子機器を持ち込む場合は, 航空機運航に妨げとなる電波障害をきたすことがあるので, 事前に臨床工学士や医療機器メーカー, 航空会社に相談する.

2 医師の同乗

患者の状態によっては医師が同乗するが, 絶対的・相対的に医師が同乗しなければならない条件として以下のものが挙げられる.

a 絶対的条件

(1) 患者のバイタルサインが不安定(意識障害, 血圧低下など)な場合.

(2) 搬送中も点滴で循環作動薬などの薬物が投与されている場合.

(3) 人工呼吸器接続下での搬送.

(4) 精神症状で不穏・興奮があり, 安静が保てない場合.

b 相対的条件

(1) バイタルサインは安定しているが, 急変の可能性がある場合.

(2) 安静は保てるが, 独語・空笑などの精神症状が著しく, 搬送要員(運転手, 客室乗務員など)や他の乗客に著しい不安を与える場合.

(3) その他必要な場合.

3 医師同乗の際必要な薬剤・器具

特に長距離の場合, 患者の状態に合わせて持っていく. 最低限必要なものは蘇生のための薬品・器具と不穏時の薬品である.

20　　■ I　精神科身体合併症の治療・管理総論

(例)ボスミン®(アドレナリン)4 A

　　カコージン®(ドパミン塩酸塩，600 mg/200 mL)

　　セレネース®(ハロペリドール)4 A

　　リスパダール®(リスペリドン)液 1 mL 分包　4 本

　　サイレース®(フルニトラゼパム)2 A

　　アネキセート®(フルマゼニル)1 A

　　ヴィーン F® 500 mL

　　生食 20 mL 2 A

　　輸液セット

　　微量輸液セット

　　三方活栓

　　バッグバルブマスク

　　気管挿管チューブ(患者の体格に合わせて)

　　喉頭鏡(あらかじめ電球と電池のチェックをしておく)

　　バイトブロック

　　スタイレット

　　静脈留置針各ゲージ数本(航空機による搬送の場合は保安検査
　　所で説明が必要)

　　駆血帯

　　アルコール綿

　　布テープ

　　拘束帯

　　ガムテープ(スタンドがないときに点滴ボトルを壁に固定する
　　など，種々の用途に便利)

　あらかじめ留置針によりルートキープを行いヘパリンロックをし
ておくと，緊急時は即座に対応が可能である.

4　その他注意事項

　医師が同乗する場合は必要な薬剤・器具を持参することがある
が，それらを使用した際の費用について，事前に勤務する病院へ確
認する必要がある.

　搬送前後の同伴医師の交通費用は，基本的に患者・家族に負担し
てもらうことが多い.民間救急車やタクシーであれば医師の帰りの
交通費込みで払ってもらう.航空機であれば帰りのチケットを用意
してもらう.消防の救急車は搬送に同乗した医師を送り届ける義務

はなく，救急隊によって医師を勤務先の病院まで送ってくれる場合があるが，送ってもらった場合は救急隊の善意であることを念頭に置く．

　医師同乗による患者搬送は勤務病院からも手当は出ないことが多い．遠方であるほど細かい食事代，雑費など医師の持ち出しが多くなることを覚悟しなければならない．患者や家族に請求しにくいので，医師同乗の患者搬送はボランティア活動と考えたほうがよい.

（本田　明）

3 精神科診察・身体診察

POINT

- **精神症状と身体症状の把握を同時に行う**：精神症状と身体症状がどの程度それぞれの治療の妨げとなるか評価する.
- **単科精神科病院では身体診察を重視する**：各種検査が容易に行えない場合は，身体所見が唯一疾患の手がかりになる.
- **器質性・症状精神病による精神症状を見逃さない**：精神症状のみの観察で器質性・症状精神病を除外することは不可能である．身体診察では精神症状を呈する身体疾患のスクリーニングをすることが大切である.
- **患者が診察に拒否的もしくは無反応な場合がある**：患者の身近な家族や医療スタッフから，患者の協力が得られる良い方法はないか尋ねると最適なアプローチの情報が得られることがある.

1 精神症状診察の実際

　身体拘束や薬物鎮静を行う判断は，通常の精神科治療とはやや異なる．通常の精神科治療に比べて，精神症状がどの程度身体治療の阻害要因になっているか，という視点で評価する必要がある.

a 疎通の程度の把握　患者の疎通性が良いか否かは，自覚的な身体問題の情報を得るためには重要である．また精神科主治医以外の身体科医師が患者を診察するにあたって，事前に疎通の程度を伝えておくとその医師が患者を診察する際，戸惑うことが少ない．可能であれば身体科医師が患者を診察する際は，患者を良く知る家族や医療スタッフを立ち合わせたほうが効率良い情報収集が可能である.

b 入院目的の聴取　精神科身体合併症で新たに入院する場合は入院や治療の目的を患者に尋ね，患者自身が身体的治療に対してどのようなイメージをもっているか把握する．身体治療のための入院ということを認識していない患者も多く，安静，処置，治療の拒否につながる．同時に入院治療への同意確認も行うが，治療への同意が可能か否かは，一般病床で治療するか精神科病床で治療するか，精

神科病床で治療する場合は医療保護入院を行うか否かの判断材料ともなる．できる限り患者への説明を行い，治療に協力してもらえるようお願いする．

c 異常体験の存在・程度を把握　活発な幻覚妄想などの精神症状は治療者への不信感や治療拒否につながることがある．患者自身が語らない場合，家族や前医からの情報で治療に支障をきたす異常体験がないか確認する．

d 興奮・暴力の存在の把握　興奮・暴力は著しく身体検査，処置，治療を妨げる要因となる．暴力のリスクが高い患者の典型は過去の暴力歴であるが，そうでなくとも身体的治療のため患者に接触したり，処置をしたりするため，精神科身体合併症医療そのものが暴力リスクを伴う状況となる．患者に共感的に接しつつも身体的問題が切迫している場合は，薬物による鎮静や身体拘束を行うことがある．

2 身体診察の実際

　精神科身体合併症を扱う医師は全身管理医として全身をスクリーニング的に診察する．身体症状が精神症状に影響を与えていないかも考慮する．患者が診察に拒否的な場合があるが，拒絶的な態度は，認知症など現状を正しく理解できないための不安や，統合失調症における被害妄想などに由来することも多い．共感的に声をかけて説得し，時間を置くことで態度が和らいだりすることはよくあるが，身体的状況が急を要する場合は，情報を得るために多少強引に身体診察を行うこともある．

　また，患者の中には拒否的ではないが，痛みや症状に関する質問に対して適切な返答が得られないことがある．身体診察時の些細な表情の変化や，普段から患者に接しているスタッフや患者の家族からの情報をあわせて判断する．身体症状を訴えない陰性症状を主体とした患者には，こちらから積極的に問診を行わないといけない．

a バイタルサインの測定　初診時，入院時または患者に変化が起きたらまずバイタルサインを測定する．経時的変化も大切．

1）体温　《上昇》　感染，腫瘍，膠原病のほか，悪性症候群，セロトニン症候群，アルコール・薬物離脱，緊張病など精神科領域に特徴的な発熱も注意する．高齢者や摂食障害などでるい痩が目立つ患

者は，感染などの生体侵襲が起きても発熱しないか，もしくは微熱であることがある．

《低下》 急性薬物中毒では低体温が見られることがある．また重篤な敗血症の場合も低体温がみられることがあるので，必ずしも「感染症＝発熱」ではない．

2) 血圧 《上昇》 高血圧では頭蓋内出血や大動脈解離など高血圧緊急症以外では，緊急な降圧が必要な場合は多くない．精神症状による興奮でも血圧は容易に上昇する．てんかん発作直後や緊張病でも血圧は高いことが多い．訴えの乏しい患者で最近の血圧上昇がある場合，疼痛などの身体症状が背景にあることもある．

《低下》 ショックでは原因検索と対症療法を同時に行う．重度の摂食障害患者は慢性的に血圧が低いことがあるので，普段の患者の血圧を把握することが重要である．向精神薬による起立性低血圧は安静臥床時に測定しても正常なことが多いので，必ず立位の血圧と比較する．

3) 脈拍 《増加》 頻脈は心疾患のほか発熱，疼痛，興奮，脱水，出血などでも出現する．抗コリン作用のある向精神薬では頻脈をきたすことがある．ショックでは血圧が低下する前に脈拍が上がることが多い．甲状腺機能亢進症に伴う症状精神病でも頻脈をきたす．

《減少》 徐脈は失神を起こすような高度なものであれば緊急性が高い．認知症治療薬の一部，尿閉でしばしば使われるコリン作動薬，抗てんかん薬の一部で徐脈をきたすことがある．るい瘦の目立つ重度の摂食障害患者は慢性的に徐脈であることが多い．

4) 呼吸数 《増加》 肺炎・敗血症・心不全・喘息などで上昇するほか，精神科領域では興奮，過換気などで上昇する．

《減少》 睡眠薬や抗不安薬の呼吸抑制により低下することがある．睡眠時無呼吸症候群でも低下する．

b 頭頸部の診察

1) 眼

- 眼球突出の有無：側方から観察．甲状腺機能亢進にて突出することがあるので甲状腺機能測定を考慮する．眼球突出は眼窩外側縁から角膜頂点までの距離を測定する．日本人 16 mm 程度まで正常，白人 20 mm 程度，黒人 22 mm 程度まで正常．または 2 mm 以上の左右差で異常．

- **眼瞼結膜**：蒼白は貧血を示唆．血算を測定する．
- **眼球結膜**：黄染は黄疸を示唆．肝機能，ビリルビンや胆道系酵素，血中アンモニア値測定を考慮する．摂食障害や統合失調症患者の中には海苔，ミカン，トマトなど同じ食品を多量に摂取する者がいる．この場合，高カロチン血症により皮膚は黄色になるが眼球結膜は黄染せず，ビリルビンの上昇もないのでカロチン摂取を控えて経過観察のみでよい．

2) 口腔

- **口唇**：青紫色はチアノーゼを示唆する．SpO_2，バイタルサインを測定する．
- **咽頭**：発赤は上気道炎を示唆する．
- **口蓋扁桃**：発赤・腫脹は上気道炎・扁桃炎を示唆する．
- **舌**：乳頭萎縮は鉄欠乏性貧血，悪性貧血などを示唆する．

3) 頸部

- **頸部リンパ節**：腫脹は感染・腫瘍などを示唆する．
- **甲状腺**：腫大・圧痛は要精査．甲状腺機能，頸部エコー，頸部 CT を考慮する．

C 胸部の診察　統合失調症などの自覚症状の表現が苦手な患者では，胸痛を呈する腹部疾患（胃潰瘍穿孔など）に注意する．

1) 聴診　異常を認めたら単純胸部 X 線，胸部 CT，心エコー，痰培養，痰細胞診，BNP 測定など考慮する

a) 呼吸音　減弱・左右差は胸水，気胸，無気肺などを示唆する．

b) 副雑音

〈連続性ラ音〉
- wheeze…高音．気管支の狭窄．気管支喘息，気管支炎，腫瘍などで出現．
- rhonchus…低音．咽頭〜気管支の太い気道の狭窄．分泌物，腫瘍などで出現．

〈断続ラ音〉
- fine crackle…細かい高音．間質性肺炎など．
- coarse crackle…粗い低音．肺炎，慢性気管支炎など．

c) 過剰心音

〈Ⅲ音（Ⅱ音の後に聞かれる）〉　心不全，僧帽弁閉鎖不全，拡張型心筋症など心拡大でみられる．

若年者では生理的のこともしばしばある．40歳以上では要精査．

〈Ⅳ音（Ⅰ音の前に聞かれる）〉 肥大型心筋症，大動脈閉鎖不全など心肥大でみられる．全例要精査．

d）心雑音

〈収縮期雑音〉 大動脈弁狭窄症，肺動脈狭窄症，閉塞性肥大型心筋症，僧帽弁閉鎖不全症，三尖弁閉鎖不全症，心室中隔欠損症などで出現．

〈拡張期雑音〉 大動脈閉鎖不全症，肺動脈閉鎖不全症，僧帽弁狭窄症，三尖弁狭窄症などで出現．

心雑音の Levine 分類
Ⅰ度…静かな環境で注意深い聴診により初めて聞こえる
Ⅱ度…弱い雑音
Ⅲ度…振戦を伴わない中程度の雑音
Ⅳ度…振戦を伴う強い雑音
Ⅴ度…聴診器により聞こえる最も強い雑音
Ⅵ度…聴診器を使わなくても聞こえる雑音

---

d 腹部の診察 異常を認めたら腹部単純X線撮影，腹部エコー，腹部CTなど考慮する．腹痛を呈する胸部疾患（心筋梗塞，大動脈解離など）に注意し，必要があれば心電図，胸部X線，胸部CTなどを施行する．

1）聴診

a）蠕動音亢進 腸炎，機械的腸閉塞などでみられる．

b）蠕動音低下・消失 向精神薬による消化管機能低下，麻痺性イレウスなどで見られる．複雑性腸閉塞や消化管穿孔などの急性腹症でも腸蠕動低下がみられる，その際は腹膜刺激症状や発熱などを伴うことが多い．

2）打診 打診で腹痛が増強される場合は腹膜炎を示唆する．

a）鼓音 腸管ガスの存在が疑われる．

b）濁音 実質臓器，腫瘍，腹水などを示唆する．

3）触診 腹部を9つの区域（心窩部，左右季肋部，臍部，左右側腹部，下腹部，左右腸骨部）に区切り圧痛，腫瘤など確認していく．圧痛がある場合，筋性防御や反跳痛などの腹膜刺激症状を確認し，認められた場合は腹膜炎を疑い直ちに外科にコンサルトする．疼痛

を訴えない患者の腹部触診を行うときは，些細な表情の変化を見逃さない．

4) 叩打診　肋骨脊柱角(costovertebral angle：CVA)叩打痛は尿路結石，腎盂腎炎，膵炎などでみられる．

5) 踵落とし試験　患者につま先立ちしてもらい，その状態から勢いよく踵を落下させる．腹痛の増強がある場合，腹膜炎を疑う．

e 神経診察　異常所見があれば頭部CT・MRIを施行し神経内科，脳外科専門医にコンサルトする．

1) 脳神経系　脳神経麻痺の部位と反対側に上肢・下肢の麻痺がみられる場合は脳幹病変を疑う．

a) 嗅覚　嗅神経(Ⅰ)．鼻孔の一方を押さえながら，もう一方の鼻孔からコーヒー，香水などの臭いをかがせる．

b) 対光反射　視神経(Ⅱ)，動眼神経(Ⅲ)．ライトを瞳孔の側方から正中へ持っていき反射を見る．

　視神経 → 視蓋前核 → Edinger-Westphal核(E-W核) → 動眼神経

　上記経路に障害があると反射の異常が出る．神経梅毒で対光反射が障害されることがある(Argyll Robertson瞳孔：直接・間接対光反射消失，輻輳反応〈寄り目で縮瞳〉正常)．

c) 眼球運動　動眼神経(Ⅲ)，滑車神経(Ⅳ)，外転神経(Ⅵ)

- 動眼神経(Ⅲ)支配…上直筋，内直筋，下斜筋
- 滑車神経(Ⅳ)支配…上斜筋
- 外転神経(Ⅵ)支配…外直筋

　いずれかの神経経路に障害があると眼球運動障害を起こす(図2)．

d) 眼振　前庭神経(Ⅷ)，橋，延髄，中脳，小脳の異常でみられる．急速に動く方向を眼振の向きとする．めまいのとき，垂直方向眼振は末梢性めまいではみられないので，中枢性めまいを疑う所見になる．精神科領域で眼振はめまいの他に抗てんかん薬中毒やリチウム中毒をはじめとする薬物中毒，Wernicke脳症などでみられる．

- **水平方向眼振**：前庭神経(Ⅷ)，橋の異常でみられることが多い．
- **垂直方向眼振**：延髄，中脳の異常でみられることが多い．
- **回旋性眼振**：前庭神経(Ⅷ)，延髄，小脳の異常でみられることが多い．

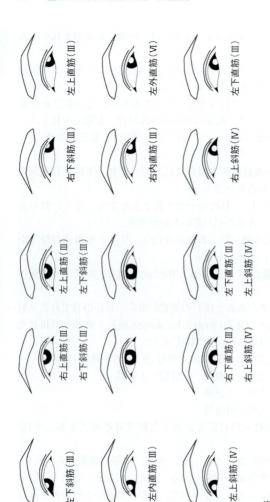

図2 **外眼筋と支配神経**

e) 顔面感覚 三叉神経(V). 額(第1枝), 頬(第2枝), 顎(第3枝)それぞれに痛覚・触覚刺激を行う.

いずれかの領域に障害があれば末梢性障害, すべての領域に障害があれば中枢性障害である可能性が高い. 帯状疱疹が三叉神経のいずれか枝の領域に一致して出現することがある.

f) 顔面筋 顔面神経(Ⅶ).

- **前額しわ寄せ**:眉を挙上させても障害側の前額にしわができない場合は末梢性障害を疑う. 前頭筋は両側支配のため中枢性障害があっても健側神経がカバーし, 両側でしわを寄せられることが多い.
- **口角挙上**…「イー」と言ってもらって口角がきちんと上がるか確認する. 口角が上がらず前額しわ寄せもできない場合は末梢性障害を疑い, 口角は上がらないが前額しわ寄せができる場合は中枢性障害を疑う.

g) 聴覚 内耳神経(Ⅷ). 患者の左右の耳元で指をこすり合わせ, 左右差がないか確認する.

h) 咽頭 舌咽神経(Ⅸ), 迷走神経(Ⅹ). 口蓋垂偏位:「アー」と言わせると障害があれば口蓋垂が健側に偏る.

i) 肩すくみ 副神経(Ⅺ). 肩すくみをさせ, 左右差がないか確認する.

できない場合は, 胸鎖乳突筋の萎縮, 左右差がないか確認する.

j) 挺舌 舌下神経(Ⅻ). 舌を出してもらう. 障害があると障害側に舌が偏位する.

2) 髄膜刺激症状 髄膜炎, くも膜下出血などで出現. 異常があれば頭部CT, 腰椎穿刺を考慮する. Jolt accentuation が髄膜刺激症状では最も感度が良いと言われているため, スクリーニングには最適であるが, 訴えの乏しい精神疾患患者の場合は自覚症状での表現が難しいことがある. Brudzinski 徴候と Kernig 徴候は感度が高くないが, 特異度が高いと言われているので, 陽性の場合は髄膜炎やくも膜下出血の可能性が高くなる. 髄膜炎の疑いが否定できないときは躊躇なく腰椎穿刺を行う.

a) Jolt accentuation 1秒間に2~3回の周期で首を横に振る. 他動的に振っても可.

- **髄膜刺激症状なし**:頭痛の増強なし.

- **髄膜刺激症状あり**：頭痛の増強あり.

b) 項部硬直 臥位にて下肢を伸展させた状態で頸部を他動的に前屈させる.

- **髄膜刺激症状なし**：抵抗なく下顎が前胸部につく.
- **髄膜刺激症状あり**：頸部の前屈に抵抗があり，肩も持ち上がる.

c) Brudzinski 徴候 項部硬直と同様に頸部を他動的に前屈させる.

- **髄膜刺激症状なし**：下肢の動きはない.
- **髄膜刺激症状あり**：両下肢の股関節と膝観察が屈曲する（膝が立つ状態）.

d) Kernig 徴候 臥位にて下肢の股関節を屈曲した状態で膝関節を伸展させる.

- **髄膜刺激症状なし**：抵抗なく膝関節が伸展する.
- **髄膜刺激症状あり**：抵抗により膝関節が伸展できない.

3) 筋トーヌス

a) 筋固縮（筋強剛） 肘や手関節を他動的に屈曲伸展させると抵抗を感じる. 錐体外路障害に認められる.

b) 痙縮（ジャックナイフ現象） 肘関節を屈曲伸展すると最初抵抗を感じ，途中で抵抗がなくなる. 錐体路障害で認められる.

4) 反射

a) 深部反射 中枢性障害で亢進，末梢性障害で低下することが多い.

- **上腕三頭筋腱反射**：C7
- **腕橈骨筋腱反射**：C6
- **上腕二頭筋腱反射**：C5
- **膝蓋腱反射**：L4, L3
- **アキレス腱反射**：S2, S1

反射の記載
    －…消失
    ±…減弱または増強法で出現
    ＋…正常
    ＋＋…軽度亢進
    ＋＋＋…亢進

---

3 精神科診察・身体診察 31

b) 病的反射

- **Babinski 徴候**：足底外側を踵から小趾付け根を経て母趾付け根まで，打腱器の柄などでこすると母趾が背屈する．錐体路障害で見られる．
- **Chaddock 徴候**：足の外踝周囲に対して弧を描くように，後方から前方に打腱器の柄などでこすると母趾が背屈する．錐体路障害で見られる．

c) Barré 徴候　主に中枢性の筋力低下をスクリーニングするテスト．異常があれば頭部 CT・MRI などを考慮する．

- **上肢**：両上肢の手のひらを上に向けて水平に伸ばしてもらい，20秒ほど観察する．
  片麻痺で麻痺側上肢が回内・下降する．
- **下肢**：ベッド上で腹臥位になってもらい，膝関節を 90° に曲げ20秒ほど観察する．
  片麻痺で麻痺側下肢が下降する．

d) 徒手筋力テスト（MMT）　主に末梢性の筋力低下をスクリーニングするテスト．

- **肘屈曲**：上腕二頭筋
- **肘伸展**：上腕三頭筋
- **股関節屈曲**：腸腰筋
- **股関節伸展**：大殿筋
- **膝屈曲**：膝屈曲筋群
- **膝伸展**：大腿四頭筋
- **足背屈**：前脛骨筋
- **足底屈**：腓腹筋

〈6 段階で行う徒手筋力テストの評価〉
　5…強い抵抗を加えても関節運動が可能．
　4…ある程度の抵抗を加えても関節運動が可能．
　3…重力に逆らって関節運動が可能だが，抵抗を加えるとできない．
　2…重力の影響がなければ関節運動が可能．
　1…筋収縮は見られるが，関節運動はできない．
　0…筋収縮が見られない．

---

e) 指鼻試験　患者の上肢を水平に伸ばしてもらい，次にその指先

を自身の鼻に触ってもらう運動を繰り返す．または自分の指先を，自身の鼻と検者の指との間で往復を繰り返す．小脳失調があると指先が震え，自身の鼻や検者の指をスムーズに触れることができない．

f) 膝踵試験　仰臥位で患者の一方の踵を，反対の下肢の膝の真上につけ，そのまま脛から足首までかけて踵を滑らせ，また膝に戻ることを繰り返す．小脳失調があるとスムーズに滑らすことができず，左右に踵が落ちたり，膝や足首で震えて正確に踵を止めたりすることができない．

参考文献
・Lynn S. Bickley, Peter G. Szilagyi：ベイツ診察法　第9版．メディカル・サイエンス・インターナショナル，2008

（本田　明）

4 精神科身体合併症の鎮静法（急性の鎮静）

POINT

- **鎮静法は目的によって使い分ける**：急性の鎮静には，意識レベル低下を目的としない鎮静，意識レベルをやや低下させる鎮静，完全な入眠を目的とする鎮静がある（図3，表2）．それぞれのメリット，デメリットを検討して使用する．
- **鎮静の対象となる精神症状が身体疾患由来か，精神科原疾患由来かを常に意識**：身体疾患に由来する精神症状の場合，早急な身体的治療により改善する可能性がある（低酸素血症，低血糖，ショックなどによる不穏）．
- **臓器障害の際の薬剤の種類と量に注意**：鎮静薬物の減量が必要な場合がある（臓器障害時の向精神薬治療ページ参照，➡ 46 頁）．

　鎮静はしばしば精神科領域で行われる手技である．身体科でいう鎮静はもっぱら入眠を目的としていることが多いが，精神科では意識レベルを落とさずに興奮や幻覚妄想を改善することを目的とする．本項では意識レベルをできるだけ保つという視点で，催眠作用の強さによって下記に薬剤を3つに分類したが，おおまかな目安であって厳密なものではない．よって患者によってはリスペリドンで入眠したり，ミダゾラムでも入眠しなかったりする場合がある．

1 意識レベル低下を目的としない鎮静

　抗精神病薬が中心となる．鎮静までの時間的余裕が多少ある場合や，ベンゾジアゼピン系の副作用を避けたいときに使用される．幻覚妄想状態のときがよい適応である．効果発現まで15〜30分かかる．効果がない場合，30分ごとに同量〜倍量の追加を繰り返してもよい．どの薬剤も多少とも催眠作用があるので，患者の体格が小さい場合や薬剤量が多い場合は入眠することがある．抗パーキンソン薬は原則錐体外路症状が出現した時点で使用する．

a リスパダール®（リスペリドン）　錐体外路症状，過鎮静などの副作用が比較的少ない．液剤の利用により経口摂取が不能の患者にも使用できる場合がある．

I 精神科身体合併症の治療・管理総論

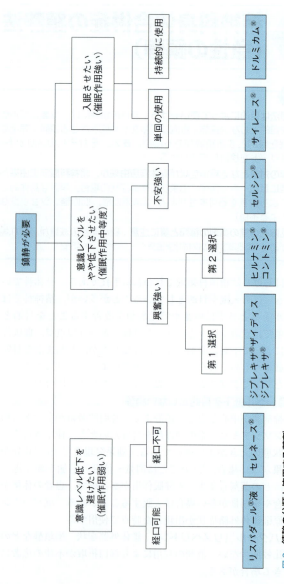

図3 鎮静の分類と使用する薬剤

表2 鎮静に用いる薬剤の比較

	リスパダール® 液剤経口	セレネース® 点滴、静注、筋注	ジプレキサ® 経口、筋注	ヒルナミン® 筋注 コントミン® 筋注	セルシン® 静注・筋注	サイレース® 点滴、静注	ドルミカム® 点滴、静注、筋注
抗幻覚妄想作用	◎	◎	○	○	ー	ー	ー
催眠作用	△	△	○	○	○~◎	◎	◎
呼吸抑制	ー	ー	ー	ー	○	○~◎	○~◎
血圧低下	△	△	△	○	○	△	○
抗コリン作用	○	○	○	◎	△	△	△
効果発現時間	経口:30分前後	点滴、静注:15分前後 筋注:30分前後	経口:30分前後 筋注:15~30分前後	筋注:15分前後	静注:数秒~数分 筋注:5~10分	静注:数秒~数分	静注:数秒~数分

◎:大　○:中　△:小　ー:無
上記表は厳密な薬理学的力価ではなく、経験則によるもの.

処方例

リスパダール® 液　1回0.5～2mg　経口

b　セレネース®（ハロペリドール）　錐体外路症状，過鎮静などの副作用頻度は高いが安価であり，投与経路も経口（錠剤，散剤，液剤），筋注，静注とバリエーションに富んでいる．静注の場合は特にQTを延長させるため，元々QT延長（QTc 0.45秒以上）をきたしている患者は心電図のモニタリングを行う．

処方例

セレネース®　1回0.75～2mg　経口

セレネース®（5mg/A）注　2.5～10mg 筋注・静注　最大25mg/日程度まで

セレネース®注　2.5～10mg＋生食50mL　全開で点滴　最大25mg/日程度まで

2 意識レベルがやや低下する鎮静

　オランザピン，レボメプロマジン，クロルプロマジンは催眠作用があり，抗幻覚妄想作用もある．ジアゼパムは精神病性の鎮静にはあまり使用されないが，アルコール離脱症状や検査時の鎮静などでしばしば使用される．

a　ジプレキサ®（オランザピン）　経口に加えて筋注製剤がある．ハロペリドールやリスペリドンよりは催眠作用が強く，レボメプロマジンやクロルプロマジンよりは抗コリン作用や錐体外路症状が少ない．筋注製剤の場合，糖尿病患者に対しては内服薬と異なり禁忌ではないが，治療上の有益性が危険性を上回ると判断されるときのみ，使用する．

処方例

ジプレキサザイディス®　1回2.5～5mg　経口

ジプレキサ®筋注用　1回10mg
（1バイアルを注射用水2.1mLに溶かし，3mL注射器に21G針で使用）

b　ヒルナミン®（レボメプロマジン），コントミン®（クロルプロマジン）　催眠，鎮静作用が強い抗精神病薬．低用量では入眠はきたさないが，高用量で入眠することが多い．抗コリン作用も強くせん妄を誘発するので，高齢者やせん妄患者には避ける．また低血圧，

頻脈，QT 延長などをきたしやすいので，精神科身体合併症ではやや使いにくく，十分注意して使用する必要がある．催眠作用はレボメプロマジンのほうがクロルプロマジンより強い．ベンゾジアゼピン系より効果発現は遅い．

> **処方例** 下記のいずれかを用いる．
>
> ヒルナミン®　1 回 5〜50 mg　経口
> ヒルナミン®(25 mg/A)　25〜50 mg　筋注
> (レボメプロマジン筋注とフルニトラゼパム静注との併用は死亡事例があり慎重に使用する．)
> コントミン®(10・25・50 mg/A)　10〜50 mg　筋注

C セルシン®(ジアゼパム)　生食などで希釈ができず，緊急時はゆっくり静注することが困難であり，呼吸抑制を起こしやすいので注意する．不安の強い患者，アルコール離脱，けいれん発作，気管挿管の鎮静などに使用することが多い．抗不安作用が強い一方，静注，筋注で催眠作用はフルニトラゼパム，ミダゾラムより弱く，レボメプロマジン，クロルプロマジンよりは強い．筋注では副作用リスクが静注より低いが，効果の不確実性が静注より高い．

> **処方例**
>
> セルシン®(5・10 mg/A)注　5〜10 mg　筋注またはゆっくり静注

3 入眠を目的とする鎮静

　ベンゾジアゼピン系が中心となる．相当著しい興奮のときや検査・処置で速やかな安静が必要な場合に行われる．ベンゾジアゼピン系の場合，呼吸抑制，血圧低下などのリスクがあり，使用する際はバッグバルブマスク，血圧計，SpO_2 モニタリング，ベンゾジアゼピン系拮抗薬の準備が必要である．興奮が著しい場合，中途半端な量では逆に興奮が強まるため，副作用が必ずあるものと想定してモニタリング下で薬剤を十分量使用する．効果がなければ同量〜半量を追加してもよい．

a サイレース®(フルニトラゼパム)　入眠作用が強く，持続時間は 30 分〜3 時間程度である．短時間の検査や処置，手術前の出棟などの際に使用することが多い．生食などで希釈できるため，呼吸状態を見ながらゆっくり静脈内投与を行い鎮静ができる．投与中と中止後 2 時間は SpO_2 モニタリングが望ましい．

> **処方例**
>
> サイレース®（2 mg/A）注　1〜4 mg＋生食 20 mL　入眠までゆっくり静注，入眠後中止
> 〔上記にセレネース®（5 mg/A）注 5〜10 mg を混注してもよい〕
> サイレース®注　1〜4 mg＋生食 100 mL　入眠まで点滴，入眠後中止
> 〔上記にセレネース®注 5〜10 mg を混注してもよい〕

b ドルミカム®（ミダゾラム，10 mg/2 mL/A）注　半減期が短いため持続点滴が必要であり，長時間の鎮静に用いられることが多い．単回使用は極短時間の検査・処置などに限られる．中止後は15 分〜1 時間以内に覚醒することが多いが，1 週間以上など長期の鎮静後は覚醒が遅延する．使用中は SpO_2 モニタリングが望ましい．

> **処方例**
>
> ドルミカム®注　5 mg　筋注
> ドルミカム®注　10 mg＋生食 8 mL　5〜10 mL 静注
> ドルミカム®注　50 mg＋生食 100 mL　点滴
> 入眠まで 3〜10 mL 早送り，3〜18 mL/時で維持（体重 50 kg で換算）
> 〔上記にセレネース®（5 mg/A）注 15 mg を混注してもよい〕

※ベンゾジアゼピン系の点滴にハロペリドールを混注したり，前後に静注したりして組み合わせたほうが，鎮静に必要なベンゾジアゼピンの総使用量を減らせ呼吸抑制，血圧低下などの副作用を予防できる可能性がある．

※呼吸抑制の際は薬剤を中止し，頸部後屈・顎先挙上などの気道確保を行う．自発呼吸減弱，または呼吸停止の場合はバッグバルブマスクによる人工呼吸で換気しながら，フルマゼニルの準備と気管挿管の準備を行う．

> **処方例**
>
> アネキセート®（フルマゼニル，0.5 mg/5 mL）
> 初回 0.2 mg 静注，4 分以内覚醒ない場合，1 分ごとに 0.1 mg 追加．最大 1 mg

　上記で改善ない場合は気管挿管して人工呼吸（気管挿管のページ参照，➡ 68 頁）

※血圧低下の際は薬剤を中止し

処方例

ヴィーンF®（酢酸リンゲル）　500 mL　急速輸液

上記で改善ない場合は

処方例

カタボンHi®　5 mL/時より開始（5〜20 mL/時で調節）（体重50 kgで換算）

（ショックのページ参照，➡ 84 頁）

参考文献

・日本精神科救急学会（監修）：精神科救急医療ガイドライン 2015．pp 93-102，日本精神科救急医学会，2015

（本田　明）

5 精神科身体合併症における手術前後の管理

POINT

- **向精神薬は基本的に減量・中止しない**：経口が不可能な場合は経静脈的に投与する.
- **手術前の中止によるアルコール，向精神薬の離脱に注意**：アルコール離脱予防にはジアゼパムを投与する. 向精神薬は急に中断せず漸減するか前日まで投与する.
- **開腹手術後では特に麻痺性イレウスのリスクが高い**：向精神薬で抗コリン作用が強いものは可能な限り変更する.
- **手術当日の精神症状によっては手術室まで患者に付き添うことが必要**：薬物鎮静下に手術室まで搬送することがある.
- **術後のドレーンの自己抜去に注意**：自己抜去のリスクが高い患者は身体拘束を行うことがある.

1 手術前

　全身麻酔下での手術前の内服薬は，執刀医・麻酔科医の特別な指示がない限り，手術前日の就寝前まで服用させることが多い. 局所麻酔下での手術はさらに直前まで内服可能なことがあるので，執刀医・麻酔科医の指示に従う. 事前の内服中止が必要な薬剤は主に抗凝固薬や抗血小板薬などである(表3)が，休薬期間は施設の方針により異なるので確認が必要である. インスリン以外の血糖降下薬は1～数日前より中止し，インスリンでコントロールする. 他にピル(経口避妊薬など)服用患者は静脈血栓リスクが高いため1か月前に休薬する. 特に術後に身体拘束を行う場合は血栓予防を積極的に行う. SSRIは血小板凝集能に影響し，出血のリスクを高めるといわれているため，精神症状が長期間寛解でかつ出血量の多い手術を予定している場合は漸減中止を検討してもよい. 抗精神病薬は全身麻酔の覚醒を遅延させるといわれているが，手術前後の精神症状悪化のデメリットを考えると減量・中止は最小限にする. 全身麻酔・局所麻酔の判断は麻酔科医・執刀医が行うが，精神症状が著しく安静を保てない場合は，一般的に局所麻酔で行われる手術も全身麻酔で

5 精神科身体合併症における手術前後の管理 41

表3 **手術前に中止が必要であることが多い主な薬剤**(⇒ 術者に中止が必要か確認する)

分類	一般名	商品名	中止日例
抗血小板薬	アスピリン	バファリン81®,バイアスピリン®,アスピリン末	7日前
	シロスタゾール	プレタール®	2~4日前
	クロピドグレル	プラビックス®	14日前
	チクロピジン塩酸塩	パナルジン®	10日前
抗凝固薬	ワルファリン	ワーファリン®	5日前
	アピキサバン	エリキュース®	1日前
	エドキサバン	リクシアナ®	1日前
	リバーロキサバン	イグザレルト®	1日前
	ダビガトラン	プラザキサ®	1日前(出血リスク低または軽~中等度腎障害)2日前(出血リスク中~高または高度腎障害)
脂質異常治療薬	イコサペント酸エチル	エパデール®	7日前
	オメガ3脂肪酸エチル	ロトリガ®	7日前

手術後の再開についても術者にコンサルトする.

行うよう執刀医や麻酔科医に進言することがある．逆に精神症状に問題がなく安静が保てる患者でも，執刀医や麻酔科医が精神症状への過度な不安から，局所麻酔で可能な手術で全身麻酔を選択する場合があるので，全身麻酔により無用な身体的リスクを高めることがないよう進言する．

　経口投与ができないときは経口投与不能時の向精神薬治療ページ参照(➡ 43頁).

2 手術直前

　患者の精神症状によっては麻酔科医と協議のうえ，病棟出棟から手術室での麻酔導入まで鎮静をかける場合がある．特にストレッチャー上での興奮は転落のリスクがあり非常に危険である．鎮静をかける場合は副作用監視のため，医師が出棟から手術台まで患者に付き添う必要がある(鎮静法ページ参照，➡ 33頁).

処方例 SpO$_2$ モニタリング下で行う.

サイレース®（フルニトラゼパム，2 mg/A）2 mg＋生食 100 mL
入眠まで点滴
〔セレネース®（ハロペリドール，5 mg/A）5 mg を混注してもよい〕

　興奮は強くないが不安が強い患者にも，麻酔導入まで付き添ったり腰椎麻酔処置中に声をかけたりするなど，患者の不安をやわらげ手術がスムーズに行われるようサポートする.

③ 手術後

　手術後の投薬に関しては術後飲水が開始され，嚥下機能に問題がないと判断された時点で速やかに再開する．最終向精神薬投与から数日以上経っていなければ，同じ量をそのまま再開するが，術後のイレウスや転倒リスクなどの状況により，減量した状態から開始することもある.

　一般的に精神疾患患者は術後に精神症状が悪化するといわれているが，手術前後に適切に向精神薬が投与されていれば，原疾患の悪化はもとより術後せん妄も意外に少ない．ただし，せん妄が出現した場合は術後管理が困難となるため積極的に治療する.

　術後にはドレーン・チューブ類が挿入されていることが多く，自己抜去で致死的な事態になることもあり，場合によっては身体拘束を行う.

参考文献

・Movig KL, Janssen MW, de Waal Malefijt J, et al：Relationship of serotonergic antidepressants and need for blood transfusion in orthopedic surgical patients. Arch Intern Med 163：2354-2358, 2003

（本田　明）

6 経口投与不能時の向精神薬治療

POINT

- **できる限り向精神薬は中止しない**：精神症状の安定は円滑な身体治療につながる．また中止した薬物の種類によっては離脱症状を起こす．服薬している薬物が有害でなければ継続が望ましい．
- **経口摂取ができない状況に応じて投与経路を決定**：手術前後なのか，嚥下できないのか，拒薬しているのかなどの状況により経静脈投与，筋注，胃管投与，経口液剤・口腔内崩壊錠投与の選択を行う．
- **完全に中断する場合は，精神症状悪化や離脱・中断症候群に注意**：可能な限り時間をかけて漸減していく．

1 経口投与ができない状況

経口で内服ができない状況として，①手術前後のため，②嚥下障害のため，③意識障害のため，④身体疾患管理のため，⑤拒薬・自発性低下のためなどの頻度が高い．

a 手術前後のため 全身麻酔では手術前日の就前薬まで服用させることが多いが，精神症状の安定していない患者は手術前日の夕より向精神薬の経静脈投与もしくは筋注を行う．腹部の手術後は抗精神病薬により特にイレウスを起こしやすいので必要最小量にとどめる．

b 嚥下障害のため 誤嚥のリスクが高い場合は経鼻胃管，経静脈投与もしくは筋注となる．軽度の嚥下障害であれば液剤の少量ずつの経口投与も可能な場合がある．抗精神病薬自体が誤嚥のリスクを高めることになる．

c 意識障害のため 頭蓋内病変や全身状態が悪化した場合，意識レベルが低下して十分な嚥下ができない．経鼻胃管や経静脈投与，筋肉注射の適応になる．厳密には意識障害ではないが，昏迷では嚥下が可能なことがある．

d 身体疾患管理のため 胃潰瘍，イレウス，膵炎，胆嚢炎など身体疾患のため，経口内服薬の中止が必要な場合は，経静脈投与もし

くは筋注が選択される．身体疾患の状態によっては数 mL の液剤や
口腔内崩壊錠なら経口投与可能なことがある．

e 拒薬・自発性低下のため　精神症状により自ら服薬をしない状
況である．最もよい方法は服薬するよう説得することである．その
場でだめでも時間が経過したり，説得する人を変えたりすると服薬
を了解することがある．それでもだめな場合は強制的に経口投与
（液剤），経鼻胃管投与，経静脈投与，筋注などを行うのと自ら服薬
するのと，どちらがよいか患者に選択させる．この場合，高圧的な
態度では後に信頼関係が保てなくなるので注意しないといけない
が，精神症状が著しい場合は最終的に上記の手段を強制的に行わな
ければいけない．

2 投与経路の選択

a 注射剤の利用　前項 a〜e に共通して行うことができるのは注射
剤への変更であるが，ほとんどの内服薬は同じ成分の注射剤が存在
しない．よってセレネース®注（5 mg/A）静注・点滴静注・筋注，
ジプレキサ®筋注用（10 mg/V），コントミン®注（10・25・50 mg/
A）筋注，ヒルナミン®注（25 mg/A）筋注，セルシン®（5・10 mg/
A）静注・筋注，サイレース®（2 mg/A）静注・点滴静注などの中か
ら選択する．抗精神病薬の等価換算表などを参考にするが，特に精
神科身体合併症では実際の注射薬の量は経口の換算力価より少なく
すむ場合（経口薬の半量以下）が多い．

b 経鼻胃管の利用　前項 b，c，e のときに有用で，内服薬を中断
しなくてすむメリットがある．ただし，興奮が強い状態では胃管挿
入は難しい．また経管注入のために粉砕すると徐放効果がなくなる
薬剤は投与が難しい．

c 液剤・口腔内崩壊錠の利用　前項 e で有用である．b〜d の一部
でも可能．b〜d の場合，液剤の場合 1 回 1 mL 程度の少量を何回
かに分けて口腔内に投与する．リスパダール®内用液，エビリファ
イ®内用液，セレネース®液，デパケン®シロップなどがある．口
腔内崩壊錠はリスパダール®OD 錠，ジプレキサ®OD 錠，エビリ
ファイ®OD 錠，ジェイゾロフト®OD 錠などがある．

3 向精神薬を完全に中断する場合

　何らかの事情のため向精神薬を中断する場合は，できる限り急な
中断ではなく漸減する．中止期間に余裕があれば 4 週間程度かけて

6 経口投与不能時の向精神薬治療　　45

表4　離脱・中断症候群の症状例

SSRI	ベンゾジアゼピン系 バルビツール系	抗精神病薬
不安，不眠，焦燥，神経過敏，めまい，ふらつき，悪心，嘔吐，下痢，頭痛，筋肉痛，電撃様感覚	不安，不眠，焦燥，神経過敏，幻覚，せん妄，発汗，悪心，けいれん	不安，不眠，焦燥，悪心，嘔吐，下痢，腹痛，頭痛，筋肉痛，ジスキネジア，アカシジア

漸減・中止する．やむを得ず急な中断を行う場合はできるだけ中断期間を短くする．

　急な中断で特に注意を要する薬物はSSRI，ベンゾジアゼピン系，バルビツール系，抗精神病薬であり，いずれも離脱・中断症候群をきたすことがある（表4）．

　離脱・中断症候群が出現した場合，軽度なら経過観察とする．中等～重度なら同じ薬物を同じ量再開し，減量のペースをもう少し緩やかにする．同じ薬物で減量が難しい場合，より半減期が長い薬物に少しずつ置換してから，半減期の短い薬物を減量する方法もある．

　薬物が使用できない状況下で原疾患の精神症状が悪化した場合，修正型電気けいれん療法（m-ECT）を考慮する．行動制限が必要な場合は最小限の隔離や身体拘束を行う．

参考文献
・内村直尚，竹内暢，小鳥居湛，他：離脱症候群：ベンゾジアゼピン系薬物．臨床精神薬理 Vol 7，pp 801-808，星和書店，2004
・加藤正樹，奥川学，木下利彦：抗精神病薬による離脱症候群．臨床精神薬理 Vol 7，pp 787-792，星和書店，2004
・寺尾岳：抗うつ薬の離脱症状：SRRIsを中心に．臨床精神薬理 Vol 7，pp 793-799，星和書店，2004
・福田倫明：SSRIの離脱症状．臨床精神薬理 Vol 7，pp 939-943，星和書店，2004

（本田　明）

7 臓器障害時の向精神薬治療

POINT

- **臓器障害時は向精神薬の影響を最小限にしつつも継続することが多い**：精神科身体合併症では臓器障害を呈した場合でも，精神症状が身体的治療の大きな阻害要因となるときは向精神薬を使用せざるを得ない状況が多い．ただし障害臓器への影響を最小限にとどめるため，向精神薬の減量や変更は行う必要がある．
- **薬剤副作用のモニタリングを行う**：原則として障害臓器に影響の少ない薬物を選択するが，血算，肝機能，腎機能，血糖，脂質，心電図，血圧，心拍，SpO_2 など障害臓器に合わせたモニタリングを行う．薬物血中濃度も可能な限り測定する．
- **できる限り多剤併用を避ける**：向精神薬の身体疾患への影響はもちろん，身体疾患が向精神薬に与える影響，向精神薬どうしを含めた薬物相互作用は予測できない結果をもたらす可能性がある．

1 肝障害時の向精神薬治療

a 肝障害が薬物治療に与える影響　肝障害時に薬物療法を行う際，考慮する因子として以下のものがある．

1）肝細胞数の減少　チトクローム/シトクロム P450（CYP）など薬物代謝酵素活性が低下することにより，これらの酵素に代謝を依存している薬物は血中濃度が上昇しやすい．

2）肝血流量の低下　1回肝組織を通過するごとにされる代謝・除去（初回通過効果）の割合が高い薬物は，肝血流量の影響を受ける．肝血流が減少するとクリアランスが低下し，薬物血中濃度が上昇する．

3）アルブミン産生低下　蛋白結合率の高い薬物（ほとんどの向精神薬）は，低アルブミン血症により遊離型薬物の割合が増加し，薬理作用が増強する．

4）胆汁うっ滞　胆汁がうっ滞すると，胆汁排泄型薬物の排泄障害が起きる．また高ビリルビン血症による蛋白結合が起こり，遊離型薬物の割合が増加する．

7 臓器障害時の向精神薬治療　47

b 肝障害時の薬剤選択のポイント　基本的にほとんどの薬剤は肝障害で慎重投与や禁忌になっている.

1) 肝障害で原則禁忌

- **睡眠薬**：ラボナ®(ペントバルビタール)，アイオナール®(セコバルビタール)，イソミタール®(アモバルビタール)，フェノバルビタール®(フェノバルビタール)

2) 肝障害が重篤(高度)な場合は禁忌の薬物

- **睡眠薬**：マイスリー®(ゾルピデム)，ロゼレム®(ラメルテオン)
- **抗精神病薬**：クロザリル®(クロザピン)，シクレスト®(アセナピン)
- **抗うつ薬**：サインバルタ®(デュロキセチン)，イフェクサー®(ベンラファキシン)
- **抗てんかん薬**：デパケン®(バルプロ酸ナトリウム)，ミノアレ®(トリメタジオン)，フィコンパ®(ペランパネル)，ビムパット®(ラコサミド)，オクノベル®(オクスカルバゼピン)
- **神経刺激薬**：ベタナミン®(ペモリン)

3) 上記以外の薬物　常用最低量，またはその半量から開始し副作用をモニタリングしながら漸増投与する.

2 腎障害時の向精神薬治療

a 腎障害が薬物治療に与える影響

1) 腎排泄型薬物の血中濃度上昇　尿中未変化体排泄率の高い薬剤は，腎障害により未変化体の排泄ができなくなり，血中濃度が上昇する.

2) 活性代謝物の血中濃度上昇　肝臓により薬物が代謝されても代謝産物に薬物活性があり，それらが腎排泄であれば蓄積により中毒症状が出現する.

3) アルブミンなど血漿蛋白の減少による遊離型薬物の増加　蛋白結合率の低下に伴い遊離型薬物が増加し，薬理作用が増強する.

4) 透析による除去　患者が人工透析を受けた場合，透析性のある薬物は血中濃度が低下する.

b 腎障害時の薬物療法のポイント　尿中未変化体排泄率の高い薬物や活性代謝物を生じる薬物を中止，もしくは減量.

1) 重篤(重度)な腎症障害で禁忌

- **抗精神病薬**：クロザリル®(クロザピン)

- 抗うつ薬：イフェクサー®（ベンラファキシン）
- 抗てんかん薬：ミノアレ®（トリメタジオン）

2) 中等度から重度の腎障害で禁忌

- 抗精神病薬：インヴェガ®（パリペリドン）

3) その他注意を要する薬剤

日本腎臓病学会が作成した「CKD 診療ガイド 2012」に腎機能低下時の薬剤投与量が一覧となっており，日本腎臓病学会ホームページより参照することができる．下記の薬剤は腎機能低下の程度により減量が必要になる．

- 睡眠薬：ドルミカム®（ミダゾラム），ドラール®（クアゼパム）
- 抗うつ薬：ドグマチール®（スルピリド），パキシル®（パロキセチン），レメロン®（ミルタザピン），トレドミン®（ミルナシプラン）
- 抗精神病薬：リスパダール®（リスペリドン），グラマリール®（チアプリド）
- 抗てんかん薬：ガバペン®（ガバペンチン），マイスタン®（クロバザム），トピナ®（トピラマート），フェノバール®（フェノバルビタール），ラミクタール®（ラモトリギン），イーケプラ®（レベチラセタム）
- 気分安定薬：リーマス®（リチウム）

3 心疾患時の向精神薬治療

a 不整脈/QT 延長

何らかの原因で QT が延長（基準はさまざまあるが，おおむね QTc 0.45 秒以上，図 QT 延長，➡ 159 頁）している場合，可能な限り心伝導系を阻害するキニジン様作用をもつフェノチアジン系などの抗精神病薬や，三環系抗うつ薬を減量・中止する．ただしそれ以外の抗精神病薬，抗うつ薬も QT 延長を起こす可能性はある．精神症状が著しく，他剤に変更することが困難な場合は QTc が 0.45〜0.49 秒までは，心電図を適宜モニタリングしながら投与し，QTc が 0.5 秒以上になったら中止する．他の向精神薬ではコリンエステラーゼ阻害作用のある認知症治療薬で QT 延長をきたすことがある．向精神薬以外では抗不整脈薬による QT 延長，摂食障害やアルコール依存患者の低カリウム，低マグネシウム血症による QT 延長がみられる．先天性の QT 延長症候群を疑った場合は循環器専門医にコンサルトが必要である．

Torsade de pointes が出現した場合は，下記を処方する．

7 臓器障害時の向精神薬治療　49

> **処方例**
>
> 硫酸 Mg®（20mEq/20 mL/A）20 mL＋生食 20 mL またはマグネ
> ゾール®（16.2mEq/20 mL/A）20 mL＋生食 20 mL を5分かけて静
> 注（保険適用外）
> 低カリウム血症が存在すればカリウムの補正

　カルバマゼピン，コリンエステラーゼ阻害作用のある認知症治療
薬，尿閉治療のため精神科領域でしばしば使用されるウブレチド®
（ジスチグミン）は徐脈や房室ブロックをきたすことがある．

　SSRI・SNRI の心伝導系に対する影響は少ないと言われている
が，SSRI の中には抗精神病薬，抗うつ薬，抗てんかん薬の代謝を
阻害し血中濃度を上昇させるものもあるので，循環器への間接的な
影響は否定できない．

b 起立性低血圧　低力価抗精神病薬や三環系抗うつ薬は，α_1 受容
体遮断作用により起立性低血圧をきたしやすい．特に元々血圧が低
めの患者は失神することがあり，病棟でしばしば転倒する患者の中
には起立性低血圧が潜んでいる．起立性低血圧を疑う場合は臥位と
立位の血圧と脈拍を測定し，立位に体位変換後3分以内に①収縮期
血圧が 20 mmHg 以上低下，②収縮期圧が 90 mmHg 未満に低下，
③拡張期圧が 10 mmHg 以上低下，のいずれかがみられたら起立性
低血圧と診断する．

c 心筋梗塞　三環系抗うつ薬は心伝導系への影響から，心筋梗塞
の急性期と回復期（半年ほど）は禁忌となる．

d その他　抗うつ薬の中にはワーファリン®，β 遮断薬などの代謝
酵素を阻害し血中濃度を上昇させるものがあるので注意を要する．

　抗てんかん薬の中にはワーファリン® 作用を増強したり減弱した
りするものがある．カルシウム拮抗薬の作用を減弱させるものが多
い．多くの抗不整脈薬の作用を減弱させる．カルバマゼピンはジゴ
キシンの血中濃度を低下させる．

4　呼吸器疾患時の向精神薬治療

a 肺炎　誤嚥性肺炎はしばしば精神科でみられる肺炎である．抗
精神病薬の影響による嚥下障害は高齢者ばかりではなく，若年者に
もみられる．肺炎が発生したときの抗精神病薬中止はまずまず勇気
のいることである．最終的な判断は精神症状との兼ね合いになる
が，中止しても精神症状悪化時は，保護室や身体拘束を組み合わせ

て対応して意外と何とかなることが多い．挿管した場合の挿管中は誤嚥リスクが低いため，抗精神病薬は継続してもよいかもしれない．ただし抜管時の誤嚥リスクは高まる可能性がある．

b 慢性閉塞性肺疾患（COPD）　ベンゾジアゼピン系睡眠薬は，呼吸抑制により呼吸状態を悪化させる可能性があるので，なるべく避ける．催眠作用の強い抗うつ薬〔例：レスリン®（トラゾドン）〕や抗精神病薬〔例：ヒルナミン®（レボメプロマジン）〕などで代用する場合もあるが，喀痰量が多いと抗コリン作用により喀痰排泄機能を低下させるので注意を要する．

c 気管支喘息　発作時は COPD と同様ベンゾジアゼピン系睡眠薬を避ける．テオフィリン製剤とフルボキサミンを併用している場合，フルボキサミンにより代謝が阻害されテオフィリン血中濃度が上昇するので，フルボキサミン開始時，用量変更時，中止時にテオフィリン血中濃度が変動する．併用する必要がある場合はテオフィリン血中濃度測定を行う．

5 消化器疾患時の向精神薬治療

a イレウス　抗精神病薬（特にフェノチアジン系）や抗うつ薬（特に三環系）の中には抗コリン作用が強く消化管蠕動機能を低下させるものがある．このためイレウスが発生した場合，原則これらの薬剤は経口・経静脈投与にかかわらず減量もしくは中止する．絶飲食の際は，セレネース®注射剤が使用されることが多いが，抗コリン作用が全くない訳ではない．このため患者の興奮が著しいが，抗精神病薬が使えない状況では呼吸モニタリング下で，ベンゾジアゼピン系睡眠薬の持続点滴も考慮する．

b 膵炎　向精神薬そのものが膵炎を悪化させることはあまりないが，薬剤の経口投与により膵分泌が刺激され膵炎を悪化させる可能性はある．また膵炎では高頻度にイレウスが発生するため抗コリン作用の強い向精神薬は避けるべきである．必要最小限のセレネース®注射や少量のリスパダール®液が考慮される．向精神薬による高中性脂肪血症は膵炎リスクを上昇させる可能性があるため，膵炎既往がある場合は中長期的には食事・運動療法とともに薬剤減量や中止を検討する．

6 代謝疾患時の向精神薬治療

a 肥満　向精神薬で体重増加をきたす次の薬剤を避ける．同じ薬

剤で体重減少の副作用が起こることもある.

- **抗精神病薬**：ジプレキサ®(オランザピン)，セロクエル®(クエチアピン)，クロザリル®(クロザピン)，シクレスト®(アセナピン)，リスパダール®(リスペリドン)，インヴェガ®(パリペリドン)，ルーラン®(ペロスピロン)，ロナセン®(ブロナンセリン)，エビリファイ®(アリピプラゾール)，コントミン®(クロルプロマジン)，ヒルナミン®(レボメプロマジン)，ドグマチール®(スルピリド)，ロドピン®(ゾテピン)，クロフェクトン®(クロカプラミン)，インプロメン®(ブロムペリドール)，バルネチール®(スルトプリド)，ネオペリドール®(ハロペリドールデカン酸)注，フルデカシン®(フルフェナジンデカン酸)注

- **抗うつ薬**：トリプタノール®(アミトリプチリン)，トフラニール®(イミプラミン)，アナフラニール®(クロミプラミン)，レスリン®(トラゾドン)，テトラミド®(ミアンセリン)

- **抗躁薬**：リーマス®(リチウム)

- **抗てんかん薬**：デパケン®(バルプロ酸ナトリウム)，テグレトール®(カルバマゼピン)，リボトリール®(クロナゼパム)，マイスタン®(クロバザム)，ガバペン®(ガバペンチン)，トピナ®(トピラマート)，イーケプラ®(レベチラセタム)，サブリル®(ビガバトリン)，フィコンパ®(ペランパネル)

- **その他食欲亢進をきたすことのある薬剤**：レクサプロ®(エスシタロプラム)，トレドミン®(ミルナシプラン)，リフレックス®(ミルタザピン)，トロペロン®(チミペロン)，ピーゼットシー®(ペルフェナジン)，ノバミン®(プロクロルペラジン)，エミレース®(ネモナプリド)，リスパダールコンスタ®(リスペリドン)注

b 糖尿病 糖尿病では耐糖能異常をきたす薬剤を中止する．糖尿病で禁忌は下記薬剤であるが，それ以外でも多くの抗精神病薬でも高血糖，糖尿病の副作用が生じる可能性がある.

- **抗精神病薬**：ジプレキサ®(オランザピン)，セロクエル®(クエチアピン)，クロザリル®(クロザピン)

参考文献
・高久史麿，矢崎義雄(監修)：治療薬マニュアル2018，医学書院，2018
・石井公道(監修)：肝機能低下時の薬剤使用ガイドブック，pp 146-161，じほう，2004
・日本腎臓病学会ホームページ，日本腎臓病学会(編)：CKD診療ガイド2012

52　■ 精神科身体合併症の治療・管理総論

http://www.jsn.or.jp/guideline/guideline.php
・日本循環器学会，他：失神の診断・治療ガイドライン（2012 年改訂版），2012
http://www.j-circ.or.jp/guideline/pdf/JCS2012_inoue_h.pdf

（本田　明）

8 精神科身体合併症の各種検査依頼

POINT

- **拒否的な患者でも検査は可能な限り同意を得る**：治療に拒否的でも検査には同意する患者も多い．同意を得たほうが検査はスムーズに行える．
- **検査に安静または患者の協力が必要な場合**：安静・協力が困難な場合は中止するか，鎮静をかけて検査を行うか，検査の直前にあわてないよう，事前に方針を立てておく必要がある．
- **ベンゾジアゼピン系の静注薬で鎮静する場合**：原則として不測の事態に備え医師が検査に付き添う．SpO$_2$，血圧モニタリングを行い，必要であれば心電図モニタリングも行う．

　検査前処置・後処置の方法は各施設により異なる．精神疾患患者は高度の便秘が多く，本項の処置法よりさらに多量の下剤を必要とすることもある．

1 鎮静を必要とする場合

　検査15～30分前から鎮静を行う（検査直前に行うと鎮静が得られない場合や，逆に呼吸抑制などの副作用が出現した場合に余裕をもって対応できない）．鎮静下で検査を行う場合，検査術者は検査に集中するため，鎮静中の患者のモニタリングを行うマンパワーも必要となる．検査中はSpO$_2$，血圧モニタリングを行い，気道確保の準備をする．

処方例

サイレース®（フルニトラゼパム，2 mg/A）注　2～4 mg＋生食100 mL　入眠まで点滴
下記を点滴内に混注してもよい
セレネース®（ハロペリドール，5 mg/A）注　5 mg

2 上部消化管造影（胃透視）

- 患者の協力が得られない場合は難しい．
- 検査スケジュール例（午前中の検査の場合）

> 検査前日
> 夕食以降禁食，21時以降禁飲水（降圧薬，抗不整脈薬などは直前まで内服させる）
>
> 検査当日
> 降圧薬などは朝早め（起床後すぐ）に少量の水で服用させる．向精神薬も液剤であれば服用させてもよい．
>
> 検査終了後
> プルゼニド®（センノシド，12 mg）1〜2錠またはラキソベロン®（ピコスルファート）10〜20滴服用，飲水を多めにさせる（蠕動機能の低下した患者は下剤をさらに多めに追加服用することがある）．

3 下部消化管造影（注腸造影）

- 患者の協力が得られないと難しいが，鎮静下で施行できる場合もある．
- 前処置薬の服用ができない場合は経鼻胃管を挿入して注入する．
- 検査スケジュール例（午前中の検査の場合）

> 検査2日前
> 低残渣食開始（高度な便秘の場合は2日前より絶食点滴管理にすることがある）
> 就前プルゼニド®（センノシド，12 mg）2錠服用
>
> 検査前日
> 17時ラキソベロン®液（ピコスルファート）10 mL内服（高度の便秘の場合は1本）
> 20〜21時マグコロールP®（クエン酸マグネシウム）1包内服．
> 21時以降禁食（飲水制限はない場合が多い，降圧薬，抗不整脈薬などは直前まで内服させる）
>
> 検査当日
> 降圧薬などは朝早め（起床後すぐ）に服用させる．向精神薬も液剤であれば服用させてもよい．
>
> 検査終了後
> プルゼニド®1〜2錠服用またはラキソベロン®液10〜20滴服用，飲水を多めにさせる（蠕動機能の低下した患者は下剤をさらに多めに追加服用することがある）．

- 検査前日にマグコロールP®を使用せず検査当日に腸管洗浄作用の強いニフレック®を使用する場合もある．ニフレック®を使用する場合は低残渣食にしないこともあるが，精神疾患患者は高度

の便秘の者が多いので，その場合は低残渣食にしたほうがよい．

4 上部消化管内視鏡（胃カメラ）

- 患者の協力が得られないと難しいが，鎮静下で施行できる場合もある．
- 緊急でない限り，事前に感染症（B型肝炎，C型肝炎，梅毒，施設によってはHIV）をチェックする．
- 日本消化器内視鏡学会による「抗血栓薬服用者に対する消化器内視鏡診療ガイドライン」2012年によると通常の内視鏡検査と粘膜生検では抗血小板薬，抗凝固薬の単剤であれば中止は不要となる．2剤以上になると中止やヘパリン置換が必要になることがあるので詳細はガイドラインを参照する．
- 検査スケジュール例（午前中の検査の場合）

検査前日
　21時より禁飲食（降圧薬，抗不整脈薬などは直前まで内服させる）．
検査直前
　降圧薬などは朝早め（起床後すぐ）に少量の水で服用させる．向精神薬は液剤であれば服用させてもよい．

5 下部消化管内視鏡（大腸カメラ）

- 患者の協力が得られないと難しいが，鎮静下で施行できる場合もある．
- 前処置薬の服用ができない場合は経鼻胃管を挿入して注入する．
- 緊急でない限り，事前に感染症（B型肝炎，C型肝炎，梅毒，施設によってはHIV）をチェックする．
- 抗血小板薬，抗凝固薬の中止の可否に関しては上部消化管内視鏡と同様．
- 検査スケジュール例（午前中の検査の場合）

検査2日前
　低残渣食開始（高度な便秘でなければ通常食でもよい，高度な便秘であれば2日前より絶食点滴管理にすることもある）
検査前日
　21時プルゼニド®（センノシド，12 mg）2錠内服
　21時以降禁食（飲水は水であれば制限なし，降圧薬，抗不整脈薬などは直前まで内服させる）

検査当日
　降圧薬などは朝早め(起床後すぐ)に服用させる. 向精神薬は液剤で
あれば服用させてもよい.
　検査3時間以上前からモビプレップ®1Lを1時間のペースで服用
する(10〜15分ごとにコップ1杯のペース). 1L服薬するごとに
水かお茶を0.5L飲む. 排泄液が透明であれば前処置終了. 排泄液
が透明でなければ続けて服用し, 排泄液が透明になった時点で前処
置終了. その際追加で服用したモビプレップ®の量の半量の水かお
茶を飲む(例:追加でモビプレップ®を500mL服用した場合は,
水を250mL飲む). モビプレップ®は最大2Lまで.
　モビプレップ®を服用しても排泄液が透明にならない場合は, 高圧
浣腸を繰り返す(微温湯500mL/回).

- 検査当日の大腸洗浄液はニフレック®でもよいが, モビプレッ
  プ®のほうが飲む洗浄液の量が少なくて済むので患者の負担が軽
  減される. モビプレップ®は注腸造影検査には保険適用はない.

6 CT

- 患者の協力が得られない場合でも, 鎮静下で行える場合が多い.
  ベンゾジアゼピン系で鎮静を行う場合や全身状態が不安定な場合
  は, できるだけSpO_2, 血圧のモニタリングを行うかX線防護服
  を着て目視下で患者を観察する.
- 頭部CT撮影で安静が保てないが, 経時的に意識レベル判定をす
  るために鎮静もかけられない場合は, X線防護服を着て患者の下
  顎を押さえながら撮影する. このとき, 手をかまれないように注
  意する.
- 腫瘍や外傷, 腹膜刺激症状がある場合はできる限り造影を行う.
- 造影を行う際は, 緊急でない限り腎機能の確認を行う. 造影後に
  腎不全を認めたら腎臓病専門医にコンサルトする.
  日本腎臓学会などのガイドラインでは, eGFR<60mL/分/
  $1.73m^2$で造影剤腎症の発症リスクを増加させる可能性が高いと
  され, eGFR<45mL/分/$1.73m^2$では造影剤腎症の発症に関する
  説明を患者に行い, 造影前後に補液(生理食塩水)などの十分な予
  防策を講ずることを推奨している.
  eGFR<30mL/分/$1.73m^2$の場合は緊急性がない限り造影検査を
  行わない施設が多い. 元々人工透析を導入されている患者の場

合，ヨード造影剤であれば検査可能であり基本的に透析スケジュールと合わせなくてもよいが，念のため透析担当医に確認を行う.

- 精神疾患患者は糖尿病合併が多いが，内服薬でビグアナイド（メトグルコ®，メトホルミン® など）服用患者は，検査48時間前と検査48時間後の休薬を行う．万が一休薬をせず造影検査を行った場合はビグアナイドをしばらく中止して腎機能をフォローする.
- 造影または腹部 CT の場合，緊急時以外は直前の食事は禁食/延食.

7 MRI

- 患者の協力が得られない場合でも，鎮静下で行える場合が多い．鎮静下で行う場合は MRI 室備え付けの SpO_2/心電図モニターを使用する.
- 体内金属（コイル，プレート，人工弁，ペースメーカーなど），体表金属（義歯，ヘアピン，ピアス，カラーコンタクトレンズ，モニター電極，刺青，アイシャドーなど），ピップエレキバン® などのチェックを行う.
- 造影を行う際は緊急でない限り腎機能の確認を行う（CT 項目参考）.
- 造影または腹部 MRI の場合，直前の食事は禁食/延食.

8 超音波

- 患者の協力が得られなくても，鎮静下で行える場合が多い.
- 腹部エコーの場合は直前の食事は延食とする.
- 膀胱を見る場合はなるべく検査数時間前は排尿させない．排尿してしまったら水を多めに飲ませておく.

参考文献
・日本腎臓学会，日本医学放射線学会，日本循環器学会（編）：腎障害患者におけるヨード造影剤使用に関するガイドライン 2012，pp 42-49，東京医学社，2012
・日本消化器内視鏡学会，他：抗血栓薬服用者に対する消化器内視鏡診療ガイドライン 2012
https://www.jstage.jst.go.jp/article/gee/54/7/54_2075/_pdf

（本田　明）

9 精神科身体合併症管理で行われることのある基本手技・治療

POINT

- **患者の興奮や暴力の中で処置を行わないといけないことが多い**：患者の興奮や暴力がみられる場合はマンパワー，身体拘束または薬物鎮静が必要となる．患者もしくはスタッフに傷害が及ぶリスクが高いと判断したら，直ちに中止する．
- **静脈ルート確保の際，上下肢の安静が保てないことがある**：興奮で安静が保てない患者に静脈穿刺する際，針刺し事故の危険が高い．必ず複数のスタッフで対応をする．上肢だけに気を取られていると，下肢で蹴られることがある．
- **自己抜去予防のためカテーテルの固定を工夫する**：カテーテル固定の際は「あそび」の部分を多く作り，引っ張っても容易に刺入部が抜去されないよう工夫する．
- **胃管の気管への誤挿入は多い**：抗精神病薬による咳嗽反射の低下で気づかないことがある．X線撮影など確実な確認方法をまず選択する．
- **導尿の際は蹴りを受けやすい**：興奮の強い患者に導尿を行う際は，術者と導尿の介助者1名のほかに下肢を押さえる介助者が最低1名は必要である．
- **腰椎穿刺は興奮時には施行困難**：脳髄膜炎などを疑う場合でも精神症状により腰椎穿刺が困難なときは，検査を施行せず治療を開始してよい．
- **低酸素血症による不穏を精神科原疾患によるものと誤診する危険**：呼吸状態が不安定な患者の不穏は，必ずSpO_2モニターで低酸素血症を除外する．
- **気管挿管時の歯の脱落が多い**：口腔内衛生環境が不良な患者がしばしば見られ，ぐらついている歯が多いため挿管時は注意を要する．
- **輸液療法ではビタミンB_1欠乏や低リン血症に注意**：アルコール依存患者，摂食障害，認知症などの低栄養状態の患者は，潜在的なビタミンB_1欠乏状態にあり，不用意に糖分のみ添加された補液を行うとWernicke脳症を引き起こす．このような患者には必ずビタミンB_1を始めとしたビタミンB群を加える．またリフィーディング症候群を起こさないよう低リン血症，低マグネシウム血症，低カリウム血症にも注意する．

9 精神科身体合併症管理で行われることのある基本手技・治療 59

1 末梢静脈確保

　精神科領域でも基本的な手技である．興奮のある患者は挿入のときとルート管理に難渋する．

- 不安が強く痛みに敏感な患者には，穿刺30分前にペンレス® テープを貼ってもよい．
- 手術前，急変などの静脈確保は，大量の輸液・輸血が必要であることがあるため，なるべく太い針を選択する（できれば18 G以上）．
- 中枢側から穿刺して失敗し，それより末梢側の同じ静脈路から針を留置した場合，先に穿刺した部位より輸液などの薬剤が漏れるため，できるだけ末梢側から中枢側に向かって穿刺していくのが原則である．精神科領域では自己抜去も多いので，自己抜去後に再度穿刺できる部位を温存しておく意味でも，末梢側からアプローチしていくのが望ましい．
- 前腕橈骨側での穿刺による橈骨神経損傷も見られるため，橈骨茎状突起より中枢側に5横指（約10 cm）の範囲内はできる限り避ける．
- 関節部での針の留置は，関節の屈曲により針が曲がり，薬剤が入らなくなるので避ける．ただし心肺停止，ショックなどの緊急時に限り静脈確保の第1選択は上肢の肘正中皮静脈である．
- 末梢静脈針留置中の拘束では拘束帯の直下に留置針を置くと，拘束帯によって刺入部の観察ができなかったり，拘束帯による留置針の基部（針基）の圧迫により皮膚潰瘍をきたしたりする危険がある．また上肢拘束をしていても，口を使って抜去することがあるので，ルートの走行にも気をつける．

2 中心静脈確保

a 適応と注意点　中心静脈確保は栄養投与経路，薬剤投与経路としてどちらかというと最後のほうの手段となる．一般的に栄養投与であれば経腸栄養が第1選択であるし，注射での薬剤投与であれば末梢静脈が第1選択である．しかし消化器疾患などで経腸栄養が不可能であったり，摂食障害患者などで経鼻胃管による栄養投与で自己嘔吐したりする場合は，中心静脈栄養も選択肢に入ってくる．また高度の肥満や高齢者で末梢静脈ルートの確保が難しい場合も最終手段の1つとして行われることがある．

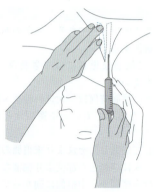

図 4　内頸静脈穿刺

- 穿刺時に必要があれば薬物鎮静を行う．
- できるだけエコー下で行う．

b 穿刺部位の選択

1) 内頸静脈穿刺（図4）
- メリット：気胸の合併症が鎖骨下静脈穿刺より少ない．
  静脈血栓を生じるリスクが低い．
- デメリット：頸動脈損傷・胸管損傷のリスクがある．
  気管切開患者では分泌物が穿刺部に垂れ込むことがある．
  頸部のため穿刺時の患者の不安と恐怖は最も強い．

2) 大腿静脈穿刺
- メリット：手技が最も簡単である．
  大腿動脈を穿刺しても圧迫止血で対応できることが多い．
  患者の不安が他部位より少ない．
- デメリット：穿刺部が尿や便で汚染されることがある．
  カテーテル留置中は大腿の屈曲が制限される．
  静脈血栓を形成しやすい．

3) 鎖骨下静脈穿刺
- メリット：内頸静脈カテーテルより挿入後の圧迫感が少なく，歩行も大腿静脈カテーテルより容易である．
  鼠径部に比べ穿刺部の清潔が保たれる．
  静脈血栓を生じるリスクが低い．

9 精神科身体合併症管理で行われることのある基本手技・治療 61

- デメリット：気胸・血胸のリスクが高い.
  動脈を穿刺した場合, 圧迫止血しにくい.

4) その他

- 上記の3つのルートの他に末梢挿入中心静脈カテーテル(peripherally inserted central venous catheter：PICC)といって, 上腕などの末梢静脈から CV カテーテルを挿入する方法もある. PICC は留置の際の安全性が高いが, 静脈血栓のリスクが他のルートより高い可能性がある.
- 長期の中心静脈カテーテル留置が必要な場合は, カテーテル全体を皮下に埋め込む CV ポート留置が選択肢となる.

c カテーテル挿入の深さと固定

- カテーテル挿入の深さは右内頸 15 cm 前後, 左内頸 20 cm 前後, 左右鎖骨下 15 cm 前後, 左右大腿 40〜50 cm となる. 中心静脈圧測定の必要がなければ, 両大腿は 20〜30 cm でもよい.
- カテーテルは穿刺部付近を糸で皮膚に数か所固定するが, 自己抜去の恐れが強い患者の場合は, カテーテルをループ状にして「ゆとり」の部分を作り, さらに数か所を糸で固定するかテープ固定することにより, 患者が引っ張った際の抜去のリスクを減らす.

3 経鼻・経口胃管挿入

胃管挿入は精神科領域でも比較的行われる手技であるが, 患者の不快感は強いので了解が悪いと強く抵抗され挿入が困難である.

a 胃管挿入の目的

1) 経管栄養 経口摂取不能なときの精神科身体合併症に加え, 昏迷状態, 拒食などの精神症状に対しても行われることがある.

2) 薬物投与ルート確保 精神科領域では経静脈投与できる薬物は少ないため, 経口薬剤が使用できる胃管が重要となる場合がある.

3) 嘔吐予防 胃内容物が充満している状態で悪心や嘔吐がある場合は, 誤嚥の危険があるため胃管を挿入し胃内容物を排出させる.

4) 胃洗浄 急性薬物中毒で薬物の吸収を阻止する場合, 胃出血で内視鏡前に視野を確保する場合, 高体温で冷却が必要な場合など.

b どうしても入らない場合の対応

(1) 口腔内に指を入れ, 胃管を食道までガイドする：了解が悪い患者で噛まれる危険のある場合は, 必ずバイトブロックを併用する. 指を入れすぎると嘔吐を誘発するので注意する.

(2)患者の嚥下を待つ：ほとんどの患者はある程度待っていると嚥下するので，そのタイミングに合わせて胃管を進める．

(3)首を前屈する：顎を引いて首を前屈させながら挿入すると入ることがある．

(4)胃管を冷凍庫で冷やす：コシを強くするためであるが，強引に挿入すると鼻出血や消化管損傷をきたす．

(5)喉頭鏡を使用する：喉頭鏡で喉頭展開して Magill 鉗子で食道まで胃管を誘導する．ただし侵襲の大きい方法を使ってまで，胃管を挿入する必要があるかはよく検討しなければならない．

c 胃管挿入の確認

胃管挿入の重大な合併症は気管への誤挿入である．通常強い咳嗽反射を生じるので気づくことが多いが，抗精神病薬服用患者や認知症高齢者などでは咳嗽反射が弱いため目立たないことがある．このため原則，挿入後の確認は毎回 X 線撮影を行う．注射器の空気注入による心窩部の気泡音確認は確実性が低いため，X 線撮影ができない場合は胃液や胃内容物が吸引できることを確認すると確実性が増すが，胃液が吸引できないこともある．喀痰を胃液と誤診する場合もある．気管支に誤挿入されても心窩部の気泡音が聞こえることがあるため，やむを得ず気泡音だけで判断する場合は心窩部，両下肺野，頸部の4点を聴診し心窩部の気泡音が最強音であることを確認するが，判断が難しい場合は原則胃管を使用しない．

4 導尿法

尿閉などから精神科領域でもしばしば行われ，留置する場合は患者の自己抜去などで管理に困ることも多い．

a カテーテルの選択

- **長時間の留置目的**：バルーンカテーテル 14～20 Fr
- **一時的な導尿目的**：Nélaton カテーテル 6～12 Fr

b 導尿が困難な際のポイント

(1)10 mL シリンジに潤滑ゼリーを詰めて，外尿道口より注入後直ちに挿入するとスムーズに入れられることがある．

(2)うまく挿入できない場合，コシを強くするためワンサイズ大きい径のカテーテルを使用したり，男性で前立腺肥大がある場合は先端がやや固く屈曲している Tiemann カテーテルを使用したりする．

(3) 挿入のときに抵抗や疼痛が強い場合は無理に挿入すると尿道損傷を起こすので、泌尿器科医にコンサルトする.
(4) バルーンカテーテルの蒸留水注入量はカテーテルの種類により異なるが、自己抜去のリスクが高い患者はバルーン容量の多い(30 mL など)カテーテルを使用するか、むしろ注入量を減らして自己抜去が起こった際の尿道損傷を防ぐ. バルーンの注入量が最小限でも膀胱内に固定できていればよい(ただし自然脱落のリスクは高くなるので、カテーテルにテンションをかけないよう気をつける).

　例)充填量 10 mL のバルーンカテーテルの場合
　　→ 蒸留水 3~5 mL 注入

5 腰椎穿刺

精神科領域では脳炎や神経梅毒などに伴う器質性精神障害の鑑別,転換性障害と Guillain-Barré 症候群,多発性硬化症などとの鑑別,認知症と正常圧水頭症の鑑別などに用いられる.

- 事前に禁忌である頭蓋内圧亢進がないか,頭部 CT や眼底所見(うっ血乳頭がないか)で確認しておく. また出血傾向や穿刺部の感染も禁忌である. 自宅で意識障害を起こして搬送された患者などは,褥瘡が穿刺部となる L4/L5 もしくは L3/L4〔左右腸骨稜上端を結ぶ Jacoby 線が L4 レベル(図5)〕にないか確認する.
- 髄液所見は表5参照. その他に癌性髄膜炎では異型細胞の出現,くも膜下出血では血性髄液やキサントクロミー(黄色調髄液)が見られる.

髄液採取初期に血性でも徐々に透明になってきた場合は,穿刺針がたまたま血管に当たった traumatic tap である可能性が高い.

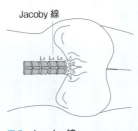

図5　Jacoby 線

64　Ⅰ　精神科身体合併症の治療・管理総論

表5　主な中枢性感染症の髄液所見

疾患		髄液所見				備考
		髄液圧(mmH₂O)	細胞数(/mm³)	蛋白(mg/dL)	髄液糖/血糖比	
正常値	新生児	10~80	0~32	40~150	0.6以上	
	小児・成人	60~140	<5	15~45		
細菌性髄膜炎		上昇	著増(1,000以上が多い)	増加	低下(0.4以下が多い)	グラム染色, 培養(+), 抗原検査(+), 新生児GBS感染症では30%が細胞数正常
結核性髄膜炎		上昇	軽度増加	増加	低下	抗酸菌染色(+), 結核菌培養(+)
真菌性髄膜炎		上昇	正常~増加	軽度上昇	正常~低下	抗原検査(+), インディアインク(+), 培養(+)
無菌性髄膜炎		正常~軽度上昇	軽度増加(1,000以下が多い)	正常	正常	細菌培養(-), ウイルス性の場合はウイルス分離(+), ウイルスPCR(+)

[尾内一信, 金澤一郎, 永井良三(総編集):今日の診断指針第7版. p 1359, 医学書院, 2015 より]

血性髄液では時間が経過しても変わらない.
- 正常圧水頭症の場合は髄圧 18 cmH$_2$O 以下となる. 20～40 mL の髄液採取で認知機能, 歩行などの臨床症状が数日にわたって改善するか観察する.

6 酸素療法

酸素療法は精神科病棟でもしばしば行われる治療である. 肺炎, 肺塞栓などの急性期はもちろん, 統合失調症患者の喫煙率が高いこともあり慢性閉塞性肺疾患(COPD)の患者も高頻度で遭遇する. ただし医師や看護師が誤った使用方法を行っている場合も多い.

酸素療法中は身体拘束をしていても鼻カヌラやマスクを口で押しのけたり, 頭を振ったりしてずらすことがあり, その際はテープやネットで軽く鼻カヌラやマスクを固定してもよい(マスクは隙間なく密閉する必要はない).

a SaO$_2$(SpO$_2$)と PaO$_2$ の関係　正常な肺機能の患者の PaO$_2$ が 60 mmHg を割ると, チアノーゼを起こし死亡する危険がある. SaO$_2$ はパルスオキシメーターによる SpO$_2$ で代用する場合が多いが, SpO$_2$ が 90% を下回らないよう注意する. ただし慢性閉塞性肺疾患など慢性の呼吸不全患者は普段から SpO$_2$ 90% 前後で生活している場合もあるので, この場合酸素療法を導入するかは患者の自覚症状や ADL にもよる. 一方, 精神科身体合併症患者は急性の呼吸不全でも呼吸困難を訴えないことも多く, そのようなときはモニタリングが重要である. 低酸素血症によるせん妄, 錯乱状態を精神疾患の増悪と誤診しないよう注意が必要である. SpO$_2$ は最大でも 99% 以下を目標とし, 基本的に 100% にはしない.

SaO$_2$(SpO$_2$)と PaO$_2$ のおおまかな関係		
SaO$_2$	98%≒PaO$_2$	100 mmHg
	96%≒PaO$_2$	90 mmHg
	94%≒PaO$_2$	80 mmHg
	92%≒PaO$_2$	70 mmHg
	90%≒PaO$_2$	60 mmHg
	84%≒PaO$_2$	50 mmHg

b 年齢からの予測正常 PaO$_2$ 値　年齢から正常 PaO$_2$ 値を予測することができるが, あくまでも目安であり患者の病態(慢性呼吸不

全など)で変化する.

予測正常 $PaO_2 \geqq 104 - 0.4 \times$ 年齢

例:年齢 80 歳の場合　$104 - 0.4 \times 80 = 72$

したがって PaO_2 72 mmHg 以上が正常目安(SpO_2 92% 以上を目標とする)

c 酸素療法の実際　室内大気だと FiO_2 は通常 21% である.

1)鼻カヌラ　比較的圧迫感は少なく,同時に経口摂取も可能である.

鼻カヌラ
目標 FiO_2 24%≒O_2 流量 1 L/分
　　 FiO_2 28%≒O_2 流量 2 L/分
　　 FiO_2 32%≒O_2 流量 3 L/分
　　 FiO_2 36%≒O_2 流量 4 L/分

• 鼻カヌラの問題点
(1)鼻閉や口呼吸があると十分な酸素が供給されない.
(2)1 回換気量が増えると FiO_2 が下がる(低酸素になるリスク),1 回換気量が減ると FiO_2 が上がる(CO_2 ナルコーシスになるリスク).
(3)呼吸回数が増えると FiO_2 が下がる,呼吸回数が減ると FiO_2 が上がる.

2)簡易酸素マスク　口を覆うので圧迫感がある.得られる FiO_2 は最大 60% 程度である.

酸素マスク
目標 FiO_2 40%≒O_2 流量 5〜6 L/分
　　 FiO_2 50%≒O_2 流量 6〜7 L/分
　　 FiO_2 60%≒O_2 流量 7〜8 L/分

• 簡易酸素マスクの問題点
(1)低流量時の二酸化炭素貯留:呼気時にマスク内(マスクの容積約 150 mL)は呼気(呼気ガスは CO_2 5% を含有)で満たされる.例えば酸素マスク 1 L/分で使用すると,酸素は 1 秒間におよそ 17 mL(1 L/分=1,000 mL/分=16.6 mL/秒≒17 mL/秒)供給される.呼気の終わりから吸気にかけての 1〜2 秒間でも,せ

いぜい17〜34 mL 程度の酸素しかマスク内を満たせない(マスク容積の 150 mL より 17〜34 mL 引いた残りの 116〜133 mL は呼気ガス). よって酸素マスク 1〜4 L/分では二酸化炭素を多く含むガスを吸入してしまう. 二酸化炭素の貯留は通常過換気で代償するが, 慢性呼吸不全患者の中には代償できない者もいる. このため簡易酸素マスクは原則 5 L/分以上の流量で使用する.
(2) 鼻カヌラ同様, 患者の 1 回換気量と呼吸回数に酸素濃度が左右され, FiO_2 はかなりいい加減.

3) リザーバー付き酸素マスク　リザーバーという袋状のバッグがついたマスク. 酸素の流量を 10 L/分以上にすると 90% 以上の FiO_2 が得られる.

リザーバー付き酸素マスク
　目標 FiO_2 60%≒O_2 流量 6 L/分
　　　FiO_2 70%≒O_2 流量 7 L/分
　　　FiO_2 80%≒O_2 流量 8 L/分
　　　FiO_2 90%≒O_2 流量 9 L/分
　　　FiO_2 90%〜≒O_2 流量 10 L/分

- リザーバー付き酸素マスクの問題点
(1) 酸素流量 6 L/分未満だと簡易酸素マスクの場合と同様, CO_2 の再呼吸が起こる.
(2) 鼻カヌラ, 簡易酸素マスク同様, 患者の 1 回換気量と呼吸回数に酸素濃度が左右される.

4) Venturi マスク　患者の吸気時に 1 回換気量以上の混合ガスを供給できれば, マスク外からの大気の吸入がないため, 酸素濃度に変動のない一定量のガスが得られる. Venturi マスクは Venturi 効果により多量の混合ガスを供給し, 安定した FiO_2 が得られる. このため慢性閉塞性肺疾患(COPD)の患者に良い適応である. カセット型と酸素濃度可変型がある.

a) インスピロン® 酸素マスク(カセット型)　目標とする酸素濃度に合わせて異なるアダプターを差し替える.

> **インスピロン® 酸素マスク**
> 目標 FiO₂ 24%＝O₂ 流量 4 L/分（FiO₂ 24%，O₂ 4 L と表記のアダ
> 　　　　プターを装着する）
> FiO₂ 28%＝O₂ 流量 4 L/分
> FiO₂ 31%＝O₂ 流量 6 L/分
> FiO₂ 35%＝O₂ 流量 8 L/分
> FiO₂ 40%＝O₂ 流量 8 L/分
> FiO₂ 50%＝O₂ 流量 12 L/分

b) インスピロン® ネブライザー（酸素濃度可変型） 　加湿ができる
ため，気管挿管チューブ抜管後などの痰が多い状態のときにしばし
ば使用される.

(1) 必要混合ガス量を設定する. 吸気時間を 1 秒と仮定すると，
60 秒間のいずれの 1 秒間でも十分な 1 回換気量相当の混合ガ
スを供給できるように，1 回換気量に 60 秒をかけると 1 分間
に必要な混合ガス量が計算できる.

必要混合ガス量（L/分）＝1 回換気量（L）×60（秒）

(2) 目標酸素濃度を設定したら，表 6 より必要混合ガス量から酸
素流量を求める.

例：1 回換気量 500 mL（0.5 L）の患者に 40% 酸素投与した
い場合

0.5（L）×60＝30（L/分）が必要混合ガス量である.

表 6 より酸素濃度 40% で 30 L/分を上回る値を探すと，
33.3 L/分があるので酸素流量は 8 L と設定する.

⇒ インスピロン® ネブライザーの設定は 40%, 8 L/分
と設定する.

表の網掛け部分の数字は 30 L/分以上. 表からもわか
るように FiO₂ 70% 以上の高濃度酸素混合ガスを得る
ことは難しい.

※1 回換気量が不明な場合，成人標準の 30 L/分以上を目
安とする.

7　気管挿管・人工呼吸器管理

精神科入院中でも心肺停止，肺炎による低酸素血症，窒息，薬剤
による呼吸抑制などはまれではない. 高次医療機関に搬送するまで
の間，当直帯などで専門医に引き継ぐまでの間など，気管挿管や人

9 精神科身体合併症管理で行われることのある基本手技・治療　69

表6　インスピロン® ネブライザートータル流量早見表

流量 濃度	4L/ 分	5	6	7	8	9	10	11	12	13	14	15
100%	4.0	5.0	6.0	7.0	8.0	9.0	10.0	11.0	12.0	13.0	14.0	15.0
90	4.6	5.7	6.9	8.0	9.2	10.3	11.5	12.6	13.7	14.9	16.0	17.2
80	5.4	6.7	8.0	9.4	10.7	12.1	13.4	14.7	16.1	17.4	18.8	20.1
70	6.5	8.1	9.7	11.3	12.9	14.5	16.1	17.7	19.4	21.0	22.6	24.2
60	8.1	10.2	12.2	14.2	16.2	18.2	20.0	22.3	24.3	26.3	28.4	30.4
50	10.9	13.6	16.3	19.1	21.8	24.5	27.3	30.0	32.7	35.4	38.0	40.9
40	16.6	20.8	25.0	29.0	33.3	37.3	41.6	45.7	50.0	54.0	58.2	62.4
35	22.6	28.2	33.9	39.5	45.7	50.8	56.4	62.1	67.7	73.4	79.0	84.6
30	35.1	38.9	53.0	61.0	70.0	79.0	88.0	97.0	105	114	123	132

工呼吸器でしのぐ必要がある．気管挿管の適応と人工呼吸器の適応は分けて考える．

a 気管挿管の適応

　(1) 気道を確保する必要があるとき：気道異物・閉塞，痰量増加，意識障害など

　(2) 人工呼吸器の適応があるとき：適応は下記 **d** 参照〔非侵襲的陽圧換気法（NIPPV）の場合，挿管は必要ない〕．

b 気管チューブ径の選択　内径7.5 mm を標準とし，成人男性は7.5〜8.5 mm，小柄な患者や女性は 7.0〜7.5 mm を選択する．

c チューブ挿入の深さ　カフが声門を通過して2 cm ほどのところで挿入を完了する．チューブの深さは上顎前歯（男性 21〜23 cm，女性 20〜22 cm）もしくは口角（男性 20〜22 cm，女性 19〜21 cm）が目安．

　挿管チューブの固定が甘かったり汗ではがれやすくなっていたりすると，精神症状の著しい患者は挿管チューブを舌でバイトブロックごと押し出し，かつのけぞるように頸部を伸展させることがある．これらの動作でチューブ先端が数 cm 口側に移動するので，手を使わずとも抜管されることがある．

d 人工呼吸器の適応　酸素化の悪化，二酸化炭素の貯留，努力呼吸がある，無呼吸があるなど酸素化や換気の問題．

e 気管挿管後の初期人工呼吸器設定　まず最低限の設定と調整を

行い，専門医につなぐ．

例)換気モード：A/C(Assist/Control)または SIMV(Synchronized Intermittent Mandatory Ventilation)，よくわからないときは A/C に設定．

上記いずれかの換気モードを，決められた 1 回換気量を送り出す従量式(VCV：Volume Control Ventilation)か，決められた時間に一定の吸気圧を送り出す従圧式(PCV：Pressure Control Ventilation)で行うが，わからない場合は VCV にまず設定する．

換気回数：12〜15 回/分

FiO_2：100%(SpO_2 90〜95%，PaO_2 60〜80 mmHg を目標とし，早期に FiO_2 を減らしていく)

PS(Pressure Support)：5 cmH_2O(SIMV のときに設定)

PEEP(Positive End Expiratory Pressure)：5 cmH_2O(ショック，頭蓋内圧亢進，喘息，COPD などでは PEEP なしでまず設定する)

圧トリガー：1〜2 cmH_2O　またはフロートリガー：2〜3 L/分

VCV のときに設定する項目

1 回換気量：8 mL/kg(体重は標準体重＝身長 m×身長 m×22 で計算)，ARDS だと 6 mL/kg より開始．

吸気流量：50〜100 L/分で設定．1 回換気量が同じである場合，吸気流量を増やすと吸気時間が短くなり呼気時間が延びる(1 回換気量は決まっているので，時間当たりの吸気量を増やすことにより早く吸気が終わる)．I：E 比(吸気時間：呼気時間比)は 1：2 が目安だが，あまり厳密にこだわらなくてよい．COPD や気管支喘息など閉塞性肺疾患では気道抵抗が高いため，呼気が終わるのに時間がかかるが，呼気が終わる前に次の吸気が送り込まれてしまうと out-PEEP といって，呼気終末の肺胞内圧が上昇する現象が起きる．out-PEEP は肺胞の過膨張を起こし，肺組織の損傷や血圧低下を招く．これを防ぐため閉塞性肺疾患の人工呼吸器設定は吸気流量を上げて，呼気を長めに調整する(I：E 比 1：3〜1：4 など)．

PSV のときに設定する項目

吸気圧：20 cmH$_2$O（目標 1 回換気量になるように適宜調整する）

吸気時間：0.5〜1.5 秒で設定．おおざっぱに I：E 比（吸気時間：呼気時間比）1：2 が目安であるが，厳密でなくてよい．閉塞性肺疾患の設定は VCV と同様，吸気時間を短くする．

f モニターやアラーム異常への対応

1) SpO$_2$(SaO$_2$)低下　呼吸器回路や挿管チューブに異常なく，他のアラームに異常がなく閉塞性肺疾患もなければ PEEP を最大 10 程度まで上げていく（血圧が下がったら PEEP を下げるか細胞外液を補液する）．PEEP を上げても改善がなければ FiO$_2$ を上げる．原因はさまざまであるが，肺炎の悪化，ARDS の発症，まれに肺塞栓症などでみられる．

2) 1 回換気量低下　VCV でも PCV でもリーク（呼吸器回路のどこかに漏れ）がないか，各回路の接続部や挿管チューブのカフ（カフ圧 20〜25 mmHg が適正，カフ圧計がない場合はパイロットバルーンが耳たぶの硬さ）をチェックする．PCV の場合，out-PEEP，肺炎，ARDS などで肺の膨らみが悪くなるなど，肺のコンプライアンスが低下することにより起こることがある．out-PEEP を疑えば呼気を長く設定する．それ以外であれば吸気圧を上げる．

3) 1 回換気量上昇　PCV の場合，肺コンプライアンスの上昇や気道抵抗が低下したことが考えられるので，吸気圧を下げる．VCV の場合は基本的に設定以上の 1 回換気量になることはない．

4) 気道内圧上昇　VCV で気道内圧上昇は気道抵抗の上昇（呼吸器回路の狭窄，挿管チューブの狭窄，喀痰増加，気管支の狭窄）や肺コンプライアンスの低下（肺炎，ARDS，肺線維症など，この場合プラトー圧が上昇している），out-PEEP，精神科領域では患者の興奮などでも起きる．まれに興奮した患者がバイトブロックを外してチューブを噛んでいることもある．患者の咳嗽でも一過性に上昇する．呼吸器回路に問題なく，吸引チューブがスムーズに入れば挿管チューブ狭窄の可能性は低く，喀痰吸引で気道内圧が改善すれば喀痰が原因の可能性が高い．人工呼吸器の操作（吸気ポーズ）でプラトー圧を測定し，気道内圧の上昇のみでプラトー圧の上昇がなけれ

ば気管支レベルの狭窄などを疑う．プラトー圧（30 cmH$_2$O 以上）が上昇していれば肺コンプライアンスの低下を疑う．最高気道内圧とプラトー圧の差が大きく（10 cmH$_2$O 以上の差），かつプラトー圧が上昇している場合は，気道抵抗上昇と肺コンプライアンス低下の両方を考える．

PCV では吸気圧を設定するので基本的に上昇することはない．

5) 気道内圧低下 リーク（呼吸器回路のどこかに漏れ）がないか，各回路の接続部や挿管チューブのカフをチェックする．VCV では患者の強い吸気があると気道内圧が低下する．この場合は吸気流量を上げる．

6) 呼吸回数増加 精神科身体合併症では患者の興奮で増加することが多いが，この場合は鎮静も検討する．代謝性アシドーシスがある場合は代償性の過換気になるので，呼吸器の設定を変更するより原因の治療を優先する．呼吸器の設定が患者の呼吸とうまくいっていないいわゆるファイティングでも呼吸は増加するので，適切な設定に変更する必要がある．

7) 分時換気量異常 分時換気量は呼吸回数×1 回換気量なので，呼吸回数か 1 回換気量のいずれかもしくは両方の異常で上昇したり低下したりする．すでに述べた各項目の対応を参照する．

8 輸液・栄養法

a 末梢輸液の種類 実際の精神科身体合併症では，2 号液，4 号液の使用は多くない．

- **開始液（1 号液）**：Na ＝ 70〜90 mEq/L，K ＝ なし，Glu ＝ 2.5% 前後．K が含まれていないため，腎不全や病態不明の患者に用いる．

- **脱水補給液（2 号液）**：Na, Cl ＝ 60〜80 mEq/L，K ＝ 20〜30 mEq/L，Glu ＝ 1〜3% 前後．小児の脱水や電解質補給目的に用いられることが多い．

- **維持液（3 号液）**：Na, Cl ＝ 35〜50 mEq/L，K ＝ 20〜30 mEq/L，Glu ＝ 5% 前後．とりあえず電解質と水分を維持するために用いられる．

- ビタミン B$_1$ 配合低濃度糖加アミノ酸輸液．電解質組成は 3 号液に近く，ビタミンとアミノ酸が入っており，数週間程度の栄養補給目的で使用される．それ以上の期間になると経管栄養か高カロ

リー輸液を検討する.

- **術後回復液(4号液)**:Na, Cl などは3号液よりやや低めで,K は含まないかわずか.術後の代謝性アシドーシスによる高カリウム血症を想定して用いられる.
- **5%ブドウ糖**:ブドウ糖は投与後速やかに水と CO_2 に代謝される.水欠乏(高張性脱水)などに用いる.
- **生理食塩水**:0.9%NaCl = 154 mEq/L の Na, Cl.細胞外液の補充に用いる.大量投与で希釈性のアシドーシスをきたす.
- **Hartmann(乳酸加リンゲル)液**:細胞外液の補充に用いる.リンゲル液に希釈性アシドーシスを補正するための乳酸が付加されている.ショック時や肝不全時には乳酸が過剰となるとの考えから,酢酸加リンゲル液を用いることもある.

b 輸液法

1)維持輸液

a)1日維持水分量 　下記のいずれかより求める(経口摂取がなく,心不全,腎不全,不感蒸泄増加や third space への流出,下痢・嘔吐などがないと仮定して).

4-2-1 のルールより計算する場合

体重 10 kg 以下:(4×体重)mL/h=(96×体重)mL/日

体重 10〜20 kg:{40+2×(体重−10)}mL/h=(720+48×体重)mL/日

体重 20 kg 以上:{60+(体重−20)}mL/h=(960+24×体重)mL/日

---

in/out balance より計算する場合

輸液量=尿量(予定尿量)+不感蒸泄(15 mL×体重)−代謝水(5 mL×体重)

　　　=尿量(予定尿量)+10 mL×体重

(不感蒸泄=15 mL×体重,体温が 1℃上昇するごとに 15%増加する.)

b)1日維持電解質量 　下記の維持量は厳密ではなく大雑把な値である.おおむね3号液や低濃度糖加アミノ酸輸液 2,000 mL 中の電解質含有量に近似する.

Na：60〜75 mEq/日（1 mEq/kg/日）

K：30〜40 mEq/日（0.5 mEq/kg/日）

Ca：10〜20 mEq/日

P：6〜10 mmol/日，200〜300 mg/日（5 mg/kg/日）

Mg：10〜20 mEq/日

2）補充輸液

a）水分補充　　実際の臨床上では下記のような計算よりは，in/out balance，皮膚所見，脈拍，口渇，中心静脈圧，肺動脈楔入圧，下大静脈径，心胸郭比，尿比重などから過不足を判断していくことが多い．

水分補充量＝水分欠乏量×安全係数（0.2〜0.5）

（1）水分欠乏量を体重から計算する方法

水分欠乏量（L）＝正常時体重−脱水時体重

（2）水分欠乏量をヘマトクリットから計算する方法

水分欠乏量（L）＝［（脱水時 Ht−正常時 Ht）/脱水時 Ht］×脱水時体重×0.6

（3）水分欠乏量を血清ナトリウムから計算する方法

水分欠乏量（L）＝［（脱水時血清 Na−140）/脱水時血清 Na］×脱水時体重×0.6

b）電解質補充

（電解質異常の項目参照，➡ 95 頁）

3）栄養輸液

- 経腸栄養が施行できず，2 週間以上の長期にわたって栄養する必要がある場合のみ，中心静脈栄養の適応となる．
- 高カロリー輸液用のキット製剤があるので，基本的にはそれを使うほうが処方ミスのリスクを減らせる．自分で高カロリー輸液を組み立てる場合も，既存のキット輸液の組成を参考にするとよい．
- 高カロリー輸液の場合，必ずビタミン類と微量元素を輸液に混注する（あらかじめ入っている製剤もある）．
- 1 日必要エネルギー量

必要エネルギー量＝BEE（Basal Energy Expenditure）×活動係数×ストレス係数

（活動係数：寝たきり　1.2，ベッド外活動　1.3，ほぼ臥床していない 1.4）

（ストレス係数：手術　1.1〜1.8，外傷　1.2〜1.4，感染症　1.2〜1.5，熱傷　1.2〜2.0）

(1) BEE を Harris-Benedict の式より計算する方法

男性：$BEE(kcal) = 66 + [13.75 \times 体重(kg)] + [5 \times 身長(cm)] - [6.8 \times 年齢]$

女性：$BEE(kcal) = 655 + [9.6 \times 体重(kg)] + [1.85 \times 身長(cm)] - [4.7 \times 年齢]$

(2) BEE を簡易式より計算する方法

$BEE(kcal) = 30 \, kcal/kg$（体重増加目的：$35 \, kcal/kg$，体重減少目的：$25 \, kcal/kg$）

• **非蛋白カロリー/窒素比（NPC/N 比）**：アミノ酸が蛋白質に合成されるためには，十分な非蛋白カロリーがないと代謝されてしまう．アミノ酸が過剰な状態では，蛋白合成されないアミノ酸が増加し，BUN，アンモニア濃度を上昇させる．逆に手術や感染などの侵襲時は蛋白異化が亢進するため多めのアミノ酸投与が必要である．腎不全では BUN が高く，窒素が過剰状態のためアミノ酸投与量を減らす．アミノ酸製剤を加減して適切なカロリーと窒素の比に合わせる．

非侵襲時 NPC/N 比　150〜200

腎不全時 NPC/N 比　300〜500

手術後・感染時 NPC/N 比　120〜150

例）アミノ酸が配合されていない高カロリー輸液 1,400 kcal にアミノ酸製剤にアミゼット B® を使用する場合，NPC/N 比を 150 に設定したいとき，必要なアミゼット B® の量を計算すると

必要窒素量(g)は

$1,400/150 = 9.3 \, g$

アミゼット B® に含まれる窒素濃度は

$1.56 \, g/dL = 0.0156 \, g/mL$

よって 1,400 kcal の高カロリー輸液に対して必要なアミゼット B® の量は

$9.3/0.0156 ≒ 600 \, mL$ となる．

ただし最近の多くの高カロリー輸液製剤には NPC/N 比 150 前後であらかじめアミノ酸が配合されている物が多い.

C 経腸栄養法

1) 経口摂取が不能であるが栄養を必要としている場合 できる限り経腸栄養を選択する. その大きな理由として, 絶食による腸管粘膜萎縮とそれに伴う bacterial translocation が挙げられる. bacterial translocation は腸管粘膜の変性により物理的防御機能や免疫機能が低下し, 腸管内細菌や毒素が体内に侵入する現象である.

2) 投与経路の選択(精神科身体合併症でよく行われるもの)

- 経鼻胃管：手技も容易で最も一般的に行われている.
- 経鼻小腸管(ED チューブ)：経鼻挿入であるが十二指腸や空腸まで先端を留置することにより, 栄養剤の逆流を防止する. 内視鏡下や透視下で行う場合もあり, やや複雑な手技を要する.
- 胃瘻チューブ：PEG(percutaneous endoscopic gastrostomy；経皮内視鏡的胃瘻術)により造設され, 長期経腸栄養を要する場合選択される. また空腸瘻を造設する PEJ(percutaneous endoscopic jejunostomy；経皮内視鏡的空腸瘻造設術)もある.

3) 栄養剤の選択 各社からさまざまな栄養剤が市販されているが, 肝不全用, 腎不全用, 腸疾患用, 糖尿病用など特殊な栄養剤以外は大きな変わりはなく, カロリー, ビタミン, 繊維量, 浸透圧, 粘度などの細かい調整の必要性があれば, それに応じた栄養剤の選択をする. 食品栄養剤(ラコール® など)と医薬品栄養剤(エンシュアリキッド® など)の違いも大きくはない. 重症患者に対して ω-3 系脂肪酸やアルギニン, グルタミンなどの免疫能を高める成分や抗酸化ビタミンであるビタミン A, C, E などを含んだイムン®, インパクト® などが発売されている.

4) 栄養剤の使用 必要水分量, エネルギー量, 非蛋白カロリー/窒素比は輸液法の項目参照(➡ 72 頁).

例)カロリー 1,500 kcal, 非蛋白カロリー/窒素比 150, 水分量 2,000 mL と設定した場合.
　エンシュアリキッド® は 100 kcal/100 mL, 非蛋白カロリー/窒素比が 154 であり, 500 mL 中の水分量は 426 mL(水分量は栄養剤の種類により違うので適宜確認する)であるため, 以下のように投与する.

栄養開始前白湯 240 mL＋エンシュアリキッド® 500 mL　1 日
3 回

参考文献
・名古屋大学医学部附属病院安全管理室，麻酔・蘇生医学講座(監修)：名古屋大学医学部
　付属病院中心静脈カテーテル挿入マニュアル．(http://www.med.nagoya-u.ac.jp/
　anesth/assorted/home.html)
・FCCS 運営員会，CCPAT Network(監修)：FCCS プロバイダーマニュアル第 2 版：
　5-13〜5-15，メディカル・サイエンス・インターナショナル，2013
・飯野靖彦(編)：レジデントノート増刊　輸液療法パーフェクト，Vol 11，pp 123-127，
　羊土社，2009

(本田　明)

II

各科合併症の治療・管理

1. 全身疾患合併症　80
2. 消化器疾患合併症　113
3. 呼吸器疾患合併症　135
4. 循環器疾患合併症　152
5. 脳神経疾患合併症　171
6. 内分泌・代謝疾患合併症　192
7. 腎・泌尿器疾患合併症　216
8. 外傷・整形外科疾患合併症　232
9. 産婦人科疾患合併症　244
10. 皮膚・形成外科疾患合併症　263
11. 緩和ケア　277

全身疾患合併症

POINT

- **精神疾患患者では心停止がまれでない**：予期しない心停止ではあわてるのが自然であるが，あわてながらもBLSをまず行い，胸骨圧迫を行いながら次の方策を考える．頸動脈拍動の触知がはっきりせず迷った場合は胸骨圧迫を開始してよい．
- **ショックの際の些細な患者の変化を見逃さない**：体調の不具合を訴えにくい精神疾患患者は，重篤な身体変化（顔色，冷汗，尿・便失禁，反応の低下など）を医療スタッフも見逃しやすい．おかしいと思ったらすぐにバイタルサインをチェックすることが重要である．
- **発熱に安易に解熱薬を使用しない，安易に抗菌薬を使用しない**：発熱の原因同定，治療方針が確定していない段階でむやみに解熱薬を使用しない．見かけ上，解熱しても何の解決にもならない．また少なくとも微熱，鼻汁，くしゃみといった典型的な感冒症状に対して抗菌薬は使用しない．
- **患者に原因不明の具合の悪さがある場合は電解質も検査する**：摂食障害，アルコール依存，高齢認知症，多飲水，昏迷患者は電解質異常をきたしやすい．抗精神病薬やリチウム服用患者は薬剤性の電解質異常（SIADHや腎性尿崩症を含む）にも注意する．
- **訴えの乏しい精神疾患患者は貧血を見落としやすい**：貧血に伴う倦怠感，動悸，労作時呼吸困難や，消化管出血に伴う下血などの症状を訴えない患者は重度の貧血を見落とすことがある．
- **敗血症からDICを起こしやすい**：精神疾患患者のなかには敗血症を起こしても重症感のない患者がいるため，発見の遅れから診察時にはDICを起こしていることがある．また身体的に予備能が低い摂食障害患者は，感染を起こすと早い段階でDICに至る．

1 心停止

精神科領域で考えられる心停止原因として，向精神薬による不整脈，悪性症候群，横紋筋融解症，舌根沈下，呼吸抑制，身体拘束による肺塞栓症，誤嚥による窒息，自殺，ECT後などが挙げられる．心停止にかかわらず意識のない患者などを発見した場合，まずBLS（basic life support）を行う．応援が来る過程でACLS（advanced cardiovascular life support)に移行していく.

a BLS

(1) 患者に反応がない場合

⇒ 応援を要請，AED もしくは除細動器（心電図モニターがない
か，波形が判断できない場合は AED モードにする）を持って
きてもらう.

(2) 呼吸と脈拍(成人の場合頸動脈)を同時に 10 秒以内で確認

⇒ 呼吸をしていないか喘ぐような死戦期呼吸で，脈拍触知がな
いときは CPR(cardio pulmonary resuscitation)を行う. 脈拍
触知するか判断が難しい場合も CPR を始めてよい.

（呼吸がなく，脈拍は触知する場合は 5～6 秒ごとに 1 回の換
気で人工呼吸を行う）

（呼吸が正常で，脈拍も触知する場合は注意深く観察を行って
いく）

(3) CPR を行う

⇒ 胸骨圧迫 30 回，人工呼吸 2 回で開始する. AED や除細動器
が到着したらすぐに使用していく.

（胸骨圧迫は，胸骨の下半分を 5 cm 以上 6 cm 未満の深さで圧
迫する. 圧迫したら胸骨が元の位置に上がるまで解除するこ
とを繰り返す. 100～120 回/分のペースで行い，10 秒以上の
中断をしないよう気をつける.）

（人工呼吸は 1 回につき 1 秒かけて行う. 換気の際は胸壁が少
し上がる程度でよい. 挿管など器具により気道が確保された
後は胸骨圧迫のペースと関係なく 6 秒に 1 回換気する.）

b ACLS

1) 心肺停止時の重要な 4 つの心電図波形

- VF(ventricular fibrillation，心室細動)：振幅も幅もそれぞれ不規
則ででたらめな波形(図 1).
- pulseless VT(pulseless ventricular tachycardia，無脈性心室頻
拍)：QRS 幅の広い持続性の心室性頻拍のうち脈拍触知ができな
いもの(図 2).
- asystole(心静止)：いわゆるフラットな波形.
- PEA(pulseless electrical activity，無脈性電気活動)：VF や VT
以外でモニター上は何らかの波形があるが，脈拍触知ができない

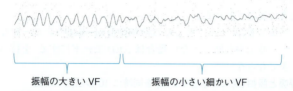

振幅の大きい VF　　振幅の小さい細かい VF

図1　心室細動(VF)
振幅の比較的大きい VF から振幅の小さい細かい VF に移行しているところ．振幅の大きい VF は心室頻拍(VT)にも見えることがあるが，脈がなければどちらも治療は同じである．

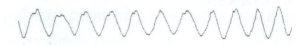

図2　心室頻拍
幅の広い QRS 波が連続している．

もの．心停止だが正常の QRS 波形がでる場合もある．

2) 方法

(1) CPR を継続

⇒ BLS から CPR を行いながら酸素を投与し，心電図モニターや除細動器を準備する．不慣れで心電図波形の判断がつかない場合は，AED か除細動器の AED モードを使用する．ただしその場合，AED の波形解析は時間がかかるので CPR 中断がやや長くなる．

(2) 心電図モニターを確認し，除細動の適応か判断する

- VF と pulseless VT の場合(除細動の適応)

  ⇒ 除細動のための電気ショックを行う．
  〔二相性除細動器の場合，製造業者による推奨エネルギー値がエネルギー設定ダイヤル付近に記載してあることが多い(通常 120〜200 J)．不明な場合は最大エネルギー値に設定する〕
  (単相性除細動器の場合は 360 J に設定する)

  ⇒ 除細動のための電気ショック後 CPR を 2 分間継続し，再び除

細動の適応か判断を繰り返す．同時に静脈路を確保し，気管挿管を行う(挿管に不慣れな場合はマスク換気のみでよい)．

除細動の適応でない場合で，心リズムが規則正しく狭い場合は頸動脈触知し，脈拍触知しない場合は引き続き CPR を継続する．

⇒2回目の電気ショックの後にボスミン®(アドレナリン，1 mg/mL/A)注 1 mg を 3~5 分ごとに投与する．

⇒3回目の電気ショック後にアンカロン®(アミオダロン，150 mL/3 mL/A)注 300 mg を投与してよい．3~5 分後に 2 回目のアミオダロン 150 mg を追加してもよい．

精神科病院などでアミオダロンの在庫がない場合はキシロカイン®(リドカイン，100 mg/5 mL/A)注 1~1.5 mg/kg を投与してもよい．5~10 分ごとに 0.5~0.75 mg/kg 追加できるがリドカイン投与は最大 3 回までもしくは 3 mg/kg まで．

• asystole と PEA の場合(除細動の適応でない)

⇒CPR を 2 分間継続し，2 分ごとに電気ショックの適応がないか確認を繰り返す．同時に静脈路を確保しボスミン®(アドレナリン)注 1 mg を 3~5 分ごとに投与する．気管挿管を行う(挿管に不慣れな場合はマスク換気のみでよい)．

電気ショックの適応でない場合で，心リズムが規則正しく狭い場合は頸動脈触知し，脈拍触知しない場合は引き続き CPR を継続する．

(3) 心停止の治療可能な原因を鑑別する

• 5H5T で鑑別

Hypovolemia：循環血液不足

Hypoxia：低酸素

Hydrogen ion：アシドーシス

Hyper/Hypokalemia：高 K/低 K

Hypothermia：低体温

Tension pneumothorax：緊張性気胸

Tamponade cardiac：心タンポナーデ

Toxins：中毒

Thrombosis coronary：急性心筋梗塞

Thrombosis pulmonary：急性肺塞栓症

c アドレナリンと抗精神病薬の併用について　ボスミン®(アドレナリン)はほぼすべての抗精神病薬で併用禁忌になっている．抗精神病薬の α 遮断作用によってアドレナリンの β 刺激作用が優位になり低血圧をきたすため，とされている．よって抗精神病薬投与中の患者の心肺停止に関してはいくつかの選択肢が考えられる．

(1)**アドレナリンを使用する**：おそらく実際は多くの医療機関で行われている方法と思われる．他に代替薬がない状況であれば緊急時でもあり使用も検討される．ただし法的な問題に発展した場合に免責される保証が現在のところない．

(2)**バソプレシンを使用する**：ピトレシン®(バソプレシン)は同効薬で作用機序が異なるため代替薬になりうる．心肺停止への使用に保険適用にはなっていないが，審査によって認められる場合がある．冷所保存など保管場所に限りがあるため常温で救急カートには常備できない．薬価がアドレナリンより高い．使用する場合はアドレナリンの代わりに1回のみ使用し，アドレナリンのように複数回は投与しない．

> **処方例**
> ピトレシン®(バソプレシン)　40単位を1回のみ静注

(3)**アドレナリンを使用しない**：アドレナリンは心拍再開率を若干上昇させるが，神経予後の改善および生存退院率を改善することに関しては明確なエビデンスはない．よってアドレナリンを使用しない心肺蘇生法は必ずしも問題があるわけではない．

2 ショック

　ショックは急性の循環不全により重要臓器の機能維持に必要な血液循環が得られず，重要臓器の機能異常を起こす症候群である．自施設で対応できない場合は直ちに高次医療機関に搬送する．精神科領域では敗血症によるショックが比較的頻度が高いが，自殺企図による出血性のショックや，心筋梗塞や心不全などの症状を訴えないために生じてしまう心原生ショックなど，発生の過程に精神症状が影響を及ぼしていることもある．またショック症状そのものも，表出に乏しい患者の場合は見逃すことが多い．降圧薬として β 遮断薬を服薬している場合，頻脈にならずに血圧が低下する．

a 症状　血圧低下，頻脈(神経原性ショックは徐脈をきたすことがある)，乏尿，四肢冷感(ただしアナフィラキシーショックや敗血症

性ショックは四肢が温かいことがある），冷汗など

b 初期検査/初期治療

1) 呼吸管理　末梢の循環不全のため全例に酸素を投与する．意識障害があれば気道を確保する．気管挿管の適応（確実な気道確保の必要性，人工呼吸器管理の必要性など）があれば気管挿管を行い，人工呼吸器管理の必要性（酸素化の改善，換気の改善など）があれば人工呼吸器に接続する．

2) 循環管理　急速輸液の可能性と循環作動薬を投与する可能性を考慮し，静脈路をできるだけ2本以上確保する．初期輸液はラクトリンゲルM，ヴィーン®Fなど細胞外液でよい．心原性ショックだとしても肺うっ血がない限り，相対的に循環血液量が減少しているため初期輸液は細胞外液でよく，病態が判明した時点で他の適切な輸液に切り替えればよい．特に敗血症性ショックでは平均動脈圧の目標を65 mmHg以上とするが，他のショックでもそれに準じる．

平均動脈圧＝拡張期血圧＋（収縮期血圧−拡張期血圧）/3

c 精神身体管理

1) 血液分布異常性ショック　末梢血管の拡張などにより血圧低下をきたす．敗血症性，アナフィラキシー，神経原性がある．

a) 敗血症性ショック

A　症状　発熱（低体温もある），皮膚湿潤，頻脈など

敗血症の診断

【quick SOFA score】

　外来や一般病棟であれば感染症を疑い quick・SOFA（qSOFA）score で①呼吸数22回/分以上②意識状態の変化（GCS<15）③収縮期血圧100 mmHg以下，のうち2項目以上のときに敗血症を疑い ICU での管理を検討する．

　設備のない精神科病院であれば qSOFA により疑った時点で転院などを検討する．

【SOFA score】

　ICU などでは SOFA（Sequential Organ Failure Assessment）score がベースラインから2点以上の増加があった場合に敗血症と診断する．

《呼吸器》PaO_2/FiO_2（P/F比：動脈血ガス分析で得られる PaO_2 を吸入酸素濃度で割る）

400 以上　0 点

400 未満　1 点

300 未満　2 点

200 未満かつ人工呼吸　3 点

100 未満かつ人工呼吸　4 点

《凝固能》血小板数(μL)

15 万以上　0 点

15 万未満　1 点

10 万未満　2 点

5 万未満　3 点

2 万未満　4 点

《肝臓》ビリルビン値(mg/dL)

1.2 未満　0 点

1.2〜1.9　1 点

2.0〜5.9　2 点

6.0〜11.9　3 点

12.0 以上　4 点

《循環器》MAP(平均動脈圧)＝(収縮期血圧－拡張期血圧)/3＋拡張期血圧

MAP 70 以上　0 点

MAP 70 未満　1 点

ドパミン 5 μg/kg/分未満または投与量にかかわらずドブタミンの使用　2 点

ドパミン 5〜15 μg/kg/分またはノルアドレナリン 0.1 μg/kg/分以下またはアドレナリン 0.1 μg/kg/分以下　3 点

ドパミン＞15 μg/kg/分またはノルアドレナリン＞0.1 μg/kg/分またはアドレナリン＞0.1 μg/kg/分　4 点

《中枢神経》GCS(Glasgow Coma Scale)

GCS 15　　　0 点

GCS 13〜14　1 点

GCS 10〜12　2 点

GCS 6〜9　　3 点

GCS 6 未満　4 点

《腎》クレアチニン，尿量

Cr 1.2 未満　0 点

Cr 1.2～1.9　1 点

Cr 2.0～3.4　2 点

Cr 3.5～4.9 または尿量 500 mL/日未満　3 点

Cr 5.0 以上または尿量 200 mL/日未満　4 点

敗血症性ショックの診断

　敗血症があり，十分な輸液負荷にもかかわらず下記 2 点をみたすときである．ただし乳酸値の測定は精神科病院では困難であることが多いので①を満たした時点で強く疑ったほうが無難である．

　①平均動脈圧 65 mmHg の維持に循環作動薬が必要

　　MAP（平均動脈圧）＝（収縮期血圧－拡張期血圧）/3＋拡張期血圧

　②血清乳酸値＞2 mmol/L（18 mg/dL）

B　初期治療

- 細胞外液の急速点滴輸液（最初の 1 時間で 30 mL/kg 以上，循環動態が安定したら絞る）
- カテコールアミン使用，ノルアドレナリンを開始する．

処方例　体重 50 kg の場合.

ノルアドレナリン®（ノルアドレナリン，1 mg/A）　3 mg＋生食 100 mL，5～20 mL/時

- 起因菌が判明するまで広範囲スペクトルの抗菌薬（カルバペネム系など）を投与.

処方例

メロペン®（メロペネム）　1 g＋生食 100 mL　1 日 2 回点滴（バルプロ酸と併用禁忌）

- 初期輸液とカテコールアミンに反応しないショックの場合ステロイドを使用してもよい.

処方例

1) ソル・コーテフ®注（ヒドロコルチゾン，100 mg/V）　100 mg＋生食 100 mL を 1 時間で点滴.
　その後はソル・コーテフ® 200 mg を 24 時間で点滴，7 日以内に漸減して終了する.

- 感染巣の外科的処置で改善する場合もあり，その場合は各専門医にコンサルトする.

b) アナフィラキシーショック　アレルゲンの体内への取り込みに

より，全身性の過剰なアレルギー症状を引き起こす病態である．食物，医薬品，ハチなどで起こりやすい．

A　症状　皮膚発赤，じんま疹，喘鳴，呼吸困難など

B　初期治療
• 細胞外液の急速点滴輸液
• カテコールアミン使用

処方例　下記のいずれか，症状改善まで15〜20分ごとに投与．

1）ボスミン®（アドレナリン）　0.2〜0.5 mg　筋注
2）ボスミン®（アドレナリン）　1 mg を生食9 mL に加えて，そのうち1 mL（0.1 mg）を5分かけて静注．
（抗精神病薬などの内服患者でアドレナリンが禁忌，もしくはβ遮断薬服用患者でアドレナリンに反応しない場合はグルカゴン1 mg 筋注もしくは9 mL 生食に加えて10 mL を2分かけて静注を検討．改善まで5分ごとに投与）

• H_1遮断薬使用

処方例　下記のいずれかを用いる．

1）ジフェンヒドラミン塩酸塩®（ジフェンヒドラミン）　30 mg　皮下注，筋注
2）ポララミン®（クロルフェニラミン[d体]）　5 mg　静注

• H_2遮断薬使用

処方例　下記のいずれかを用いる．

1）ザンタック®（ラニチジン）　50 mg　静注
2）ガスター®（ファモチジン）　20 mg　静注

• ステロイド投与
24時間以内に再発することがあるため予防にステロイドを投与する．

処方例　下記のいずれかを用いる．

1）ハイドロコートン®（ヒドロコルチゾン）またはソル・コーテフ®（ヒドロコルチゾン）　200 mg　6時間ごと静注
2）ソル・メドロール®（メチルプレドニゾロン）　125 mg　6時間ごと静注

c）神経原性ショック　循環調節をつかさどる神経系の障害による．脊髄損傷，脳血管障害，頭部外傷，心理ストレスなどで起こる．

A　症状　徐脈，失神など．脊髄損傷ではさらに対麻痺，持続勃

起，知覚異常なども見られる．

B 初期治療

- 細胞外液の急速点滴輸液
- カテコールアミン使用

処方例 体重 50 kg の場合．

ノルアドレナリン®（ノルアドレナリン，1 mg/A）　3 mg＋生食 100 mL，5〜20 mL/時

- 徐脈がある場合

処方例

硫酸アトロピン®（アトロピン）　0.25〜0.5 mg　静注

2) 循環血液量減少性ショック　脱水や出血などで起こる．循環血液量が減少した結果，静脈還流が減少し心拍出量が低下して血圧が下がる．

A 症状　蒼白，冷汗，頻脈，出血など

B 初期治療

- 細胞外液の急速点滴輸液
- 出血によるショックの場合，直ちに血液型，クロスマッチ採血を行い，2,000〜3,000 mL の細胞外液の輸液で血圧が安定しないときは赤血球濃厚液（RCC，通称 MAP）4〜10 単位，新鮮凍結血漿（FFP）4〜10 単位をオーダーする（必要に応じて血小板濃厚液を 10 単位オーダー）．
- アルブミン®点滴（5% アルブミン 250 mL　2〜3 本），輸血を行う．三方活栓から 50 mL シリンジで輸液・輸血をバッグから吸い出して末梢静脈に送り込む"ポンピング"を行ってもよい．
- 体表面より活動性の出血があれば，出血部位を圧迫止血する．
- 体内や消化管の出血であれば緊急内視鏡，動脈塞栓術，手術の必要があり各専門医に依頼を行う．
- 血管内は脱水となっているため，十分な血管内液補充なしに血管収縮作用のあるカテコールアミンは使用しない（重要臓器の虚血を助長する）．

3) 心原性ショック　心筋梗塞，不整脈，左心不全，右心不全など心ポンプ機能の低下によって起こる．

A 症状　蒼白，冷汗，不整脈，胸痛など

B 初期治療

90 　Ⅱ 各科合併症の治療・管理

- 原因（心筋梗塞，不整脈など）や病態によって専門的治療が必要なので，速やかに専門医にコンサルトする．基本的には Swan-Ganz カテーテルの情報より得られた Forrester 分類に従って治療を行うが，施行できる施設は限られている．このため精神科病院では患者の身体所見から分類する Stevenson/Nohria 分類が有用である（表1）．他に心不全超急性期の治療戦略として Clinical Scenario という分類もある（表2）．心原性ショックは Forrester 分類で4類，Stevenson/Nohria 分類で wet-cold，Clinical Scenario で CS3 におおむね該当する．

- 一般的に心不全の初期輸液は容量負荷を避けるため，5% ブドウ糖もしくは細胞外液をラインキープ程度の速度で行うが，心原性ショックでは相対的な容量減少を伴い，左室充満圧が低下することから急速輸液が必要なことが多い．このため著しい肺うっ血などの所見がない心原性ショックの初期輸液では，細胞外液を200〜500 mL ほど全開で輸液を行い，その後の輸液速度は上記の分類や胸部 X 線，心エコー検査などで決定する．

- 専門医のコンサルトに時間がかかるようならドパミンかドブタミンもしくは両者を開始する．それでも血圧が維持できない場合はノルアドレナリンを追加する．

処方例 体重 50 kg の場合，下記のいずれかを用いる．

1）ドブトレックス®（ドブタミン）　300 mg＋5% ブドウ糖 85 mL

表1　Stevenson/Nohria 分類

		うっ血所見	
		なし	あり
低灌流所見	なし	dry‐warm	wet‐warm
			血管拡張薬・利尿薬
	あり	dry‐cold	wet‐cold
		輸液・強心薬	強心薬，IABP，PCPS（血管拡張薬・利尿薬）

低灌流所見：脈圧低下（収縮期血圧の 25% 未満），四肢の冷汗，傾眠傾向，尿量減少など
うっ血所見：起坐呼吸，頸静脈怒張，浮腫，腹水，肝頸静脈逆流[注]など
　注）45°起坐位で腹部を手掌でゆっくり1分間圧迫．頸静脈の怒張，拍動が増強すれば肝頸静脈逆流現象が陽性となる．

1 全身疾患合併症　91

表2　Clinical Scenario(CS)による急性心不全超急性期の管理

CS1	CS2	CS3	CS4	CS5
収縮期血圧 >140 mmHg	収縮期血圧 100～140 mmHg	収縮期血圧 <100 mmHg	急性冠症候群	右心不全
特徴				
急激な発症 びまん性肺水腫 軽度全身浮腫 急性の充満圧上昇 左室駆出率は保持されていることが多い	徐々に発症, 体重増加 全身性浮腫 肺水腫は軽度 慢性の充満圧, 静脈圧, 肺動脈圧上昇 腎障害, 肝障害, 貧血, 低アルブミン	急激または徐々に発症 低灌流 軽度の全身浮腫, 肺水腫 充満圧上昇 低灌流または心原性ショックがある場合とない場合がある	急性心不全の症状, 徴候 急性冠症候群の診断	急激または緩徐な発症 肺水腫はない 右室機能不全 全身性の静脈うっ血所見
治療				
NPPVと硝酸薬	NPPVと硝酸薬 慢性に全身の体液貯留が認められたら利尿薬	体液貯留がなければ容量負荷 強心薬 改善しない場合肺動脈カテーテル 収縮期血圧<100 mmHg および低灌流が持続する場合血管収縮薬	NPPV 硝酸薬 心臓カテーテル アスピリン, ヘパリン, 再灌流療法 大動脈内バルーンパンピング	容量負荷避ける 収縮期血圧>90 mmHg および慢性の全身体液貯留があれば利尿薬 収縮期血圧<90 mmHgで強心薬 収縮期血圧>100 mmHg に改善しなければ血管収縮薬

〔Mebazaa A, Gheorghiade M, Piña IL, et al：Practical recommendations for prehospital and early in-hospital management of patients presenting with acute heart failure syndromes. Crit Care Med 36(Suppl 1)：S129-139, 2008〕

　　1～20 mL/時
　　（上記無効の場合, 以下追加）
　2）ノルアドレナリン®(ノルアドレナリン)　3A＋生食100 mL,
　　5～20 mL/時

- 心原性肺水腫に対しては血圧が安定したら, ラシックス®(フロセミド)20 mg 静注を尿量が確保できるまで行う. またミリスロール®(ニトログリセリン), ニトロール®(イソソルビド), シグマート®(ニコランジル), ハンプ®(カルペリチド)などを追加

92 　Ⅱ 各科合併症の治療・管理

する.

4) 閉塞性ショック　心タンポナーデ, 緊張性気胸, 肺塞栓症により起こる.

A　症状

- 心タンポナーデ(胸痛, 奇脈, 頸静脈怒張, エコー上心囊液貯留など)
- 緊張性気胸(胸痛, 呼吸音左右差, 頸静脈怒張, 胸郭運動左右差, 皮下気腫など)
- 肺塞栓(胸痛, 呼吸困難, 血痰, 咳嗽など)

B　初期治療

- 心タンポナーデ(心囊穿刺, 循環器内科, 心臓血管外科コンサルト)
- 緊張性気胸(第2・第3肋間鎖骨中線に18G以上の留置針を穿刺し脱気した後, 第4肋間腋窩中線にトロッカー挿入)
- 肺塞栓(カテコールアミンでの昇圧, ヘパリン5,000単位静注, 循環器科, 心臓血管外科, 呼吸器外科コンサルト)

3 発熱

　発熱は必ず, 入院中のいずれかの患者に発生する現象である. 発熱に対して単純に解熱薬を使用してお茶を濁してはいけない. できる限りの原因検索を必ず行う. 精神科入院中の患者の中には疼痛の訴えに乏しいこともある. 特に腹膜炎で腹痛を訴えないこともあるので, 腹部所見も必ず取る.

a 初期検査/初期治療

1) 熱源の検索　頻度の高い感染症を中心に鑑別していくが, 精神科領域では向精神薬による悪性症候群, セロトニン症候群, アルコール・薬物離脱症状, 緊張病などによる発熱も念頭に置かなくてはならない. 他に腫瘍, 膠原病, 薬剤熱, 中枢神経疾患, 内分泌疾患, 心筋梗塞, 肺塞栓, 熱中症がある. まれに虚偽性障害, 詐病による発熱が見られる.

2) 病歴　原因不明の発熱でまれに感染性心内膜炎のことがあり, これは人工弁の患者, 最近の歯科や外科処置を行った患者など病歴で疑っていく必要がある. 麻疹は最初の発熱の数日後に一度解熱し, さらに数日後に皮疹を伴う発熱が見られるという特徴的な経過を示す.

1 全身疾患合併症　　93

3）身体所見　咽頭痛・鼻汁がないか（上気道炎），扁桃腫脹がないか（上気道炎，扁桃炎など），咳・痰・呼吸数増加，肺雑音などの呼吸器症状がないか（肺炎，気管支炎など），心雑音・眼瞼結膜や四肢の点状出血がないか（感染性心内膜炎など），腹痛がないか（腸炎，腹膜炎，胆嚢炎など），腰背部痛がないか（化膿性脊椎炎など），排尿時違和感や排尿時痛がないか（前立腺炎など），筋強剛がないか（悪性症候群など），筋肉痛がないか（横紋筋融解症，深部静脈血栓症など），頭痛・jolt accentuation（精神身体診察の項目参照）・項部硬直がないか（脳炎，髄膜炎），皮膚や関節に熱感や腫脹がないか（蜂窩織炎，関節炎，痛風，膠原病など），皮疹や口腔粘膜のびらんがないか（薬疹，ウイルス感染など），リンパ節腫脹がないか（感染，腫瘍など），頸部腫脹や眼球突出がないか（甲状腺機能亢進症など），四肢体幹の皮膚に潰瘍がないか（褥瘡など）．

4）検査

a）迅速検査　インフルエンザ抗原（鼻腔ぬぐい液），マイコプラズマ抗原（咽頭ぬぐい液），A群溶連菌抗原（咽頭・扁桃ぬぐい液），肺炎球菌抗原（尿），レジオネラ抗原（尿），ノロウイルス（便），CD（*Clostridium difficile*）トキシン（便）など

b）血液・生化学検査　血算・血液像，肝機能，腎機能，アミラーゼ，CPK，CRP，血液ガスなどを測定，スクリーニングしていく．必要であればプロカルシトニン，β-D グルカン，レジオネラ抗体，マイコプラズマ抗体，リウマチ因子・抗 CCP 抗体，抗核抗体などを追加する．

　造血器悪性疾患の初期はわかりにくい，血算で多系統の血球の減少がないか，芽球が出現していないかなどを見て白血病や骨髄異形成症候群などを疑っていく．生化学検査で総蛋白が高めでアルブミンが逆に低め，尿蛋白が陽性であれば多発性骨髄腫なども鑑別に挙げる．

c）尿検査　尿沈渣により膿尿，血尿を調べる．

d）画像検査　胸部単純 X 線，胸部・腹部 CT，腹部エコーで感染源，腫瘍性病変などを必要に応じて検索する．潰瘍性大腸炎や Crohn 病は消化管内視鏡で診断されることが多い．感染性心内膜炎は心エコーで診断するが，場合によっては経胸壁ではなく経食道心エコーでないと診断がつかない．肝膿瘍などは CT やエコーなど

画像検査でないと見落とされやすい.

e) 培養　痰,尿,血液,滲出液の鏡検・培養などで感染を疑った場合,起因菌を特定する(感染フォーカスが不明の場合は血液培養を必ず行う).

　結核を疑う場合は喀痰や胃液の抗酸菌染色,PCR などを行う.

f) 検便　抗菌薬投与中の発熱,下痢には便中の CD トキシンをチェックし,陰性の場合でも強く疑う場合は培養も行う.

　発熱(ないこともある)・腹痛・下痢の患者で肛門性交の経験のある者はアメーバ赤痢,ジアルジア症(ランブル便毛虫)など寄生虫の便中虫体(虫卵)を検索する.

b 精神身体管理

1) 安易に解熱薬は使用しない　発熱は生体防御機能としての正常な反応であるため,安易な解熱は免疫機能を低下させる可能性がある.また解熱により熱型がわからなくなり,病態が改善しているのか変わらないのか判断できない.特に感染症治療の場合,抗菌薬などの治療効果の判定ができない.使用する場合でも 39℃以上の場合のみ投与,などと使用を制限する.ただし熱中症や悪性症候群,頭蓋内病変などによる体温調節機構の破綻による高熱は積極的に冷却する.その場合でも解熱薬は無効であることが多いので,体表冷却,冷水胃洗浄・膀胱洗浄などを行う.緩和ケアでは熱の原因にかかわらず,患者が望む限りある程度積極的に解熱薬を使用してもよい.

2) 安易に感冒の診断をしない　精神科医にありがちなのは,原因がわからない場合の発熱を「感冒」と診断して PL® を処方することである.感冒は鼻汁,咽頭痛などの上気道症状がない限り原則診断してはいけない.

3) 安易に抗菌薬を使用しない　発熱のみの症状でいろいろ検索しても原因不明の場合,少なくとも全身状態が安定している若年患者で微熱程度であれば経過を見てもよい.逆に高齢者の原因不明の高熱で呼吸数や脈拍が増加し,好中球分画が上昇,CRP も高値な場合は何らかの細菌性感染を疑うので,血液培養を2セット以上採取したのち抗菌薬を使用してもよい.

4) せん妄への対応　高熱の場合せん妄を起こしやすく,せん妄の興奮により身体症状が悪化するといった悪循環を起こしやすいので

1 全身疾患合併症 95

注意する．強い興奮を伴うせん妄は速やかに鎮静させないといけないが，高熱で全身状態不良なときの抗精神病薬投与は悪性症候群を誘発しやすいので，そのような状況のせん妄は非定型抗精神病薬や抗うつ薬を考慮する．ただし，それらの薬剤でもリスクはゼロではなく悪性症候群を起こしうる．

4 電解質異常

精神疾患患者で全身状態が悪い患者，輸液管理中の患者，なんだかよくわからないが食欲が落ちたり具合の悪そうな患者などに電解質異常が発見されることがある．電解質異常は下記の対症療法とともに原因診断をしていかないといけない．特に緊急を要する電解質異常は不整脈を誘発する高カリウム血症と低カリウム血症である（心電図モニタリングを行う）．

- 1日維持電解質量（厳密でなくおよその目安）
  - Na：60〜75 mEq/日（1 mEq/kg/日）
  - K：30〜40 mEq/日（0.5 mEq/kg/日）
  - P：6〜10 mmol/日，200〜300 mg/日（5 mg/kg/日）
  - Mg：10〜20 mEq/日
  - Ca：10〜20 mEq/日
- mEq（mmol）⇔ mg・g 換算
  - Na：1 mEq＝23 mg，1 g＝43.5 mEq
  - NaCl（食塩）：1 mEq＝58.5 mg，1 g＝17.1 mEq
  - K：1 mEq＝39 mg，1 g＝25.6 mEq
  - KCL：1 mEq＝74.5 mg，1 g＝13.4 mEq
  - Cl：1 mEq＝35.5 mg，1 g＝28.2 mEq
  - P：1 mmol＝31 mg，1 g＝32.2 mmol
  - Mg：1 mEq＝12 mg，1 g＝83.3 mEq
  - Ca：1 mEq＝20 mg，1 g＝50 mEq

a 高カリウム血症　心電図異常がある場合は緊急性が高いことが多く，早期に補正を行う．

1）症状　K≧5 mEq/L，心電図異常（T波増高，QRS延長，PQ延長，P波消失，心室細動）

2）治療　下記のいずれかもしくは組み合わせ

処方例　軽度で心電図異常がない場合．

カリメート®（ポリスチレンスルホン酸カルシウム）　1回5〜10 g

> **1日3回**

> **処方例** 心電図異常がある場合，いずれかもしくは併用.

1) カルチコール® 8.5% 注（グルコン酸カルシウム）　10 mL　5分
   かけて静注
   作用発現数分，持続1〜2時間
2) ラシックス®（フロセミド）　20〜40 mg　静注
   作用発現30分，持続2〜3時間
3) 10%ブドウ糖500 mL＋ヒューマリンR 10単位　60分以上か
   けて
   作用発現30分，持続2〜4時間
4) カリメート® 30 g＋微温湯100 mL　注腸
   作用発現60分，持続4〜6時間

3) 血液透析　透析専門医にコンサルトする.

4) 原因検索　カリウムを含む輸液の過剰，カリウム保持性利尿薬（スピノロノラクトンなど），腎障害やまれに Addison 病で見られる.

　カリウムの摂取過剰か腎臓からの排泄低下かを鑑別する.

　カリウム部分排泄率（FEK%）＝〔(尿中カリウム濃度×血清クレアチニン濃度)/(血清カリウム濃度/尿中クレアチニン濃度)〕×100

　腎からのカリウム排泄機能が正常であれば尿中にカリウムを排泄するため FEK 20%以上になる. よって FEK 20%以上であれば高カリウムは腎臓以外の原因（過剰輸液，代謝性アシドーシス，横紋筋融解症など），20%未満であれば尿細管でのカリウム分泌障害（カリウム保持性利尿薬，ACE 阻害薬，腎障害，Addison 病など）を考える. ただし腎機能が悪い患者は FEK が上昇するのであてにならなくなる（およそ GFR が基準値の半分になると FEK は2倍になる）.

b 低カリウム血症　精神科領域では摂食障害やアルコール依存症，認知症高齢者などで低栄養の患者でしばしば発見される. 心電図異常があるかどうかで緊急性を判断する.

1) 症状　K≦3.5 mEq/L，心電図異常（U 波，T 波平低化・逆転，上室・心室性不整脈）

2）治療

処方例 軽度で経口内服できる場合，いずれかを用いる．

アスパラカリウム®（L アスパラギン酸カリウム 1.8 mEq/300 mg）
1 回 300〜900 mg　1 日 3 回
スローケー®（塩化カリウム，8 mEq/600 mg）　1 回 600〜1,200 mg　1 日 2 回

処方例 心電図異常がある場合，内服できない場合．

生食 500 mL＋アスパラカリウム® 注（10 mEq/10 mL/A）　20 mL
2〜5 時間で点滴静注
　静注は禁忌！！
　40 mEq/L 以下に希釈して使用
　投与速度は 1 時間 20 mEq 以内で行う

3）原因検索

精神科領域では摂食障害などの低栄養患者，下剤・利尿薬乱用者などで見られる．特に摂食障害患者はカリウムの摂取不足に加え，リフィーディング症候群でも低カリウムが起こりやすい．高血圧を合併している場合は原発性アルドステロン症なども鑑別する．

　カリウムの摂取不足か腎臓からの過剰排泄かを鑑別する．

　カリウム部分排泄率（FEK%）＝〔（尿中カリウム濃度×血清クレアチニン濃度）/（血清カリウム濃度/尿中クレアチニン濃度）〕×100

　FEK 10% 以下であればカリウムの摂取不足（低栄養，下痢，輸液など）または細胞内へのカリウム移動（リフィーディング症候群，インスリン，代謝性アルカローシスなど）を考える．FEK 10% 以上であれば腎臓でのカリウム過剰排泄（利尿薬，アルドステロン症など）を考える．腎機能が悪い患者は FEK が上昇するので不正確になる．

C 高ナトリウム血症

高ナトリウム血症の頻度は低ナトリウム血症と比べると低いのであるが，精神科で「病的多飲水」と診断されている患者の中には高ナトリウムによる口渇によって飲水行動をとり，結果として自己治療している患者が紛れている可能性がある．そのような患者が保護室で水制限を行われたり，身体疾患により点滴管理（標準的な輸液量）となったりした場合に高ナトリウムが顕性化するのである．

1）症状

Na≧145 mEq/L，倦怠感，意識障害，けいれん，口渇，

過飲水

2) 治療　急激な補正は脳浮腫を引き起こすため，補正速度は1～1.5 mEq/L/時以下，急性の高ナトリウム血症でなければ，2～3日かけて補正を行うほうが安全である．

> **処方例**　脱水の場合(飲水不足，腎性尿崩症，高血糖，発熱・発汗，嘔吐・下痢など).

経口摂取可能であれば水分補給
意識障害などで経口摂取ができない場合，5% ブドウ糖 500 mL を点滴静注，その後ナトリウムの値をみながら5% ブドウ糖液をベースにナトリウムやカリウムなどの電解質を混注したものなどに変更していく
下痢などで脱水が著しい場合は生食 500 mL 1～2 時間で点滴，その後 5% ブドウ糖をベースにナトリウム，カリウムなど電解質を混注し採血で監視しながら補正

> **処方例**　脱水がなくナトリウム過剰の場合(ナトリウム輸液過剰，原発性アルドステロン症，Cushing 症候群など).

5% ブドウ糖 500 mL＋ラシックス®(フロセミド)　20 mg　点滴
低カリウム血症に注意

3) 原因検索　水分(自由水)の喪失によるものかナトリウム過剰かの2つを大雑把に鑑別する．高濃度食塩水や重炭酸ナトリウム(メイロン® など)の過剰投与がなければ，通常は前者の水分の喪失である(まれに原発性アルドステロン症やCushing 症候群でもナトリウム過剰は起こる)．水分の喪失の場合は多量発汗，嘔吐，下痢，発熱，多尿がないかまず確認する．尿量減少があり，尿浸透圧が高ければ(800 mOsm/kg 以上)発汗多量，嘔吐，下痢など腎外性の水分喪失となる．尿量減少がなく尿浸透圧が少なくとも正常以上(通常 300 mOsm/kg 以上)であれば水分喪失の原因は利尿薬や浸透圧利尿(高血糖，高カロリー輸液，マンニトールなど)を考える．尿浸透圧が血漿浸透圧より低い場合(通常尿浸透圧 300 mOsm/kg 未満になる)は中枢性か腎性の尿崩症を考える．中枢性尿崩症か腎性尿崩症かの鑑別はバソプレシン負荷試験(ピトレシン® 皮下注)で尿量が減少し，尿浸透圧が上昇すれば中枢性と診断．精神科領域ではリチウムによる腎性尿崩症に注意する．

　血漿や尿中浸透圧が自施設で直ちに測定できない精神科病院であ

れば，外注検査の結果報告が届くまでは下記の推定値で代用する．

血漿浸透圧 ≒ 2×Na + 血糖値/18 + BUN/2.8

尿浸透圧と尿比重の相関

(尿比重 − 1) × 40,000[注] ≒ 尿浸透圧

尿比重 1.005 ≒ 尿浸透圧 200 mOsm/L

尿比重 1.010 ≒ 尿浸透圧 400 mOsm/L

尿比重 1.020 ≒ 尿浸透圧 800 mOsm/L

尿比重 1.030 ≒ 尿浸透圧 1,200 mOsm/L

(注：かなり大雑把な相関で文献により係数は 25,000〜40,000 とばらつきが見られ厳密なものではない)

d 低ナトリウム血症　精神疾患患者では病的多飲水や向精神薬による抗利尿ホルモン分泌異常症候群(SIADH)が比較的見られる．ソリタ T3 号など維持輸液の長期投与による医原性も多い．まれにカルバマゼピンにより起こる．

1) 症状　Na≦135 mEq/L，食欲不振，意識障害，けいれん

2) 治療　急激なナトリウム補正は中枢神経細胞の障害である浸透圧性脱髄症候群(osmotic demyelination syndrome：ODS)(橋中心髄鞘崩壊，図3)を引き起こし，意識障害，認知機能障害，けいれ

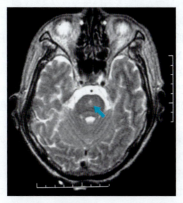

図3　橋中心髄鞘崩壊
橋の中心付近に MRI で T2 高信号の所見を認める．低ナトリウムなど浸透圧の急激な補正が原因の浸透圧性脱髄症候群によって起こる．

100 Ⅱ 各科合併症の治療・管理

んなどを起こす．この予防のため，補正速度は1～1.5 mEq/L/時以下，10 mEq/日以下とする．Na値を2～6時間ごとにチェックする．

処方例 軽度で水分摂取不足があれば生食点滴で経過を見る．

意識障害，けいれんなど緊急時
　3% 食塩水（＝生食 100 mL＋10% NaCl 30 mL 混注）　30 分で点滴
嘔吐，下痢などで著しい脱水を伴う場合
　生食 1,000～2,000 mL 点滴で脱水を補正した後
　3% 食塩水（＝生食 400 mL＋10% NaCl 120 mL 混注）　50～100 mL/時で点滴，症状改善で中止
SIADH，病的多飲水の場合
　軽症であればまず水制限を行う（15～20 mL/kg/日程度）．水制限だけで急速な改善が見られることも多い
　低ナトリウムが高度であれば
　3% 食塩水（＝生食 400 mL＋10% NaCl 120 mL 混注）　50～100 mL/時で点滴，症状改善で中止
　　＋ラシックス® 注　1 回 20～40 mg を 1 日 1～2 回静注
心不全，腎不全，肝硬変などの場合
　水制限とナトリウム制限を行いラシックス® 1 回 20～40 mg を 1 日 1～2 回静注

3）原因検索　低ナトリウムをみたらまず血漿浸透圧を測定（推定血漿浸透圧≒2×Na＋血糖値/18＋BUN/2.8）し，高い場合は高血糖やマンニトール投与，正常の場合は高中性脂肪血症を考える．これらの場合はそれぞれの治療を行えばよい．低ナトリウム血症は基本的に血漿浸透圧が低く，この場合は体内の水分量が過剰（浮腫，頸静脈怒張，胸水，腹水など）か，水分量が不足（嘔吐，下痢，皮膚乾燥，口腔内乾燥，頻脈，起立性低血圧，表在血管の虚脱など）か，水分量は正常の3つを考える．

　体内の水分が過剰な状態は心不全，腎不全，肝硬変などが挙げられ，心不全は比較的頻度が高い．胸部 X 線，心エコー，BNP，腎機能，肝機能など検査する．

　体内の水分が不足した状態は病歴や臨床症状より下痢，嘔吐，食事摂取不良，利尿薬使用，下剤使用などによる脱水を考える．尿中

Na 濃度が 20 mEq/L 以下の場合は嘔吐や下痢，術後・膵炎・イレウスなどによる水分の third space 移行を考える．尿中 Na 濃度が 20 mEq/L より大きい場合は利尿薬や塩類喪失性腎症などを考える．

体内の水分が正常かやや増加の場合は精神科領域では SIADH，病的多飲水，不適切な低張液輸液(5% ブドウ糖輸液，3 号輸液など)などでみられる．まれに副腎機能低下や甲状腺機能低下でもみられる．病的な多飲水は水分摂取行動と尿量の観察が重要である．病的多飲水や低張液過剰輸液では尿浸透圧が低いことが多い(しばしば 100 mOsm/L 以下)．

e 低リン血症　精神科領域では摂食障害・アルコール依存など低栄養状態の患者やリフィーディング症候群で見られる．低カリウム血症や低マグネシウム血症とセットで起こることが多い．

1) 症状　P(IP：無機リン)≦2.5 mg/dL，筋力低下，呼吸不全，知覚異常，意識障害，けいれん

2) 治療

> **処方例** 軽症で経口摂取可能な場合.
>
> ホスリボン® 配合顆粒(リンとして 100 mg/包)　1 回 5 包　1 日 2〜3 回
>
> 経口摂取が困難なとき
>
> リン酸 2 カリウム 20 mEq キット® 注(0.5 モル/20 mL/A)　20 mL＋生食 500 mL　点滴
>
> 　20 mL にリンが 10 mmol＝310 mg 含まれている
>
> 　カリウムが 20 mEq/20 mL 含まれている．点滴に混注し 20 mEq/時以下で投与
>
> 　マグネシウムイオンやカルシウムイオンと混注で沈殿するため配合注意

3) 原因検索　精神科領域ではリンの摂取不足が圧倒的に多い．このような場合は体重減少，低アルブミン血症，他の電解質異常，貧血などを伴っていることが多い．低栄養の患者に対する高カロリー投与で低リン血症をきたすことがある(リフィーディング症候群)．高カルシウム血症がある場合は原発性副甲状腺機能亢進症を鑑別に挙げ，血中 intactPTH が高値でないか確認する．ビタミン D 欠乏でも低リン血症が生じる．

102　Ⅱ 各科合併症の治療・管理

f 高マグネシウム血症　精神疾患患者は便秘症が多く，酸化マグネシウムを服用しているものも多い．酸化マグネシウムの高用量投与や，服用患者の腎機能が低下すると高マグネシウム血症をきたすことがある．

1) 症状　Mg≧2.4 mg/dL，脱力，失調，意識障害，不整脈，心電図異常（PR 延長，QRS 延長，QT 延長，P 波消失）

2) 治療

　処方例　下記のいずれかを用いる．

軽度であればマグネシウム製剤の中止で経過をみる
塩化カルシウム 2% 注（塩化カルシウム 400 mg/20 mL/A）　20〜40 mL を 5 分以上かけて静注
カルチコール® 8.5% 注（グルコン酸カルシウム 425 mg/5 mL/A）10 mL を 5 分かけて静注

血液透析については透析専門医にコンサルトする．

3) 原因検索　マグネシウム製剤の投与がないか，腎不全がないか，甲状腺機能低下症や副腎不全がないかを鑑別していく．

g 低マグネシウム血症　精神科領域では摂食障害・アルコール依存などの低栄養患者，ループ利尿薬乱用などで見られる．低カリウム血症や低リン血症と合併することが多い．

1) 症状　Mg≦1.6 mg/dL 振戦，線維束攣縮，眼振，けいれん，めまい，テタニー，意識障害，不整脈

2) 治療　低マグネシウム血症は QT 延長をきたし Torsade de pointes の原因となるため，特に QT 延長をきたす向精神薬投与患者は積極的に補正する．

　処方例

硫 酸 Mg® 1 mEq/mL 注（2.46 g/20 mL/A）　20 mL＋生 食 100 mL　1 時間で点滴
マグネシウムが 20 mEq/20 mL 含まれている
ラクテック®，ヴィーン F® などカルシウムを含む輸液との混注ではマグネシウムが中和されてしまうので注意
Torsade de pointes の場合
　硫酸 Mg® 注（20 mEq/20 mL/A）20 mL＋生食 20 mL またはマグネゾール® 注（16.2 mEq/20 mL/A）20 mL＋生食 20 mL を 5 分かけて静注　（保険適用外）

1 全身疾患合併症　103

3）原因検索　低栄養や食事摂取不足のほかに利尿薬服用，下痢などがないか確認する．

ｈ 高カルシウム血症　精神科身体合併症では悪性腫瘍末期や腎不全で見られる．リチウム製剤でまれに副甲状腺機能亢進症による高カルシウムが見られる．

1）症状　（補正）Ca≧10 mg/dL，脱水，意識障害，悪心・嘔吐

血中のカルシウムは多くが蛋白と結合しているため，アルブミン値が4 g/dL 以下のときカルシウム値をアルブミン値で補正する必要がある．

$$補正 Ca 値（mg/dL）＝測定 Ca 値（mg/dL）＋4－血清アルブミン値（g/dL）$$

2）治療　（補正）カルシウム 12 mg/dL 以上もしくは症状がある場合，治療を開始する．

処方例　いずれかもしくは併用．

1）生食 1,000〜2,000 mL　100〜200 mL/時で点滴，尿中排泄を促す．
2）エルシトニン®（エルカトニン）注 40 単位　1 日 2 回　筋注または生食 100 mL に混注し 1 時間で点滴静注
　（エルシトニン® の 10 単位，20 単位製剤は高カルシウム血症には保険適用はなく，静注も不可．）

血液透析については透析専門医にコンサルトする．

3）原因検索　まずは薬剤性を除外する（リチウム，サイアザイド系利尿薬，ビタミン D 製剤，テオフィリンなど）．これらが除外されれば頻度の高い原発性副腎機能亢進症と悪性腫瘍を鑑別する．

ｉ 低カルシウム血症　頻度の高いのは慢性腎臓病に伴うビタミン D 欠乏である．精神科領域では摂食障害，アルコール依存などの低栄養で見られる．

1）症状　（補正）Ca≦8.5 mg/dL，しびれ，けいれん，テタニー

低アルブミンがあれば補正カルシウム値を使用する．

2）治療　緊急性がなければ経口のビタミン D やカルシウム製剤のみでよい．

処方例　下記のいずれかを用いる．

1）アルファロール®（アルファカルシドール）　1 回 1〜4 μg　1 日 1 回

2）アスパラCA®（Lアスパラギン酸カルシウム）　1回400 mg　1日3回
（アルファロール®と併用してもよい）

3）カルチコール®注8.5%（グルコン酸カルシウム）　10 mLを5分かけて静注

4）5%ブドウ糖500 mL＋カルチコール®注8.5%　60 mL　5時間で点滴静注

5 貧血

a 症状　倦怠感，息切れ，動悸，Hb低下（男性：13 g/dL未満，女性：12 g/dL未満）

b 初期検査/初期治療

1）検査

- **採血**：血算（網赤血球数も含む），血清鉄，フェリチン，総鉄結合能（TIBC），BUN・Cre（腎性貧血検索），AST・ALT・ChE（肝疾患検索），間接ビリルビン・LDH（溶血性貧血検索），ビタミンB_{12}，葉酸，CRP（炎症性疾患検索），その他．摂食障害など低栄養の患者の場合，銅欠乏性貧血や亜鉛欠乏性貧血が見られることがある．
- **検尿**：尿路からの出血の検索
- **便潜血反応**：消化管出血検索
- **画像**：上部・下部消化管内視鏡（消化管出血など），腹部エコー（泌尿器，婦人科疾患など），腹部MRI（泌尿器，婦人科疾患など）

2）輸血

出血による急激な貧血の進行（もしくは進行が予想される場合）は緊急輸血の適応となるが，それ以外では緊急に輸血を行うことは少ない．

動悸，息切れなどの臨床症状，もしくはその他全身状態の悪化がある場合は7 g/dL未満程度で輸血を考慮する．貧血の原因が確定していて原疾患の治療が可能なら，その治療を最優先で行う．

輸血を行う場合はHb値を正常値まで上昇させる必要はなく，最低限の量で臨床症状を改善できればよい．献血で得られた赤血球濃厚液（RCC：red cell concentrates，通称MAP）1単位は，全血200

mL 由来で赤血球が濃縮され約 140 mL の容量になる.

輸血により期待される Hb 上昇は

投与した Hb 量(g)/循環血液量(dL)で求められる.

健康成人平均 Hb を 14～15 g/dL と仮定すると, RCC 1 単位には

14 g/dL×200 mL＝28 g から 15 g/dL×200 mL＝30 g の Hb が入っている

ヒトの循環血液量は 70 mL/kg なので体重 50 kg の患者だと

70 mL/kg×50 kg＝3,500 mL＝35 dL の循環血液量をもっている

体重 50 kg の患者に RCC 1 単位を輸血すると

28 g/35 dL＝0.8 g/dL から 30 g/35 dL＝0.85 g/dL の Hb 上昇が期待される.

ただし貧血(出血)進行のスピードや実際の循環血液量などにより, 計算どおりにいかないことも多いためあくまでも目安である.

C 精神身体管理

1) 貧血の分類と鑑別

MCV により分類し, おおまかに貧血の鑑別を行う. 網赤血球の増加があれば出血や溶血性貧血を考える. 白血球など他の血球の異常もあれば白血病, 骨髄異形成症候群など造血器の異常を考える. 鑑別困難な場合は専門医にコンサルトする. 複数の貧血の合併もあるので(例：アルコール依存患者のビタミン欠乏＋肝障害＋消化管出血など), この場合 MCV があてにならないことがある.

a) 小球性低色素性貧血(MCV 80 未満)

- **鉄欠乏性貧血**：鉄の摂取不足, 出血など → 血清鉄低下, フェリチン低下, TIBC 上昇
- 感染・膠原病・腫瘍など炎症性疾患による二次性貧血 → CRP 上昇, 炎症部位検索

b) 正球性正色素性貧血(MCV 80～100)

- 感染・膠原病・腫瘍など炎症性疾患による二次性貧血 → CRP 上昇, 炎症部位検索
- 急激な出血による貧血 → 出血源の検索・止血
- 腎性貧血 → 腎機能障害, エリスロポエチン低下
- 肝疾患による貧血 → 肝機能異常, Alb 低下, 血小板低下
- 溶血性貧血 → ハプトグロビン低下, 間接ビリルビン上昇, LDH

106 　Ⅱ　各科合併症の治療・管理

上昇
- 造血器障害による貧血〔白血病，骨髄異形成症候群（MDS），再生不良性貧血など〕→ 骨髄穿刺

c) 大球性貧血（MCV 100 以上）
- 造血臓器障害による貧血（白血病，MDS，再生不良性貧血など）→ 骨髄穿刺
- 肝疾患による貧血 → 肝機能異常，Alb 低下，血小板低下
- 巨赤芽球性貧血 → ビタミン B_{12} または葉酸低下，骨髄穿刺

2）画像・内視鏡検査　固形悪性腫瘍や出血を疑う場合，画像・内視鏡検査を行う．上部消化管造影または上部消化管内視鏡，注腸造影または大腸内視鏡，胸部・腹部 CT（単純・造影）．上部消化管造影以外は検査に協力ができない場合でも，鎮静下で施行が可能である（鎮静法参照，➡ 33 頁）．

3）鉄欠乏性貧血の治療　出血や悪性腫瘍，子宮筋腫による鉄欠乏を除外したのち，軽度だと食事指導で経過を見ることもある．レバーや赤身肉，ホウレンソウ，小松菜，ひじきなどに多く含まれている．

> 処方例 下記のいずれかを用いる．

> フェロ・グラデュメット® 　1 回 105 mg 　1 日 1〜2 回 　空腹時または食直後
> フェロミア®（クエン酸第一鉄） 　1 回 100 mg 　1 日 1〜2 回 　食後

4）葉酸欠乏性貧血，ビタミン B_{12} 欠乏性貧血の治療　いずれも巨赤芽球性貧血を呈するが，鉄欠乏などを伴うと大球性にならないこともある．摂食障害患者やアルコール依存患者でよく見るが，高齢者，偏食の強い統合失調症患者でもたまに見られる．

a) 葉酸欠乏

> 処方例

> フォリアミン®（葉酸）　1 回 5 mg 　1 日 3 回
> フォリアミン®注 　1 回 15 mg 　1 日 1 回 　皮下注または筋注（内服不能の場合）

b) ビタミン B_{12} 欠乏

> 処方例

> メチコバール®（メコバラミン）　1 回 500 μg 　1 日 3 回 　（保険適用外）

メチコバール®注　1回500μg　週に3回　筋注(胃全摘や内服不能の場合)

　貧血改善後は2〜3か月に1回の筋注でよい．筋注ができない場合は静注

5) 亜鉛欠乏性貧血, 銅欠乏性貧血の治療　摂食障害やアルコール依存症など極端に栄養状態が悪い患者に見られる．亜鉛欠乏や銅欠乏の治療は, 中心静脈栄養中であればエレメンミック®注など微量元素のキットを混注することにより亜鉛も銅も補充できるが, 末梢点滴だと保険適用外となる．経管栄養が可能であれば大概の経腸栄養剤には亜鉛も銅も含まれている．

　経口摂取はできるが量が不十分な状況が摂食障害患者では多々ある．亜鉛欠乏であればプロマック®(ポラプレジンク)は保険適用外となるが, 亜鉛が含まれており投与することは可能である．注意点として亜鉛は銅の吸収を阻害するため, 亜鉛を過剰に投与すると銅欠乏をきたすことがある．銅欠乏の経口治療に関しては適切な薬剤がないため純ココア10g/日程度で代用したりする．また患者自身の自費になるが, 健康食品で「DHCマルチミネラル®」には亜鉛も銅も含まれている．ただしあくまでも健康食品であり効能の保証はない．

6 DIC(播種性血管内凝固症候群)

　基礎疾患(悪性腫瘍, 重症感染, 外傷, 胎盤早期剥離など, 表3の1)により凝固亢進状態(微小血管内フィブリン血栓形成)と消費性凝固障害(血小板減少, 凝固因子低下)が出現し多臓器不全や出血傾向が生じる病態．精神科領域では敗血症などの重症感染症によるものが圧倒的に多い．

a 症状

- 出血症状(皮下出血, 歯肉出血, 吐血, 下血, 血尿など)
- 臓器症状(片麻痺, けいれん, 静脈血栓症, ARDS, 肝障害, 急性腎不全など)

b 初期検査/初期治療

1) バイタルサインを安定化させる　DICを起こしている時点で多くは全身状態が悪化している．呼吸管理や循環管理などを行い, できる限りバイタルサインを安定化させる．場合によっては人工呼吸やショック治療が必要である．

108   Ⅱ 各科合併症の治療・管理

表3 急性期 DIC の診断基準

1. 基礎疾患(すべての生体侵襲は DIC を引き起こすことを念頭におく)

1. 感染症(すべての微生物による)
2. 組織損傷
      外傷,熱傷,手術
3. 血管性病変
      大動脈瘤,巨大血管腫,血管炎
4. トキシン/免疫学的反応
      蛇毒,薬物,輸血反応(溶血性輸血反応,大量輸血),移植拒絶反応
5. 悪性腫瘍(骨髄抑制症例を除く)
6. 産科疾患
7. 上記以外に SIRS を引き起こす病態
      急性膵炎,劇症肝炎(急性肝不全,劇症肝不全),ショック/低酸素,
      熱中症/悪性症候群,脂肪塞栓,横紋筋融解,他
8. その他

2. 鑑別すべき疾患および病態
診断に際して DIC に似た検査所見・症状を呈する以下の疾患および病態を注意
深く鑑別する

1. 血小板減少
    イ)希釈・分布異常
       1)大量出血,大量輸血・輸液,他
    ロ)血小板破壊の亢進
       1)ITP,2)TTP/HUS,3)薬剤性(ヘパリン,バルプロ酸など),4)感染
       (CMV,EBV,HIV など),5)自己免疫による破壊(輸血後,移植後など),
       6)抗リン脂質抗体症候群,7)HELLP 症候群,8)SLE,9)体外循環,他
    ハ)骨髄抑制,トロンボポイエチン産生低下による血小板産生低下
       1)ウイルス感染症,2)薬物など(アルコール,化学療法,放射線療法な
       ど),3)低栄養(Vit B$_{12}$,葉酸),4)先天性/後天性造血障害,5)肝疾患,
       6)血球貪食症候群(HPS),他
    ニ)偽性血小板減少
       1)EDTA によるもの,2)検体中抗凝固剤不足,他
    ホ)その他
       1)血管内人工物,2)低体温,他
2. PT 延長
    1)抗凝固療法,抗凝固剤混入,2)Vit K 欠乏,3)肝不全,肝硬変,4)大量
    出血,大量輸血,他
3. FDP 上昇
    1)各種血栓症,2)創傷治癒過程,3)胸水,腹水,血腫,4)抗凝固剤混入,
    5)線溶療法,他
4. その他
    1)異常フィブリノゲン血症,他

1 全身疾患合併症 109

3. SIRS の診断基準

体温	>38℃ あるいは<36℃
心拍数	>90 回/分
呼吸数	>20 回/分あるいは $PaCO_2$<32 mmHg
白血球数	>12,000/mm³ あるいは<4,000/mm³ あるいは幼芽球数>10%

4. 診断基準

	SIRS	血小板(mm³)	PT 比	FDP(μg/mL)
0	0-2	≧12 万 <秒 ≧%	<1.2	<10
1	≧3	≧8 万,<12 万 あるいは 24 時間以内に 30% 以上の減少	≧1.2 ≧秒 <%	≧10,<25
2	—	—	—	—
3	—	<8 万 あるいは 24 時間以内に 50% 以上の減少	—	≧25

DIC 4 点以上
注意
1)血小板数減少はスコア算定の前後いずれの 24 時間以内でも可能.
2)PT 比(検体 PT 秒/正常対照値)ISI=1.0 の場合は INR に等しい. 各施設において PT
 比 1.2 に相当する秒数の延長または活性値の低下を使用してもよい.
3)FDP の代替として D ダイマーを使用してよい. 各施設の測定キットにより以下の換
 算表を使用する.

5. D ダイマー/FDP 換算表

測定キット名	FDP 10 μg/mL	FDP 25 μg/mL
	D ダイマー(μg/mL)	D ダイマー(μg/mL)
シスメックス	5.4	13.2
日水	10.4	27.0
バイオビュー	6.5	8.82
ヤトロン	6.63	16.31
ロッシュ	4.1	10.1
第一化学	6.18	13.26

(丸藤哲, 池田寿昭, 石倉宏恭, 他:急性期 DIC 診断基準―第二次多施設共同前向き試験
結果報告. 日救急医会誌 18:237-272, 2007 より)

表4 『厚生省DIC診断基準』(1988年度厚生省DIC研究班診断基準)

	0点	1点	2点	3点
基礎疾患	なし	あり		
出血症状	なし	あり		
臓器症状	なし	あり		
血清FDP(μg/mL)	<10	10≦　　<20	20≦　　<40	40≦
血小板数(10^4/mm^3)	>12	12≧　　>8	8≧　　>5	5≧
血漿フィブリノゲン (mg/dL)	>150	150≧　>100	100≧	
プロトロンビン時間 時間比	<1.25	1.25≦　<1.67	1.67≦	

※白血病および類縁疾患,再生不良性貧血,抗腫瘍剤投与後など骨髄巨核球減少が顕著で,
　高度の血小板減少を見る場合,血小板および出血症状の項は0点とし総得点に3点減点する.
※肝硬変および肝硬変に近い病態の慢性肝炎の場合,総得点から3点減点する.

判定
　7点以上　　DIC
　6点　　　　DICの疑い
　5点以下　　DICの可能性少ない

6点でDIC疑いの場合,以下のうち2項目以上満たせばDICと診断する.
　①可溶性フィブリンモノマー陽性
　②D-ダイマーの高値
　③トロンビン・アンチトロンビンⅢ複合体の高値
　④プラスミン・α_2プラスミンインヒビター複合体の高値
　⑤病態の進展に伴う得点の増加傾向の出現.とくに数日内での血小板数あるいはフィ
　　ブリノゲンの急激な減少傾向ないしFDPの急激な増加傾向の出現.
　⑥抗凝固療法による改善
(http://www.mhlw.go.jp/topics/2006/11/dl/tp1122-1f27.pdf)

2) DICの診断基準

DICの診断基準はいくつか存在するが,厚生省DIC診断基準(表4)が広く知られており,1988年に旧厚生省DIC研究班が作成した.白血病をはじめとする線溶亢進型DIC(出血症状優位)に有用と言われている.救急領域,新生児,産科領域は独自の診断基準があり,中でも日本救急医学会が2005年に作成した「急性期DIC診断基準」(表3の3,4)は敗血症や外傷など線溶抑制型(臓器症状優位)において早期の診断を目的としている.2014年には日本血栓止血学会が独自の診断基準暫定案を発表している.精神科領域ではしばしば敗血症が発生し治療,高次医療機関の転院などにタイムラグが生じることが多いため,急性期DICの診断基準で早期の診断を行い介入していく.

FDP の代替として D–ダイマーを使用する際は表3の5の換算表を使用する.

3）鑑別すべき疾患および病態

診断に際して DIC に似た検査所見・症状を呈する以下の疾患および病態を注意深く鑑別する（表3の2）.

c 精神身体管理

1）DIC の治療

a）基礎疾患の治療 DIC の治療で最も大事なことは基礎疾患の治療を行うことである. なぜなら DIC を引き起こしているのは基礎疾患であり，それの改善がない限り DIC の改善もないからである.

b）並行して行う DIC の治療 基礎疾患の治療を並行して抗凝固療法をはじめとした下記の治療を行う.

- 抗凝固療法

処方例 下記のいずれかを用いる.

1）ヘパリン Na®（ヘパリンナトリウム） 200〜300 単位/kg/日
　＋生食 500 mL　24 時間で点滴静注
　APTT を正常の 1.5〜2 倍でコントロールする

2）出血傾向が強い場合
　フラグミン®（ダルテパリン） 75 単位/kg/日
　＋生食 500 mL　24 時間で点滴静注

3）活動性に出血している場合
　エフオーワイ®（ガベキサートメシル酸塩） 20〜39 mg/kg
　＋5% ブドウ糖 500 mL　24 時間で点滴静注
　またはフサン®（ナファモスタットメシル酸塩） 0.06〜0.2 mg/kg/時×24
　＋5% ブドウ糖 1,000 mL　24 時間で点滴静注
　高カリウム血症に注意

- 補充療法

処方例 下記のいずれかまたは併用.

1）ノイアート®（アンチトロンビンⅢ） 1,500 単位/日　静注　3 日間
　使用の際はあらかじめ AT 活性を測定しておく，ATⅢが正常の 70% 以下に低下したときに保険適用となる. また基本的にヘパリン持続点滴と併用しないと保険適用にならないが，ヘパリン

併用により出血を助長する危険のあるときは単独でも可能
2) 血小板濃厚液(PC-LR)　10 単位/日　輸血
出血傾向が見られ血小板数が 5 万/μL 未満のときに行う
体重 50 kg の患者に血小板濃厚液 10 単位輸血すると，およそ 3.8 万/μL の増加が予想される．血小板濃厚液 10 単位は 200 mL
3) 新鮮凍結血漿(FFP-LR)　3 単位/日　輸血
PT 延長(30% 以下または PT-INR が 2.0 以上)または APTT 延長(25% 以下または基準値上限の 2 倍以上)またはフィブリノゲンが低下(100 mg/dL 未満)しているとき．新鮮凍結血漿 1 単位は 120 mL

身体的な重症度は高くせん妄を起こしやすい．しかし，このような状態での抗精神病薬投与は悪性症候群を起こしやすい．DIC 患者のせん妄治療をする場合はできるだけベンゾジアゼピン系を使用し，抗精神病薬を投与せざるを得ない場合は CPK のモニタリングを行い可能な限り非定型抗精神病薬を選択する．人工呼吸器管理中であればプロポフォールやミダゾラムを使用する．

参考文献
・American Heart Association：ECC(救急心血管治療)ハンドブック．シナジー，pp 1-3, 2015
・日本救急医学会(監修)：救急診療指針改訂第 4 版．へるす出版，pp 74-82, 2011
・Nohria A,Tsang SW, Fang JC, et al：Clinical assessment identifies hemodynamic profiles that predict outcomes in patients with heart failure. J Am Coll Cardiol 41：1797-1804, 2003
・田中和豊：問題解決型救急初期検査．医学書院，p 199, 2008
・厚生労働省ホームページ，「血液製剤の使用指針」(決定版)
　http://www.mhlw.go.jp/new-info/kobetu/iyaku/kenketsugo/5tekisei3b.html
・日本血栓止血学会，DIC 診断基準暫定案
　https://www.jstage.jst.go.jp/article/jjsth/25/5/25_629/_article/-char/ja/
・丸藤哲，射場敏明，江口豊，他：急性期 DIC 診断基準．JJAAM 16：188-202, 2005

(本田　明)

2 消化器疾患合併症

POINT

- **患者が吐血・下血を申告しないときがある**：普段と違う患者の様子を見逃さない．
- **便秘や腸閉塞が多い**：向精神薬の抗コリン作用（特に三環系抗うつ薬，低力価抗精神病薬）による影響や，食事を丸のみする患者も多くいるため，消化が悪く便秘が多い．同様に腸閉塞も多い．
- **絶食指示が守れないことがある**：治療のため絶食を指示しても盗食をしてしまうことがあり，そのため行動制限を行う機会が多い．
- **薬物離脱症候群・中断症候群に注意**：治療のため内服薬中止が必要な際，離脱・中断症候群（特にベンゾジアゼピン系，SSRI，抗精神病薬）に注意する．
- **消化管潰瘍や腸閉塞などの痛みを訴えにくい**：視診，聴診，触診，打診などの理学所見や，タール便，便秘などの他覚所見を重視する．また，患者に普段接触する機会の多い看護スタッフや家族が，患者の些細な変化に気づくことが多い．
- **H_2遮断薬やPPIと向精神薬の相互作用に注意**：薬剤によっては血中濃度が変動する．
- **異食がみられることがある**：危険物の異食は行動制限が必要となる．
- **腹痛時に高揚感のある鎮痛薬投与は注意**：薬物・アルコール依存傾向のある患者に対する，腹痛時のペンタゾシンなどの鎮痛薬投与は，本人の要求に従って過量とならないよう，量と投与回数の制限を厳密に行う．

1 吐血・下血

　精神疾患患者が特に吐血や下血を起こしやすいということはないが，慢性経過の統合失調症や認知症患者は心窩部痛やタール便などの症状を訴えず，ショックで明らかになることもしばしばある．

a 症状 吐血，下血，貧血，ショック

b 初期検査/初期治療

- 出血によるショックの場合はまずバイタルサインを安定化させ

る．2ルート静脈路を確保し血液型クロスマッチを含む採血の後，赤血球濃厚液（RCC：red cell concentrates，通称 MAP）をオーダーする（4～10 単位）．同時に血圧が上昇するまで乳酸加リンゲル液（ラクテック® など）または酢酸加リンゲル液（ヴィーン F® など）をクレンメ全開で入れる．自施設で対応できない場合は三次救急要請をする（ショックのページ参照，➡84 頁）．

血圧が下がっていなくても頻脈や起立性低血圧（臥位から立位で収縮期血圧の 20 mmHg 以上低下，もしくは収縮期圧 90 mmHg 未満もしくは拡張期圧 10 mmHg 以上低下）があればショック状態とみなす．

- バイタルサインが安定していれば，待機的に内視鏡施行のタイミングを専門医と相談する．
- **必要があれば胃管を挿入**：吐血の場合，上部消化管内視鏡施行前であれば視野確保と血管収縮のため，経鼻胃管を挿入し冷水で胃洗浄をする（低体温に注意）ことがある．食道静脈瘤を強く疑う場合は，胃管挿入操作が静脈瘤を損傷する可能性もあり愛護的に行う．できれば専門医の指示に従うのが望ましい．

消化管からの出血を確認するために，胃液を吸引して肉眼もしくは尿定性試験紙（テステープ® など，尿検体でないので本来の使用方法ではない）で出血を確認することがある．内視鏡のできない単科精神科病院などでは行ってもよい．

C 精神身体管理

- 消化管内視鏡施行中は患者の鎮静に関して専門医に協力する．

処方例

サイレース®（フルニトラゼパム，2 mg/A）注 2～4 mg＋セレネース®（ハロペリドール，5 mg/A）注 5～10 mg＋生食 100 mL　入眠まで点滴

（鎮静中は入眠後の嘔吐には十分注意し，ショックによる意識レベル低下がマスクされるので頻回のバイタルサイン測定を行う）

- 絶食期間は絶食を守らせる．場合によっては行動制限を行う．
- 貧血を血算でフォローしていくが，ヘモグロビン値は超急性期には低下しないため，頻脈，冷感，血圧低下，不穏などのバイタルサインの変化でも進行性の出血を予測していく．

2 便秘

　精神科領域では便秘は高頻度に見られる症状である．向精神薬など薬剤の影響や向精神薬未服薬でもうつ病や認知症患者などは便秘をきたしやすい．薬剤による腸蠕動の低下は麻痺性イレウスや糞便イレウスの原因にもなり，一部の認知症患者は便秘で不穏になったりすることもあるため排便コントロールは精神科治療においても重要な位置を占める．

　便秘の診断は決まった排便回数や日数で決めるわけでなく，患者自身の主観によるところも大きい（いくつかの診断基準はあるが，広く普及しているわけではない）．ただ精神科領域では患者が必ずしも便秘を訴えられるとは限らないので，そのような場合や3～7日排便がない場合は何らかの対応を行ったほうがよい．

a 症状　便秘，腹痛，腹部膨満感，残便感

b 初期検査/初期治療

1) 発症時期の同定　最近発症した便秘であれば悪性腫瘍を含めた器質性疾患をまず鑑別する．慢性経過でも便が細くなったり，血便がみられたりした場合は精査が必要である．

2) 聴診・腹部触診　一般的に腸蠕動は低下していることが多いが，大腸刺激性下剤を投与すると亢進する．患者によっては左下腹部に便塊を触れる．大腸刺激性下剤を長期連用している精神疾患患者では腸管が拡張し，腹部単純X線上は巨大結腸症が見られるときがある（図4）．

3) 検査　初回は腹部単純X線撮影を行ってもよい，大腸ガス像の中に便塊を認めることが多い．X線撮影でイレウスや巨大結腸症の診断も可能である．器質性疾患を疑った場合は便潜血検査を行い直腸指診または肛門鏡検査を行う．その後大腸内視鏡や注腸造影検査を行うか検討する．

c 精神身体管理

• すでに多量の下剤が投与されている場合も多いが，できるだけ便を軟らかくする浸透圧性下剤，もしくはルビプロストンを基本とする．

　処方例　下記のいずれかを用いる．

1) 酸化マグネシウム　1回330～500 mg　1日1～3回
　　安価で使用しやすい．腎障害がある患者は高マグネシウム血症

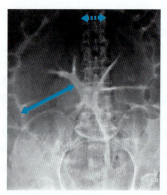

図4 巨大結腸症
拡張した大腸(実線)を認める.おおざっぱに腰椎の横幅(点線)に対して大腸がそれの1.5倍以上拡張している場合は異常である.

をきたしやすい
2) アミティーザ® カプセル(ルビプロストン) 1回24μg 1カプセル 1日2回 朝・夕食後
酸化マグネシウム同様に便を軟らかくするが,主に小腸に作用して水分調整する

処方例 腸管蠕動を促進させる薬剤として以下のいずれかを浸透圧性下剤に追加してもよい.

1) パントシン® 錠(パンテチン) 1回200 mg 1日3回 毎食後
2) ツムラ大建中湯エキス顆粒 1回5g 1日3回 毎食前

大腸刺激性下剤は長期連用で耐性や巨大結腸症をきたすことがあるので,できる限り頓用使用とする.

処方例 下記のいずれかを用いる.

1) ラキソベロン® 液(ピコスルファート) 1回10~15滴 1日1回 寝る前 滴数は適宜増減
2) プルゼニド® 錠(センノシド) 1回12 mg 錠を1~4錠 1日1回 寝る前
3) アローゼン® 顆粒(センノシド,0.5 g/包) 1回0.5~1 g 1日1回 寝る前

3 腸閉塞（イレウス）

　向精神薬の影響もあり，精神疾患患者に比較的頻度が高い．機械的腸閉塞〔単純性腸閉塞，複雑性（絞扼性）腸閉塞〕，機能的イレウス（麻痺性イレウス，けいれん性イレウス）に分けられる．近年「腸閉塞」は機械的なものを指し，「イレウス」は機能的なものを指し区別する傾向にある．

a 症状
腹痛，悪心嘔吐（抗精神病薬の制吐作用で目立たないことがある），排便停止，腹部膨満

b 初期検査/初期治療

1）腹部聴診，触診

　腸音は一般的に機械的腸閉塞では亢進し高調な金属音，機能的イレウスでは減弱している．ただし機械的腸閉塞でも血行障害を伴う重篤なもの（複雑性腸閉塞）だと減弱していることがある．その際は発熱や腹膜刺激症状，著しい炎症反応などの症状で複雑性腸閉塞を疑う．

　機械的腸閉塞では間欠的な腹痛（疝痛）を呈することが多い．ただし患者の中には精神症状のため痛みを積極的に訴えない者や，腹膜刺激症状があるにもかかわらず腹痛を否定する者もいる．この場合，腹部を丁寧に触診しながら痛みで患者の表情に変化がないか観察をしていく．具体的には触診時に眉をしかめたり，息を一瞬止めたり，会話をしながらの触診では会話が途切れたりする．反跳痛・筋性防御などの腹膜刺激症状が加わると重篤であることが多く，外科での管理が望ましい．麻痺性イレウスの場合は，腹痛はないか，あっても軽度なことが多い．

2）単純X線
なるべく立位もしくは側臥位の腹部単純X線撮影を行う（図5）．水平な鏡面が形成されたニボー像や腸管の拡張像を確認する．小腸およそ3cm以上，大腸およそ6cm以上で腸管拡張しているといえる（腰椎の横幅が約4〜5cmなので小腸が腰椎幅以上，大腸が腰椎幅の1.5倍以上だと異常といえる）．また腸管穿孔に伴う腹膜炎のため二次的に麻痺性イレウスを起こすこともあるので，発熱や腹膜刺激症状などがあれば立位または座位で胸部単純X線撮影を行い横隔膜下のfree air（遊離ガス）有無を確認する（図6）．立位・座位が取れない場合は空気の移動時間を考慮し左側臥位を数分間保ったのちに撮影し，右横隔膜下〜肝表面のfree airを確認

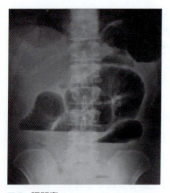

図5 腸閉塞
小腸の拡張とニボー(鏡面形成)像を認める.

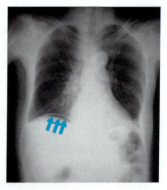

図6 free air
腸管内から腹腔内へのガス漏れを示唆し,急性腹症の所見の1つである.

する.

3) CT 閉塞機転検索のため可能ならCTも施行する.腹部CTを肺野条件でみると少量のfree airの観察が可能である.腫瘍や腹膜刺激症状を認めたときは,腎障害がない限り積極的に造影CTを行う.

4) その他

- **嘔吐予防のため経鼻胃管を挿入する**:必須ではないが嘔吐頻回のとき,胃管留置により症状が緩和される場合がある.
- 腸管の血行障害を伴い,ショック,腹膜刺激症状などを呈する複雑性イレウスは,緊急手術が必要.

C 精神身体管理

- 絶飲食にする.
- イレウス管を挿入した場合,自己抜去に注意し,必要であれば身体拘束を行う.
- 脱水をきたしやすいのでイレウス管からの排液を含め,インアウトバランスを見て多めに細胞外液を輸液することが多いが,逆に血管透過性亢進のため過剰輸液による肺水腫にも注意する.

輸液量=基本輸液(尿量と不感蒸泄を加味した輸液量)+イレウス管(または胃管)よりの排液+third space漏出分

third space 漏出分は正確な量はわからないので，頻脈，尿量減少などの脱水所見を参考に適宜追加する．

- 特に機械的腸閉塞では bacterial translocation（栄養法ページ参照，➡72頁）により敗血症になりやすいのであらかじめ抗菌薬を使用する．

処方例

バンスポリン®（セフォチアム）注1g＋生食100mL　1日2回

- 腸管の機械的閉塞や腹膜刺激症状のない麻痺性イレウスの場合は下記の処方例を用いる．

処方例 下記のいずれかを用いる．

1）バントール®（パンテノール）注500mg＋生食500mL　1日2～3回点滴静注もしくは持続投与
2）プロスタグランジンF2α®（ジノプロストン）注　1,000μg＋生食500mL　1日2回

- 保存的に1週間治療しても改善がない場合は外科にコンサルトする．
- イレウス改善後は抗コリン作用の強い向精神薬（フェノチアジン系，三環系抗うつ薬など）をできる限り減量もしくは中止する．または抗コリン作用の少ない薬剤に変更する．

4 機能性ディスペプシア

　症状の原因となる器質的な疾患（逆流性食道炎，食道癌，胃炎，胃・十二指腸潰瘍，胃癌など）が存在しないにもかかわらず，さまざまな上部消化管の症状が慢性的に見られる．機能性ディスペプシアは基本的に除外診断であり，特殊な消化管機能の検査は日常臨床では現実的ではない．さらに患者によっては心身症としての側面をもつため，同じく上部消化管症状を呈する身体表現性障害（身体症状症）との鑑別は極めて難しい．このため精神科医としてもあえて身体表現性障害との鑑別に悩むよりは，類縁疾患として扱い，身体治療を含めたアプローチが必要である．

a 症状　食後の腹部膨満感，心窩部痛，心窩部灼熱感

b 初期検査/初期治療

1）診断　国際的診断基準の Rome IV によると，患者がつらいと感じるような，①食後の膨満感，②食事早期の満腹感，③上腹部痛，④上腹部灼熱感のいずれかが6か月以上前に出現し，最近3か月間

に見られたものを機能性ディスペプシアと診断する.

2) 除外診断　機能性ディスペプシア診断の前提として器質的疾患の除外が必要なので，上部消化管内視鏡もしくは上部消化管造影検査（胃透視）は診断のためには必須である．上部消化管以外の腹部疾患の除外には腹部エコーや腹部CTを検討する．また脳梗塞や心筋梗塞後に低用量アスピリンを服用している患者は，同様の症状が見られることがある．

c 精神身体管理

• 薬物療法を試みる．機能性ディスペプシアに保険適用がある薬物はアコファイド®のみであるが，これは上部消化管内視鏡か上部消化管造影を行って器質的疾患を除外していることが必須になる．

> **処方例**
>
> アコファイド®（アコチアミド）　1回100 mg　1日3回　毎食前
> （上腹部痛や灼熱感にはあまり有効ではない）

　上部消化管内視鏡か上部消化管造影を行っていない場合は，慢性胃炎などが保険適用になる下記薬剤を試みる．

> **処方例**　下記のいずれかを用いる.
>
> ガスモチン®（モサプリド）　1回5 mg　1日3回　毎食後
> ツムラ六君子湯エキス®　1回2.5 g　1日3回　毎食前
> ガスター®（ファモチジン）　1回10 mg　1日2回　朝・夕

• 精神療法的アプローチを行う．認知行動療法は有効である可能性は高いが，すべての施設で行えるわけではないので，日常の臨床では患者の症状へのとらわれを洞察させたり，症状があったとしてもどのように日常生活を送るかを話し合ったりしていく．

5 過敏性腸症候群

　器質的疾患がないにもかかわらず腹痛や下痢，便秘，または下痢と便秘を繰り返す症状をきたす．心理ストレスで症状が増悪する場合は心身症として扱うこともある．実際に下痢や便秘をきたしたりするので，家族の情報や入院による観察で身体表現性障害との鑑別はある程度可能である．

a 症状　腹痛，下痢，便秘

b 初期検査/初期治療　国際的な診断基準のRome Ⅳによると，過去3か月間にわたり1週間に1日以上の腹痛が次の項目と関連し2つ

以上あてはまる場合に診断する：①排便と関連している，②排便頻度の変化と関連している，③便の形状（外観）の変化と関連している．

器質的疾患の除外が必要なので，採血で炎症所見のチェック，便潜血のチェックを行う．腹痛が強い場合は腹膜刺激症状の有無を確認し腹部X線撮影で腸閉塞などをチェックする．可能であれば下部消化管内視鏡（大腸カメラ）や下部消化管造影（注腸造影）を検討する．

C 精神身体管理

1）薬物療法

処方例 下記のいずれかを用いる．

（下痢でも便秘でも）
1）コロネル®（ポリカルボフィルカルシウム）　500 mg　1回1錠　1日3回
（下痢の場合）イリボー®は男女で用量が異なる
2）イリボー®（ラモセトロン）　男性の場合1回5 μg　1日1回，最大10 μgまで，女性の場合1回2.5 μg　1日1回，最大5 μgまで
（便秘の場合）
3）酸化マグネシウム　1回500 mg　1日1〜3回
4）アミティーザ®カプセル（ルビプロストン）　1回24 μg　1日2回　朝・夕食後
5）リンゼス®（リナクロチド）　1回0.25〜0.5 mg　1日1回食前

2）精神療法的アプローチ

難治の場合は症状の改善自体にフォーカスは当てず，症状の存在を認め共存する方法を患者と模索するほうが現実的である．うつ状態やうつ病を合併している場合は，下痢が優勢であれば三環系抗うつ薬などの抗コリン作用を利用する治療も可能である．

6 胃・十二指腸潰瘍

胃潰瘍患者の8割，十二指腸潰瘍患者の9割がヘリコバクターピロリ菌に感染していると言われ，ピロリ菌除去が再発予防のカギとなる．ピロリ菌に次いでNSAIDが原因となるので，漫然とした投与がないかチェックする．向精神薬の中ではコリンエステラーゼ阻害型の認知症治療薬で起こり得る．

a 症状　無症状，心窩部痛，嘔吐，吐血
b 初期検査/初期治療
1) 画像検査
- 腹膜刺激症状を認める場合は潰瘍穿孔を除外するため下記の画像検査を行う.
  立位または座位での胸部X線撮影で横隔膜下のfree air（図6）.
  腹部CTによる肺野（air）条件でのair像.

2) 上部消化管内視鏡検査
- 吐血，ショックなどがなければ待期的に行う.

3) ヘリコバクターピロリ菌の検査
　基本的に上部消化管内視鏡で胃炎や胃・十二指腸潰瘍が認められないと，保険上ピロリ菌検査はできない（胃・十二指腸胃潰瘍の場合は上部消化管造影検査による診断でも可能）. 胃潰瘍または十二指腸潰瘍，もしくは胃炎が診断されれば，尿素呼気法，血中・尿中抗体測定，便中抗原検査，迅速ウレアーゼ試験，組織検査などが可能. 精神科病院であれば尿素呼気法や血中または尿中抗体測定，便中抗原検査を行うが，尿素呼気検査は当日朝絶食にして検査薬内服後に一定の時間左側臥位や座位をとったりするのである程度の指示に従える患者でないと難しい.

c 精神身体管理
- 専門医の指示があるまで絶食を守らせる.
- プロトンポンプ阻害薬（PPI）を投与する.

　処方例　オメプラール®（20 mg/A）注　20 mg＋生食100 mL　1日2回　絶食の場合.

内服が可能になったら内服に切り替える（PPI内服の保険適用は十二指腸潰瘍が6週まで，胃潰瘍が8週までなので，それ以降はH$_2$遮断薬を使用する）.

　処方例　下記のいずれかを用いる.

1) パリエット®（ラベプラゾール）　1回10 mg　1日1回　朝食後
2) タケプロン®OD（ランソプラゾール）　1回30 mg　1日1回　朝食後
3) オメプラール®（オメプラゾール）　1回20 mg　1日1回　朝食後

- NSAIDやコリンエステラーゼ阻害作用のある認知症治療薬の中

止を検討する.

- 胃酸分泌を促進し潰瘍を悪化させる〔例：アリセプト®（ドネペジル）〕
- H_2ブロッカー，PPIによるせん妄に注意する.
  せん妄が出現し，かつH_2遮断薬，PPIが中止できない場合は向精神薬による治療を行う.
- 向精神薬とH_2遮断薬，PPIとの薬物相互作用に注意する.
  タガメット®（シメチジン）：クロザリル®（クロザピン），パキシル®（パロキセチン），ジェイゾロフト®（セルトラリン），レクサプロ®（エスシタロプラム），イフェクサー®（ベンラファキシン），リフレックス®（ミルタザピン），三環系抗うつ薬，テグレトール®（カルバマゼピン），デパケン®（バルプロ酸ナトリウム），アレビアチン®（フェニトイン），ベンゾジアゼピン系の血中濃度を上昇
  オメプラール®（オメプラゾール），ネキシウム®（エソメプラゾール），タケプロン®（ランソプラゾール）：アレビアチン®（フェニトイン），セルシン®（ジアゼパム）の血中濃度を上昇
  〈オメプラゾールのみ〉クロザリル®（クロザピン），ジプレキサ®（オランザピン）の血中濃度を低下
- 胃十二指腸潰瘍が治療により改善したのち，ピロリ菌が陽性であれば除菌を検討することになる. PPIとアモキシシリンとクラリスロマイシンの三種の薬剤を1週間投与する. セット包装になっているものも処方できる.

> **処方例** 下記のいずれかを用いる（下痢など消化器症状の副作用があるが，軽度であれば中止せず服薬）.
>
> 1）ボノサップ®800 7シート（1シートに1日分の朝夕2回の薬剤がセット）
> 2）タケキャブ®（ボノプラザン）20 mg〔もしくはタケプロン®（ランソプラゾール）30 mg〕＋アモリン®（アモキシシリン）カプセル750 mg＋クラリス®（クラリスロマイシン）400 mgの3剤が1回分で1日朝夕2回7日間

除菌後の判定は4週以降に先に述べたピロリ菌検査法のいずれかで確認する. ただしPPIを内服している場合，4～8週休薬してから検査を行わないと偽陰性になるので，潰瘍治療薬が必要であれば

H₂遮断薬を使用する．血中や尿中抗体で判定する場合，除菌後直ちに低下しないため，除菌後半年以上経過し，抗体価が除菌前と比較して50%以上低下していることを確認する．

7 消化管異物

消化管異物は通常小児の誤飲が多いが，精神科領域では成人でも誤飲に加え，自ら飲み込んだり，直腸より挿入したりすることがしばしばみられる．経口で意図的に飲み込む場合は精神遅滞や統合失調症，認知症でみられ，内容は身の回りにある日常品などさまざまである．境界性パーソナリティ障害患者は自傷行為の一環としてカミソリや針などを飲み込むことがある．認知症では誤ってPTP（薬剤が包装されているシート）や義歯を飲み込む場合がある．肛門より異物を挿入するケースでは自傷に加え，性的快感を得るためであることもある．

a 症状　無症状，腹痛，腸閉塞

b 初期検査/初期治療

- 何を飲んだのか，挿入したのか情報収集を行う．
- 単純X線撮影（胸部・腹部），消化管造影，胸部・腹部CT：異物の種類によりオーダーする（図7, 8）．

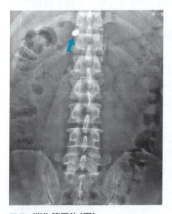

図7　消化管異物（胃）
自殺企図でボタン電池を飲み込んだ症例．

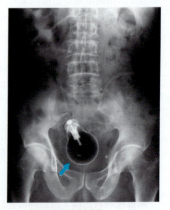

図8　消化管異物（直腸）
性的快感を得るため直腸内に電球を挿入した症例．

2 消化器疾患合併症 125

- 腹膜刺激症状が認められる場合は，穿孔の可能性も考慮し free air を検索する画像(胸部立位単純 X 線，腹部 CT の air 条件など)をオーダーすると同時に，消化器外科へコンサルトする．

c 精神身体管理

- 保存的に経過観察するか，消化管内視鏡を施行するか，開腹手術をするか専門医の判断によりその後の全身管理を行う．鋭利な異物は積極的に摘出することが多い．数 cm 以内の異物で鋭利な物でなければ(コインなど)，X 線や排便確認で経過をみる．ボタン電池は消化管穿孔を起こすため，食道や胃の同じ場所に長時間にわたり停滞していれば内視鏡などで摘出するが，そうでなければ排便を促し X 線でフォローしながら自然排泄を待つ．

- 患者の異物誤飲や挿入に対する動機を尋ね，それにより精神科的対応を検討する．患者自ら異物を飲み込んだり，挿入したりする場合は再度行わないよう患者の周囲の物品に注意する．場合によっては身体拘束や隔離などの行動制限を行う．パーソナリティ障害の場合は治療の枠組みの確認と約束が必要となる．

8 感染性急性(胃)腸炎

病院内での集団感染として発生するケースがまれではなく，高齢者の場合，脱水を起こして死亡する場合がある．

a 症状　発熱，腹痛，下痢，嘔吐

b 初期検査/初期治療

- 嘔吐・下痢による脱水が認められれば，細胞外液の輸液を行う(ラクテック®，ヴィーン F® など)．尿量を 0.5 mL/kg/時以上確保する．

- 必要であれば感染症の流行に合わせてノロウイルス抗原検査などを行う．また抗菌薬投与中の下痢は偽膜性腸炎を疑い便中 CD トキシン検査や大腸内視鏡を考慮する．

c 精神身体管理

- スタッフにスタンダードプリコーション(標準予防)，特に患者処置前後の手洗いを徹底させる．

- 病原性大腸菌やサルモネラなどの細菌性を疑った場合，ホスホマイシン，ミノサイクリン，ニューキノロンなどの経口投与を行う．

処方例 下記のいずれかを用いる.

1) ホスミシン®(ホスホマイシン) 1回1,000 mg 1日3回
2) クラビット®(レボフロキサシン) 1回500 mg 1錠 1日1回

ただし出血性腸炎は抗菌薬が禁忌の場合もあるので, 速やかに消化器専門医にコンサルトを行う.

- 偽膜性腸炎を疑った場合はまず抗菌薬を中止し経過を観察する. 抗菌薬が中止できないか, 症状が強い場合は下記を処方する.

処方例 下記のいずれかを用いる.

1) フラジール®(メトロニダゾール) 1回250 mg 1日4回
2) アネメトロ®(メトロニダゾール)注 1回500 mg 1日3回点滴静注(重症は1日4回)
3) 塩酸バンコマイシン® 1回125~500 mg 1日4回 耐性菌予防のため使用は極力控える, 腎障害時は血中濃度に注意する.

- ウイルス性の場合, 抗菌薬は不要, 整腸薬投与と脱水予防を行う.
- 鎮吐薬・止痢薬は排菌・排ウイルスを遅延させるので原則として使用しない.
- 脱水や電解質異常に注意する.
- 可能な限り消化管蠕動運動を妨げる向精神薬を減量する.
- 感染性が強い病原体で患者が安静を保てない場合は, 周囲への二次感染を防ぐため行動制限をする. また個室対応ができない場合は同じ症状の患者同士で同一部屋にする.

9 薬剤性肝障害

大きく中毒性肝障害とアレルギー性肝障害に分けられる. 臨床病型としては肝細胞障害型(主に AST, ALT 上昇), 胆汁うっ滞型(主にビリルビン, ALP, γ-GTP, LAP 上昇), 混合型に分けられる. 向精神薬で報告が多いものとしては, 処方数が多いこともありフェニトイン, カルバマゼピン, バルプロ酸ナトリウム, クロルプロマジン, ハロペリドールなどである. 自殺企図や自傷行為による過量服薬で薬剤性の肝障害が生じることもしばしばである.

a 症状 食欲不振, 倦怠感, 悪心・嘔吐, 黄疸(アレルギー肝障害は左記に加え発熱, 発疹, 好酸球増多など)

2 消化器疾患合併症　127

b 初期検査/初期治療

- 疑われる薬剤の中止.
- 肝性脳症，高アンモニア血症，羽ばたき振戦などを認めたら専門医にコンサルトするか高次施設へ搬送する.

c 精神身体管理

- 重症度は総 Bil，Ch-E，Alb，プロトロンビン時間，血小板など肝予備能で判断する.
- 肝細胞障害型

処方例

強力ネオミノファーゲンシー® 40 mL 1日1回静注（保険適用外）

- 胆汁うっ滞型

処方例 下記のいずれかもしくは併用.

1) ウルソ®（ウルソデオキシコール酸） 1回 50 mg 1日3回（胆汁うっ滞を伴う肝疾患では1日 150 mg を超えると保険適用外になる）
2) プレドニゾロン®（プレドニゾロン） 1回 30 mg 1日1回 もしくは1回 15 mg 1日2回朝昼食後（劇症肝炎のみ保険適用）（ステロイドは不眠をきたす場合があるので，なるべく朝や昼に投与．消化性潰瘍，耐糖能異常もきたすため長期投与はしない）

- 原因薬剤が向精神薬の場合は中止による精神症状の悪化，離脱・中断症状に注意し他剤を検討する.
- 肝障害の原因薬剤が向精神薬でなくとも減量や中止が必要な薬剤があるので注意する.
基本的にほとんどの向精神薬は肝障害では慎重投与や禁忌となる（肝障害時の向精神薬治療参照，➡ 46 頁）.

⑩ アルコール性肝障害

　アルコール依存症は精神科，身体科にかかわらず高頻度で遭遇する疾患である．アルコール依存症は他の精神疾患の合併としてもしばしばみられるため，その結果としてのアルコール性肝障害は，アルコール依存症を扱わない精神科医でも避けることのできない疾患である.

a 症状　食欲不振，倦怠感，悪心・嘔吐，黄疸

128　Ⅱ 各科合併症の治療・管理

b 初期検査/初期治療

- アルコール性肝障害の診断を行う．アルコール医学生物学研究会（JASBRA）が「アルコール性肝障害診断基準 2011 年版」を発表しており概要としては以下のとおりである．

「アルコール性」とは長期（通常 5 年以上）に亘る過剰の飲酒が肝障害の主な原因と考えられる病態で，以下の条件を満たすものを指す．

1. 過剰の飲酒とは，1 日平均純エタノール 60 g 以上（例：ビール 500 mL×3 本以上，日本酒 3 合以上，焼酎 1 合以上，ワイン 5 杯以上など）の飲酒をいう．ただし女性や ALDH2 活性欠損者の場合は 1 日 40 g 程度の飲酒でもアルコール性肝障害を起こしうる．
2. 禁酒により血清 AST，ALT および γGTP 値が明らかに改善する．
3. 肝炎ウイルスマーカー（B 型肝炎や C 型肝炎など），抗ミトコンドリア抗体（原発性胆汁性肝硬変マーカー），抗核抗体（自己免疫性肝炎マーカー）がいずれも陰性である．

　上記を満たし，各病型（脂肪肝，肝線維症，肝炎，肝硬変，肝癌）に当てはめることにより，アルコール性脂肪肝，アルコール性肝線維症，アルコール性肝炎，アルコール性肝硬変，アルコール性肝癌となる．病理診断は日常の臨床では実施が困難なことが多いので，通常腹部エコーや腹部 CT による画像診断と臨床症状で病型を推定していく．病理診断が必要な場合は専門医にコンサルトする．

c 精神身体管理

- 禁酒が基本的な治療である．最終的には断酒につなげる．
- 禁酒による離脱症状に注意していく（アルコール離脱症状参照，➡ 396 頁）．
- Wernicke 脳症やペラグラ脳症予防にビタミン B 群を投与する．リンやカリウムの低下をきたしていることも多い．
- アルコール性肝硬変で低アルブミン血症（血清アルブミン 3.5 g/dL 以下）がみられる患者では肝不全の進行を防ぐために分岐鎖アミノ酸製剤を投与する．

処方例

リーバクト® 配合顆粒（4.15 g/包）　1 回 1 包　1 日 3 回

- アルコール性肝硬変で腹水を認める場合は利尿薬を使用する．

2 消化器疾患合併症　129

> **処方例** 下記のいずれかもしくは併用. 定期的に電解質のチェック
> が必要.
>
> 1) アルダクトンA®（スピロノラクトン） 1回 50 mg　1日1回朝
> 　食後（高カリウム血症に注意する）
> 2) ラシックス®（フロセミド） 1回 40 mg　1日1回朝食後（低カ
> 　リウム血症に注意する）

⑪ 非アルコール性脂肪肝炎（NASH）

　アルコール飲酒によらない脂肪肝，すなわち非アルコール性脂肪
肝疾患（NAFLD：non alcoholic fatty liver disease）のうち，およ
そ80〜90%は病態が進行しないと考えられている非アルコール性
脂肪肝（NAFL：non alcoholic fatty liver）で，およそ10〜20%は進
行性の非アルコール性脂肪肝炎（NASH：non alcoholic steatohepa-
titis）である. NASHの一部はさらに肝硬変や肝癌に進展する.
NAFLDは肥満や糖尿病，脂質異常症，高血圧と関連が深く，それ
らは精神科領域において患者の生活習慣や向精神薬による影響とし
て無視することはできない. 精神科医も患者がNASHへ移行する
のを生活指導や薬物調整などを行い阻止しないといけない.

a 症状

　無症状，倦怠感

b 初期検査/初期治療

- まず除外診断を行う. 肝障害がみられた場合はC型肝炎（HCV
  抗体），B型肝炎（HBs抗原），自己免疫性肝炎（抗核抗体），原発
  性胆汁性肝硬変（抗ミトコンドリア抗体）の除外のためスクリーニ
  ングを行う. それで異常がなければアルコール性肝障害（アル
  コール性肝障害項目参照，→ 127頁）の除外を行う.
- 診断は組織診断が確実であるが日常の臨床では現実的ではない.
  腹部エコーやCTでも脂肪肝は診断できるがNASHなのか
  NAFLなのかまでは診断できない. よって臨床ではトランスア
  ミナーゼの上昇，AST/ALT比の増加（0.8以上は高度な線維化
  を示唆する），血小板の低下などを総合して診断する.

c 精神身体管理

- NASHにしろNAFLにしろ，治療自体は同じで肥満，糖尿病，
  脂質異常，高血圧などの治療となる. 食事療法と運動療法が大き

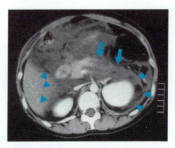

図9 急性膵炎
造影CTにて膵体部から膵尾部にかけて造影が不良(矢印).膵周囲に炎症が波及している(矢頭).

な位置を占める(糖尿病,脂質異常症項目参照,➡ 200,212頁).
- 代謝に影響を及ぼす向精神薬の減量や中止が可能であれば行う.

12 急性膵炎

一般的な原因としてアルコール性,胆石性,特発性が多くその他は手術後,ERCP後,脂質異常症,膵管合流部異常などがある.精神科領域でもアルコール依存に由来するアルコール性は多いと推測される.向精神薬による脂質代謝異常は膵炎のリスクを高めるかもしれない.

a 症状

腹痛,悪心・嘔吐,圧痛,DIC,ショック

b 初期検査/初期治療

- 膵炎を疑った場合は,膵特異性の高い膵酵素(p-アミラーゼ,リパーゼなど)を含めた採血を行い腹部造影CTを施行する(図9).膵酵素の多くは発症後時間を経て低下するため重症度を反映しない.
- 診断基準として以下のものがある.

臨床診断基準(厚労省難治性膵疾患に関する調査研究班,2008)

1. 上腹部に急性腹痛発作と圧痛がある.
2. 血中または尿中に膵酵素の上昇がある.
3. 超音波,CTまたはMRIで膵に急性膵炎に伴う異常がある.

上記3項目中2項目以上を満たし,他の膵疾患および急性腹症を除

外したものを急性膵炎とする．ただし，慢性膵炎の急性発症は急性膵炎に含める．
注：膵酵素は膵特異性の高いもの（膵アミラーゼ，リパーゼなど）を測定することが望ましい．

（武田和憲，他：急性膵炎重症度判定基準最終改訂案の検証，厚生労働科学研究補助金難治性疾患克服研究事業難治性膵疾患に関する調査研究，平成 19 年度総括・分担研究報告書，pp 29–33，2008）

- 急性膵炎を診断された場合は重症度を評価し重症であれば，ICUの対象となる．重症度評価は消化器専門医にコンサルトする．重症膵炎はおよそ 1 割が死亡する．

急性膵炎の重症度判定基準（厚生労働省難治性膵疾患に関する調査研究班，2008）

A. 予後因子（予後因子は各 1 点とする）

1. Base Excess≦−3 mEq/L，またはショック（収縮期血圧≦80 mmHg）
2. PaO_2≦60 mmHg（room air），または呼吸不全（人工呼吸管理が必要）
3. BUN≧40 mg/dL（or Cr≧2 mg/dL），または乏尿（輸液後も 1 日尿量が 400 mL 以下）
4. LDH≧基準値上限の 2 倍
5. 血小板数≦10 万/mm³
6. 総 Ca≦7.5 mg/dL
7. CRP≧15 mg/dL
8. SIRS 診断基準における陽性項目数≧3
9. 年齢≧70 歳

（SIRS の診断基準項目：①体温＞38℃あるいは＜36℃　②脈拍＞90 回/分　③呼吸数＞20 回/分あるいは $PaCO_2$＜32 torr　④白血球数＞12,000/mm³ か＜4,000/mm³ または 10% 以上の幼若球出現）

B. 造影 CT Grade（合計スコアが 1 点以下を Grade 1，2 点を Grade 2，3 点を Grade 3 とする）

1. 膵炎の膵外進展度
①前腎傍腔…0 点
②結腸間膜根部…1 点
③腎下極以遠…2 点

2. 膵の造影不良域

膵を便宜的に膵頭部，膵体部，膵尾部3つの区域に分け，

①各区域に限局している場合，または膵の周辺のみの場合…0点

②2つの区域にかかる場合…1点

③2つの区域全体を占める，またはそれ以上の場合…2点

重症の判定：予後因子3点以上または造影CT Grade 2以上

（武田和憲，他：急性膵炎重症度判定基準最終改訂案の検証，厚生労働科学研究補助金難治性疾患克服研究事業難治性膵疾患に関する調査研究，平成19年度総括・分担研究報告書，pp 29-33, 2008)

c 精神身体管理

1) 経腸栄養の重要性　軽症であれば点滴のみで経過を見てもよいが長期間の絶食は bacterial translocation を起こすので望ましくなく，腹痛の消失やリパーゼの低下した時点で経口摂取を試みる．中等症〜重症の場合は空腸まで栄養チューブを留置して早期(48時間以内)に経管栄養を行うが，空腸に留置できない場合は胃もしくは十二指腸留置でもよい．栄養改善よりは感染予防の意味合いが大きい．

2) 輸液管理　発症初期はサイトカインにより血管透過性が亢進し，循環血液量減少による脱水・ショックを起こしやすい初期輸液は細胞外液とし，平均動脈圧{=拡張期血圧+(収縮期血圧-拡張期血圧)/3}65 mmHg 以上，尿量 0.5 mL/kg/時以上を目標とする．軽症でも 200 mL/時前後，重症だと 300 mL/時前後(ショックではそれ以上)の輸液が必要になる．中期以降は third space からの refilling により，輸液過剰になりやすく肺水腫のリスクが高まるため，インアウトバランスに注意する．

3) 抗菌薬投与　重症の場合，予防投与として第3セフェム，カルバペネム系抗菌薬で膵移行性のよいものを選択する．

処方例 下記のいずれかを用いる．

1) メロペン®(メロペネム)注　0.5 g　1日2回点滴静注

2) チエナム®(イミペネム/シラスタチン)注　0.5 g　1日2回点滴静注

2 消化器疾患合併症 133

4) **疼痛対策** 鎮痛薬物による精神症状の悪化に注意する.

処方例 下記のいずれかを用いる.

1) ソセゴン®(ペンタゾシン, 30 mg/A)注 30 mg 6〜8 時間ごと静注
2) レペタン®(ブプレノルフィン, 0.3 mg/A)注 2.4 mg/日持続投与

Oddi 括約筋収縮作用により膵炎を悪化させるといわれており, アトロピンを併用する場合があるが, わが国のガイドラインでは併用は推奨されていない.

5) **膵酵素阻害薬** 明確なエビデンスはないので専門医にコンサルトして使用する.

処方例 下記のいずれかを用いる.

1) エフオーワイ®(ガベキサート)注 600〜2,400 mg+5% ブドウ糖 500 mL 24 時間で点滴静注
   (急性膵炎の保険適用は 600 mg/日まで, DIC を合併すれば 2,400 mg/日まで)
2) フサン®(ナファモスタット)注 60〜240 mg+5% ブドウ糖 500 mL 24 時間で点滴静注
   (急性膵炎の保険適用は 60 mg/日程度まで, DIC を合併すれば 240 mg/日まで)
3) ミラクリッド®(ウリナスタチン)注 15 万単位+生食 500 mL 24 時間で点滴静注

6) **その他**

- 胆石性の場合は ERCP や ES など行う場合があるので専門医にコンサルトする.
- 嘔吐などがあれば経鼻胃管を挿入してもよいが, ルーチンでは挿入する必要はない.
- アルコール依存患者の入院による離脱症状に注意する. 離脱の予防にジアゼパムを投与する(経口投与可能であれば経口薬でよい).

処方例

セルシン®(ジアゼパム)注 1 回 5〜10 mg ゆっくり静注 1 日 3〜5 回 1〜2 週間で漸減

- **向精神薬の整理**:急性膵炎は麻痺性イレウスを起こしやすいた

め，可能な限り抗コリン作用の強い向精神薬を減量・中止する．

- **抗精神病薬の投与が必要な場合**：少量の経口摂取が許可であれば，リスパダール®（リスペリドン）内用液少量（1回 0.5～1 mL 前後）を 1 日に必要な回数だけ口腔内に投与する（例：6 mg/日を 6 回に分けて）．リスパダール® 投与が不可能なときはセレネース® 注射を考慮する．

- 薬剤性の急性膵炎の頻度は高くないが，1 例報告も含めると向精神薬の中ではバルプロ酸，カルバマゼピン，クロナゼパム，ミルタザピン，セルトラリン，リスペリドンの報告がある．

参考文献

- Stanghellini V, Chan FK, Hasler WL, et al：Gastroduodenal Disorders. Gastroenterology 150：1380-1392, 2016
- Mearin F, Lacy BE, Chan FK, et al：Bowel Disorder. Gastroenterology 150：1393-1407, 2016
- 堤幹宏：わが国におけるアルコール性肝障害の現状と診断基準の変遷. 日本消化器学会雑誌 109：1509-1517, 2012
- 日本消化器病学会：NAFLD/NASH 診療ガイドライン 2014
  http://www.jsge.or.jp/member/guideline
- Morlán-Coarasa MJ, Arias-Loste MT, Ortiz-García de la Foz V, et al：Incidence of non-alcoholic fatty liver disease and metabolic dysfunction in first episode schizophrenia and related psychotic disorders：a 3-year prospective randomized interventional study. Psychopharmacology 233：3947-3952, 2016
- 急性膵炎診療ガイドライン 2015 改訂版委員会（編）：急性膵炎診療ガイドライン第 4 版, pp 124-141, 金原出版, 2015

（本田　明）

3 呼吸器疾患合併症

POINT

- **向精神薬による呼吸器系への影響**：加齢や抗精神病薬の影響による嚥下障害から生じる誤嚥性肺炎が多く，ベンゾジアゼピン系睡眠薬は呼吸抑制がある．肺疾患が悪化した場合は減量・中止，他剤への変更が必要である．
- **喫煙する患者が多く，呼吸機能に悪影響を及ぼす**：統合失調症患者は喫煙する者が多い．禁煙指導も十分な了解が得られにくいことが多いが呼吸器疾患に罹患した場合は試みる．
- **喘息患者の薬剤アドヒアランスを確認する**：吸入が面倒できちんと行っていない患者は意外と多く，喘息死を防ぐには発作の予防教育が大事である．
- **喘息治療薬と向精神薬との相互作用に注意**
- **ステロイド使用の際はステロイド精神障害に注意**：ステロイド量が多く投与期間が長いほど，ステロイド精神障害のリスクが高まる．
- **精神科病棟において結核感染が発生することがある**：患者の慢性咳嗽，微熱は軽視せず胸部単純 X 線撮影や抗酸菌塗抹培養検査を実施する．
- **食事を急いでかきこむ行動が誤嚥・窒息のリスクを高める場合がある**：このような患者の食事は必ずスタッフの目の届く所でとらせる．特にパン類など，塊で食べられる食品は窒息を起こしやすいので避ける．

1 市中肺炎

　市中肺炎は病院外での肺炎発症を指すが，精神科病院入院中の肺炎でもストレスケア病棟など短期入院患者が多く，比較的若年の身体的基礎疾患がなく，外出もほぼ制限がなく，抗菌薬が長期投与されていなければ市中肺炎とみなしてよいと思われる．精神科入院当日に見つかった肺炎も基本的に市中肺炎とみなすが，直前に介護施設などに入所していたり身体的な在宅医療を受けていたりすれば医療・介護関連肺炎となる．

🅐 症状

発熱，咳嗽，喀痰，呼吸困難，胸痛，胸部 X 線浸潤影・網状・線上影など

🅑 初期検査/初期治療

1) 画像診断　胸部単純 X 線撮影（胸部 CT も必要に応じて）

2) 採血　血算，CRP，血液ガスなど

3) 酸素療法　SpO_2 低下が認められたら酸素療法開始（酸素療法の項目参照．➡ 65 頁）．慢性閉塞性肺疾患などの慢性呼吸不全がベースにあれば，鼻カヌラ 0.5～1 L/分など低流量，もしくは Venturi マスク FiO_2 24% などから開始する．慢性呼吸不全がなければ状態に応じて，簡易酸素マスク 5～10 L/分から開始してもよい．SpO_2 が上がらないか下がるようなら気管挿管を行う．ただし，慢性呼吸不全がベースにある場合，人工呼吸器からの離脱が困難になることがあり，適応を事前に本人・家族と相談しておくのが望ましい．

4) 培養検査　抗菌薬開始前に痰培養検査を施行する．喀痰の採取ができない場合は血液培養を 2 セット以上採取する．肺炎球菌，マイコプラズマ，レジオネラなどは迅速診断が可能である．治療は病原体が同定されるまで経験的治療を行う．

5) 肺結核の除外　肺結核が疑われる場合は喀痰，胃液の抗酸菌染色を行う．肺結核と診断された場合，結核病棟がなければ結核病棟のある病院への転院を進めていく（肺結核の項目参照．➡ 147 頁）．

6) 細菌性肺炎，非定型肺炎の鑑別

日本呼吸器学会の成人市中肺炎診療ガイドライン（以下ガイドライン）では細菌性/非定型肺炎の鑑別を①年齢 60 歳未満，②基礎疾患がない，あるいは軽微，③頑固な咳がある，④胸部聴診上所見が乏しい，⑤痰がない，あるいは迅速診断で病原菌が証明されない，⑥末梢血白血球数が 10,000/μL 未満である，の 6 つの項目のうち①～⑤の 3 項目以上あるいは①～⑥の 4 項目以上で非定型肺炎の可能性が高いとしている．非定型肺炎の中ではマイコプラズマ肺炎の頻度が高い．

7) 敗血症と敗血症性ショックの診断

肺結核の項目参照．➡ 147 頁．

8) 重症度の評価

ガイドラインでは重症度を①男性 70 歳以上，女性 75 歳以上，②

BUN 21 mg/dL 以上または脱水あり，③SpO_2 90% 以下（PaO_2 60 Torr 以下），④意識障害，⑤血圧（収縮期）90 mmHg 以下，の5項目のうち0個で軽症，1～2個で中等症，3個で重症，4個以上で超重症としている．単科の精神科病院での肺炎治療は医療体制にもよるが中等症までで，重症以上になると一般病院への転院を考慮する必要がある．

C 精神身体管理

- 誤嚥のリスクが高くない場合は長期間の絶食は好ましくない．
- 低酸素血症はせん妄などの精神症状悪化につながるため，積極的に治療する．
- 抗菌薬の経験的治療を行う（起因菌が判明し次第，感受性と組織移行性を参考に抗菌薬を選択する）．投与開始3日後に体温，咳嗽，喀痰量などの臨床症状で効果判定を行う（WBC，CRP，胸部X線などはこの時点では評価の参考にあまりならない）．

処方例 細菌性肺炎疑い軽症～中等症：下記のいずれかを用いる．
1) オーグメンチン®（アモキシシリン/クラブラン酸カリウム）配合錠　1回250 mg　1日3～4回
2) ユナシン®（スルタミシリン）錠　1回375 mg　1日2～3回
   3日間で改善がない場合は下記に変更，慢性呼吸器疾患や細菌抗菌薬を使用した経歴，ペニシリンアレルギーがある場合は最初から使用する．
3) クラビット®（レボフロキサシン）錠　1回500 mg　1日1回
   抗結核作用もあるため，もし結核感染していた場合一時的に症状が改善することがあり注意を要する．

処方例 細菌性肺炎疑い，中等症～重症：下記のいずれかを用いる．
1) ユナシンS®（アンピシリン/スルバクタム）注　1回3 g　1日2回点滴静注
2) ロセフィン®（セフトリアキソン）注　1回1 g　1日2回点滴静注（1回2 g，1日1回でもよい）

処方例 細菌性肺炎疑い，重症～超重症：下記のいずれかを用いる．
1) チエナム®（イミペネム/シラスタチン）注　1回500 mg　1日2回点滴静注
2) ゾシン®（タゾバクタム/ピペラシリン）注　1回4.5 g　1日2回
3) ユナシンS®（アンピシリン/スルバクタム）注　1回3 g　1日2

回点滴静注

4) ロセフィン®（セフトリアキソン）注　1回1g　1日2回点滴静注（1回2g，1日1回でもよい）

上記チエナム®，ゾシン®，ユナシン®，ロセフィン®のいずれかに加えて下記のいずれかを併用してもよい

5) ジスロマック®（アジスロマイシン）注　1回500mg　1日1回2時間かけて点滴静注（注射用水4.8mLで溶解し，ソリタT3 500mLなどの3号輸液に混注して点滴）

6) シプロキサン®（シプロフロキサシン）注　300mg　1日2回点滴静注（腎障害で減量）

7) 塩酸バンコマイシン®（バンコマイシン）注　1回1g　1日2回（腎障害で減量）

処方例　非定型肺炎疑い軽症：

ジスロマック®（アジスロマイシン）錠　1回500mg　1日1回3日間

処方例　非定型肺炎疑い中等症以上：下記のいずれかを用いる．

1) ミノマイシン®（ミノサイクリン）注　1回0.1g　1日2回点滴静注

2) シプロキサン®（シプロフロキサシン）注　1回300mg　1日2回点滴静注（腎障害で減量）

3) ジスロマック®（アジスロマイシン）注500mg　1回500mg　1日1回2時間かけて点滴静注

- バルプロ酸とカルバペネム系抗菌薬（メロペン®，チエナム®，カルベニン®など）はバルプロ酸血中濃度が低下しててんかん発作を誘発するため，併用禁忌となっている．ただし精神科領域では気分安定目的での使用も多く，その場合は必ずしもてんかん発作を起こすわけではない．

- **身体拘束の適応**：抗菌薬の点滴を自己抜去する可能性が高いときは身体拘束を行う．この際，拘束時間を最小限にしたい場合は1日1回の投与で可能なセフトリアキソン，レボフロキサシン，アジスロマイシンなどを検討する．

- **抗精神病薬の調整**：高齢者の残遺型統合失調症など，抗精神病薬が以前ほど多く必要ないことがあるので肺炎などを契機に減量を試みてみる．

2 院内肺炎, 医療・介護関連肺炎

院内肺炎は入院後 48 時間以降に発症した肺炎を指す. 精神科病棟では身体合併症病棟などで発生した肺炎は院内肺炎に分類されるであろう.

医療・介護関連肺炎は市中肺炎と院内肺炎の中間的な要素がある. すなわち介護施設や在宅医療で発生した肺炎患者は高齢で基礎疾患をもっていたり, 過去の抗菌薬使用歴があったりと市中肺炎の範疇で考えることが難しいことも多く, 2011 年に日本呼吸器学会が医療・介護関連肺炎診療ガイドラインを発表し治療指針が提示された. このガイドライン上, 精神科病床入院患者は医療・介護関連肺炎のカテゴリーに入れられているが, 実際の精神科病床の患者層は病院や病棟機能によってさまざまである. 高齢者の多い慢性期病棟や認知症病棟などで発生した肺炎は医療・介護関連肺炎といえるが, 開放のストレスケア病棟で発生した場合は院外肺炎に近いと思われる. 若年者の ADL が自立した患者が入所する精神障害者グループホーム入所中で発生した肺炎も, 医療・介護関連肺炎に含まず, 市中肺炎として治療するのが妥当であろう.

日本呼吸器学会の成人肺炎診療ガイドライン 2017(以下ガイドライン)では, 反復する誤嚥性肺炎や疾患終末期や老衰での肺炎治療は必ずしも QOL や生命予後を改善しないことから, そのような状況では患者の QOL を重視した治療やケアを行い, 積極的な抗菌薬を中心とした肺炎治療は行わないという選択肢も提案されている.

a 症状

発熱, 咳嗽, 喀痰, 呼吸困難, 胸痛, 胸部 X 線浸潤影・網状・線上影など

b 初期検査/初期治療

- 肺炎の検査と低酸素血症に対する処置は市中肺炎同様である(市中肺炎の項目参照. → 135 頁).
- 院内肺炎の重症度はガイドラインでは, ①悪性腫瘍または免疫不全状態, ②SpO_2>90% を維持するために FiO_2>35% を要する, ③意識レベルの低下, ④男性 70 歳以上, 女性 75 歳以上, ⑤乏尿または脱水, のうち 3 項目以上が重症となる. 2 項目以下の場合 ①CRP≧20 mg/dL, ②胸部 X 線初診陰影の拡がりが一側肺の 2/3 以上, の 1 項目以上が当てはまれば中等症, いずれもあては

まらないものが軽症となる.

- 医療・介護関連肺炎の重症度は市中肺炎と同様である(市中肺炎の項目参照, ➡ 135頁).

C 精神身体管理

1) 抗菌薬の選択　ガイドラインでは，抗菌薬での経験的治療方法を大きく escalation 治療と de-escalation 治療の2つに分けている.

(1) Escalation 治療：狭域スペクトラム抗菌薬で開始し，改善がない場合は必要に応じて広域に変更していく方法.

(2) De-escalation 治療：広域スペクトラム抗菌薬で開始し，可能な限り狭域へ変更していく方法. 主に敗血症や重症肺炎，耐性菌リスクが高い患者を対象としている. 敗血症の診断はショックの項目参照, ➡ 84頁.

　耐性菌リスクはガイドラインでは，①過去90日以内の経静脈的抗菌薬の使用歴，②過去90日以内に2日以上の入院歴，③免疫抑制状態，④活動性の低下：PS≧3(限られた自分の身のまわりのことしかできない状態. 日中の50%以上をベッドか椅子で過ごす状態.)またはバーゼル指数<50または歩行不能または経管栄養または中心静脈栄養法，の2項目以上で耐性菌高リスク群とみなしている.

2) Escalation 治療

a) 内服で治療を行う場合

処方例　下記のいずれかを用いる.

> 1) オーグメンチン®(アモキシシリン/クラブラン酸カリウム)配合錠　1回250 mg　1日3回毎食後
> ＋ジスロマック®(アジスロマイシン)錠　1回500 mg　1日1回3日間
> (ジスロマック®は3日間飲み切りで7日間の有効血中濃度が維持される)
> 2) クラビット®(レボフロキサシン)錠　1回500 mg　1日1回

b) 注射で治療を行う場合

処方例　下記のいずれかを用いる.

> 1) ユナシンS®(アンピシリン/スルバクタム)注　1回3 g　1日2回　点滴静注
> 2) ロセフィン®(セフトリアキソン)注　1回1 g　1日1〜2回　点

滴静注（誤嚥性肺炎が疑われるときは不適）

c) 非定型肺炎が疑われるとき

処方例

クラビット®（レボフロキサシン）注　1回500 mg　1日1回60分かけて点滴静注（誤嚥性肺炎が疑われるときは不適）

3) De-escalation 単剤治療　敗血症があるか，院内肺炎中等症以上/医療・介護関連肺炎重症以上か，耐性リスクある場合は下記を処方する．

処方例　下記のいずれかを用いる．

1) ゾシン®（タゾバクタム/ピペラシン）注　1回4.5 g　1日3回点滴静注
2) チエナム®（イミペネム/シラスタチン）注　1回0.5 g　1日2回点滴静注
   バルプロ酸と併用禁忌
3) マキシピーム®（セフェピム）注　1回1 g　1日2回　点滴静注
   嫌気性菌感染を疑う場合は避けるか下記を併用
   ＋ダラシンS®（クリンダマイシン）注　1回600 mg　1日2回点滴静注
4) シプロキサン®（シプロフロキサシン）注　300 mg　1日2回点滴静注（腎障害で減量）
   嫌気性菌感染を疑う場合は避けるか下記を併用
   ＋ダラシンS®（クリンダマイシン）注　1回600 mg　1日2回点滴静注

4) De-escalation 多剤治療　敗血症があるか院内肺炎中等症以上/医療・介護関連肺炎重症以上であり，かつ耐性リスクがある場合は下記も用いる．

処方例　上記3)の処方例1)〜4)と下記1)，2)のうち2剤併用，ただしβラクタム系（例：ゾシン®，チエナム®，マキシピーム®）間での併用は避ける．

1) アミカシン硫酸塩®（アミカシン）注　1回200 mg　1日2回（腎障害で減量）
   MRSA感染を疑う場合はさらに以下を併用する
2) 塩酸バンコマイシン®（バンコマイシン）注　1回1 g　1日2回（腎障害で減量）

5) その他の治療法

- 誤嚥性肺炎を繰り返す患者で高血圧症を合併している者は，ACE阻害薬による嚥下機能改善を期待して試みてもよい（高血圧の項目参照，➡159頁）．
- 薬剤調整や嚥下訓練などでも嚥下障害が改善しない場合は，患者・家族と相談のうえ，胃瘻造設を考慮する．ただし認知症の高齢者に対しての胃瘻は倫理的観点から慎重に判断する．嚥下障害が高度で自身の唾液の誤嚥でも肺炎を起こす場合は，喉頭気管分離術の適応にもなるが発声が犠牲になる．

3 気管支喘息

気管支喘息に対して精神科領域から関与する状況として，精神疾患患者がたまたま気管支喘息を合併している場合の禁煙指導や服薬指導，気管支喘息と合併が多いと言われる気分障害やパニック障害と並行しての治療，気管支喘息の心身症としての側面の治療などが挙げられる．喘息治療薬は内服薬，テープ剤，定時吸入薬，頓用吸入薬と種類や投与経路も多く面倒に感じる患者も多いことから，特に薬剤アドヒアランスの向上は発作予防のカギとなる．日本アレルギー学会から喘息予防・管理ガイドラインが発表されており，治療の指針とする．急性発作の治療と長期管理の治療とに分けて考える．

a 症状

発作性の喘鳴・呼吸困難・咳・胸苦しさ，SpO_2 低下

b 初期検査/初期治療

1) 他の呼吸器疾患や心疾患との鑑別　喘息・心疾患既往歴，胸部単純X線撮影，胸部CT，心電図，心エコーなどで肺炎・気管支炎，気胸，COPD，心不全，心筋梗塞，肺塞栓症などを鑑別していく．

2) 急性発作の治療　SpO_2 95%未満（PaO_2 80 mmHg未満）のときは酸素投与（酸素療法の項目参照，➡65頁）．COPD患者では低流量で開始．

以下，①で効果ない場合②→③→④と追加していく，重症度に応じてほぼ同時に行うこともある．

処方例 ①下記のいずれかを用いる．

1) メプチンエアー®（プロカテロール塩酸塩，10 μg/1 吸入）　1回

2 吸入　20分ごとに3回まで

2) ベネトリン®(サルブタモール)0.3〜0.5 mL＋生食2 mL〔＋ビソルボン®(ブロムヘキシン塩酸塩)2 mL加えてもよい〕ネブライザー吸入20分ごとに3回まで

（処方例）②下記を併用する（ステロイドのほうが重要）.

1) ソル・コーテフ®(ヒドロコルチゾン)注200〜500 mg＋生食100 mL

〔もしくはソル・メドロール®(メチルプレドニゾロン)注40〜125 mg＋生食100 mL〕

30分かけて点滴静注

コハク酸エステル型ステロイド(ソル・コーテフ®注, ソル・メドロール®注など)はアスピリン喘息を悪化させるため, アスピリン喘息ではリン酸エステル型ステロイド(ハイドロコートン®注200〜500 mg, リンデロン®注4〜8 mgなど)を使用する. 喘息のタイプが不明でコハク酸型ステロイドしかない場合は, ゆっくり1時間程度で点滴して増悪しないか経過観察が必要.

2) ネオフィリン®(アミノフィリン)注250 mg＋5%ブドウ糖200 mL

(テオフィリン内服患者はネオフィリン®を125 mgに減量)

半量を15分で残り半量を45分かけて点滴静注(頭痛, 吐き気, 動悸などで中止)

（処方例）③

ボスミン®(アドレナリン)注　0.1〜0.3 mL　皮下注　改善まで20分ごとに反復

脈拍130回/分以上, 抗精神病薬内服, 高齢者, 不整脈には禁忌.

（処方例）④気管挿管

喘息発作重篤例(意識障害, PaO_2 50 mmHg未満, $PaCO_2$ 上昇など)や抗精神病薬内服中などのためアドレナリンが禁忌の患者は, 気管挿管も早めに考慮する. 人工呼吸器使用の際, 気管支喘息ではauto-PEEP(自身の気道狭窄によりPEEPがかかってしまい肺損傷のリスクになる)があるため初期の呼吸器設定では吸気流量を増やし, I:E比(吸気と呼気の割合)を1:3〜4と通常より延長させ, かつ呼吸器設定のPEEPをゼロにする. 気道内圧を上昇させないように設定を変更していく(人工呼吸器の項目参照, ➡68頁).

144 　Ⅱ 各科合併症の治療・管理

C 精神身体管理

1) 長期管理

(1) 症状が週 1 回未満，症状が軽度，夜間発作月 2 回未満などの患者

• 症状が月 1 回未満のとき

処方例

メプチンエアー®（プロカテロール塩酸塩，10 μg/1 吸入） 1 回 2 吸入　頓用

• 症状が月 1 回以上のとき

処方例

フルタイド®（フルチカゾンプロピオン酸エルテル） 1 回 50〜100 μg 吸入　1 日 2 回

(2) 症状が週 1 回以上だが毎日ではない，月 1 回以上日常生活や睡眠が妨げられる．夜間発作が月 2 回以上などの患者

• ステロイド吸入単独の場合

処方例

フルタイド®（フルチカゾンプロピオン酸エルテル） 1 回 100 μg 吸入　1 日 2 回

• 上記のステロイド吸入単独で不十分のとき

処方例 次のいずれかを追加する．

1) テオドール®（テオフィリン） 1 回 200 mg　1 日 2 回
2) オノン® カプセル（プランルカスト） 1 回 225 mg　1 日 2 回
3) ホクナリン® テープ（ツロブテロール塩酸塩） 1 回 2 mg　1 日 1 回貼付

• 次のステロイド/β 刺激薬合剤のいずれかを単独でもしくはテオドール®，オノン® と組み合わせて，下記を用いる．

処方例 下記のいずれかを用いる．

1) アドエア®（サロメテロールキシナホ酸塩/フルチカゾンプロピオン酸エステル） 100 μg　1 回 1 吸入　1 日 2 回
2) シムビコート®（ブデソニド/ホルモテロールフマル酸塩） 1 回 1 吸入　1 日 2 回

(3) 発作が毎日，週 1 回以上日常生活や睡眠が妨げられる．夜間発作が週 1 回以上

処方例

1) フルタイド®（フルチカゾンプロピオン酸エルテル） 1 回 200

μg 吸入　1日2回
上記のステロイド吸入に加え，次のいずれかまたは複数を追加してもよい

2) テオドール®(テオフィリン)　1回200 mg　1日2回
3) オノン®カプセル(プランルカスト)　1回225 mg　1日2回
4) ホクナリン®テープ(ツロブテロール塩酸塩)　1回2 mg　1日1回貼付
5) スピリーバ®レスピマット(チオトロピウム，2.5 μg)　1回2吸入　1日1回

　次のステロイド/β刺激薬合剤のいずれかを単独でもしくはテオドール®，オノン®，スピリーバ®と組み合わせて用いる.

処方例

1) アドエア®(サロメテロールキシナホ酸塩/フルチカゾンプロピオン酸エステル)　250 μg　1回1吸入　1日2回
2) シムビコート®(ブデソニド/ホルモテロールフマル酸塩)　1回2吸入　1日2回

(4) 発作が毎日で日常生活が制限，治療下でもしばしば増悪

処方例

1) フルタイド®(フルチカゾンプロピオン酸エルテル)　1回400 μg 吸入　1日2回
上記のステロイド吸入に加え，次のすべてを追加
2) テオドール®(テオフィリン)　1回200 mg　1日2回
3) オノン®カプセル(プランルカスト)　1回225 mg　1日2回
4) ホクナリン®テープ(ツロブテロール塩酸塩)　1回2 mg　1日1回貼付
5) スピリーバ®レスピマット(チオトロピウム，2.5 μg)　1回2吸入　1日1回

　次のステロイド/β刺激薬合剤のいずれかを単独でもしくはテオドール®，オノン®，スピリーバ®と合わせて用いる.

処方例

1) アドエア®(サロメテロールキシナホ酸塩/フルチカゾンプロピオン酸エステル)　500 μg　1回1吸入　1日2回
2) シムビコート®(ブデソニド/ホルモテロールフマル酸塩)　1回3〜4吸入　1日2回

それでもコントロール不良の場合以下を追加する.

処方例

プレドニン®（プレドニゾロン） 1回10 mg 1日3回 3〜7日間で漸減中止

2) 吸入薬の種類 大まかに自身の吸気で吸い込むドライパウダー型と，吸気と同時にガスで噴霧して吸入するエアゾール型がある．同じ薬剤でも両方の剤型が発売されていたりするが，ドライパウダー型はある程度強く一気に吸い込まないといけないので高齢者や精神症状により了解の悪い患者だと難しい場合がある．エアゾール型は患者の吸気に合わせてスタッフが噴霧することもできるが，タイミングが難しい．エアゾール型にはスペーサーとよばれる補助器具を取り付けると，噴霧と同時でなくとも自分のペースで少し遅れて吸入することができる．これらの機材でも吸入が難しい場合は，ネブライザーで使用できるステロイド吸入液（パルミコート®吸入液）も発売されている．

3) SpO_2 精神症状により呼吸困難を訴えない患者は SpO_2 モニタリングを行う．

4) 睡眠薬の中止 急性発作でコントロールが不良な場合は呼吸機能を悪化させるため，睡眠薬はできる限り中止する．不眠が著しい場合はセロクエル®，レスリン®など催眠作用のある抗精神病薬や抗うつ薬で代用するが，喀痰の多い患者はそれらの抗コリン作用による排痰機能の低下にも注意する．

5) 副作用

- ステロイド使用の際はステロイド精神障害に注意する．
  プレドニゾロン換算40 mg/日を超えると4.6%，80 mg/日を超えると18.4%に精神障害が出現する．不眠の頻度が高く，それに引き続き抑うつ，せん妄，幻覚・妄想，躁状態が出現する．ステロイド精神病が発生した際はステロイドの中止が望ましいが，喘息の症状と天秤にかけて判断する必要がある．場合によっては向精神薬を投与しながらステロイドを継続することもある．

- 発作そのものによっても不眠をきたすが，ステロイド，β刺激薬，キサンチン誘導体などの喘息治療薬はいずれも不眠をきたすことがある．不眠を呈する喘息患者は発作のコントロールがついていれば喘息治療薬の調整も行う．

3 呼吸器疾患患併症　147

6) 薬物アドヒアランス　発作コントロールが不良の場合，薬物アドヒアランスが良好であるか確認する．精神症状のため喘息治療薬の重要性を認識していない患者は多い．投薬がきちんとされていない外来患者であれば家族に服薬状況を確認，入院中であれば服薬を病院管理とする．テオフィリン内服中であれば血中濃度を測定する．喫煙者には禁煙指導も重要である．

7) 相互作用　キサンチン誘導体と向精神薬との薬物相互作用に注意する．

ルボックス®(フルボキサミン)，ノックビン®(ジスルフィラム)はテオフィリンの血中濃度を上昇させる．テグレトール®(カルバマゼピン)，アレビアチン®(フェニトイン)，フェノバール®(フェノバルビタール)はテオフィリンの血中濃度を低下させる．テオフィリンはテグレトール®(カルバマゼピン)，アレビアチン®(フェニトイン)，の血中濃度を低下させる．

4 肺結核

肺結核は時々精神科病棟の入院患者に発生する．さまざまな臨床症状を呈するので，咳・痰などの呼吸器症状がなくても微熱が持続したり，食欲不振から発見されたりすることもある．とにかく少しでも疑ったら積極的に塗抹・培養検査を行う．

a 症状

発熱，咳，痰，胸痛

b 初期検査/初期治療

- 活動性結核疑いの時点で可能な限り個室管理とする．対応するスタッフは N95 マスクを着用する(患者は通常のサージカルマスク着用でよい)．

- **胸部単純 X 線・CT**：散布性の浸潤影，空洞病変，胸水，肺門リンパ節腫脹などがあるが，典型的な所見ばかりとは限らず，細菌性肺炎や間質性肺炎に類似した所見がみられることもある．

- **塗抹・PCR 検査・培養検査**：喀痰，胃液などの検体を使用する．喀痰を自己排出できない場合は吸引を行う．胃液培養は早朝空腹時に経鼻胃管を挿入して胃液をシリンジで 5 mL ほど吸引する．採取時にスタッフは N95 マスクを着用する．いずれも 3 日間連続で行う．塗抹検査で抗酸菌が出なくても，数週間後に培養で抗酸菌が確認されることがあるが，その場合，排菌量は多くなく感

148   Ⅱ 各科合併症の治療・管理

染リスクはそれほど高くないと推測される．塗抹検査もしくは培
養で抗酸菌が陽性になった時点で，PCR法（核酸増幅検査）によ
り結核菌か非結核性抗酸菌かを確定する．

c 精神身体管理

- 活動性の結核感染を疑い個室管理にした場合，患者が精神症状の
ため室外に出てしまうなど安静が保てないときがある．このよう
なときは診断確定までやむを得ず隔離などの行動制限を行う．こ
の際，保護室の構造の一部が格子などで隣室と完全に遮蔽されて
いない場合，感染症としての隔離が不十分になることがある．

- 診断が確定したら，結核病床のある病院に搬送する．抗酸菌塗抹
で陽性となっても，その時点では結核菌か非結核性抗酸菌かはわ
からない．非結核性抗酸菌であった場合は人から人への感染はな
い．全身状態が安定している限りは慌てて搬送する必要はない．
この段階では結核病床のある病院と連絡をとり，PCR検査など
で結核菌が確定したら転院する手はずを整える．

- 転院先の病院に追加の培養情報を提供する．結核病床のある病院
に転院しても薬剤感受性の結果は数週間後に判明するので，結果
が出てから追加情報を転院先の病院に送る必要がある．

5 気道異物

精神科で異物による気道の完全閉塞（窒息）に遭遇することはまれ
ではない．食事や間食での発生が多く，食事の丸のみや早食い習慣
のある患者，嚥下障害により食形態に制限があっても盗食や他患か
らもらったりする患者で窒息することがある．不完全閉塞は食べ物
に加えて義歯や自身の歯の脱落の頻度が高い．

a 症状
咳嗽，喘鳴，呼吸困難，チョークサイン，無声（完全閉塞
の場合）

b 初期検査/初期治療

- 救命処置を行う：完全閉塞の場合，患者は発声せず咳嗽も喘鳴も
なく，首を触りもがくようなしぐさをする（チョークサイン：
choke sign）
  (1)患者に意識があれば咳をさせる．
  (2)咳が無効な場合，肩甲骨間を手掌の基部（掌底）で叩打する背
    部叩打法を行う（腹部突き上げ法が先でもよい）．回数は問わ
    ないが5回ほどで無効であれば腹部突き上げ法に移行する．

(3) 咳や背部叩打法で窒息が解除されない場合腹部突き上げ法（Heimlich 法）を行う．腹部突き上げ法は患者の後ろに回り，こぶしで臍の上方を上背部に向かって圧迫する．回数は問わないが 5 回ほどで無効であれば背部叩打法に戻ってもよい．

(4) 「患者の意識がない場合」は上記の流れに関係なく胸骨圧迫から開始する CPR を行い，気道内圧を上昇させて窒息の解除を試みる．この時点では窒息解除が大きな目的なので心停止（脈拍触知）の有無は問わない．

(5) 機材があれば喉頭鏡を使い Magill 鉗子（なければ鑷子）で摘出する．吸引器があれば太いチューブで吸引を試みてもよい（ただし逆に異物を押し込んでしまう危険もある）．いずれにしろ上記の方法は声門付近の異物に対してのみ有効である．

(6) 上記でも除去できない場合は外科的に輪状甲状靱帯穿刺・切開を行い気道確保する．

(7) 外科的気道確保が困難であったり，喉頭鏡で喉頭展開しても異物が視認できない場合は，気管より末梢に異物が位置しているため，挿管チューブで異物を左右どちらかの気管支まで押し入れて，その後挿管チューブを通常の固定位置まで引き戻し片肺換気を行う．

- **胸部単純 X 線・CT**：バイタルサインを安定させてから行う．気道異物は X 線透過性のものも多い．縦隔偏位，無気肺なども参考にする（図 10）．
- 不完全閉塞でバイタルサインが安定している場合は呼吸器専門医もしくは耳鼻科専門医にコンサルトする．

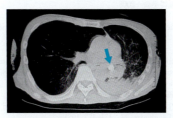

図 10　気道異物，歯脱落

c 精神身体管理

- 気道異物が解除された後は誤嚥性肺炎に準じた抗菌薬を投与する.

処方例

ダラシンS®注(クリンダマイシン) 1回600 mg 1日2回点滴静注

- 嚥下機能が落ちている患者は食事の調理法を工夫する(きざみ,とろみなど).

- 精神科長期入院患者は,義歯や自身の歯の固定状態が悪く脱落誤嚥することがあるので,定期的に口腔内のチェックを行う.

- 精神科身体合併症患者の病院食は,基本的に窒息を起こしやすいパン類を避ける(一口当たりの窒息事故頻度が米飯のおよそ2〜5倍).ただし通常の米飯や粥でも窒息は起こる.間食では患者や家族が買ってくる大福,団子,カステラ,ミニカップゼリー,こんにゃくゼリーなどに気をつける.ゼリー類を摂取する場合は,必ずスプーンで少しずつ食べるよう指導する.

- 丸のみや早食いの習慣のある患者,嚥下障害のある患者に対して行動制限をしたり,食事介助を行ったりすることで短期的には窒息を予防できるが,長期的に100%防ぐことは難しく,患者と家族に窒息のリスクを適宜説明する必要がある.

参考文献
- 日本呼吸器学会成人肺炎診療ガイドライン2017作成委員会:成人肺炎診療ガイドライン2017,日本呼吸器学会,2017
- 日本呼吸器学会呼吸器感染症に関するガイドライン作成委員会:成人市中肺炎診療ガイドライン,日本呼吸器学会 2007
- 日本呼吸器学会医療・介護関連肺炎診療ガイドライン作成委員会:医療・介護関連肺炎診療ガイドライン,日本呼吸器学会 2011
- 日本呼吸器学会呼吸器感染症に関するガイドライン作成委員会:成人院内肺炎診療ガイドライン,日本呼吸器学会 2008
- バーゼル指数
  Mahoney FI, Barthel DW : Functional evaluation; the Barthel index. Md Med State J 14 : 61-65, 1965
- quick SOFA
  Singer M, Deutschman CS, Seymour CW, et al : The Third International Consensus Definitions for Sepsis and Septic Shock(Sepsis-3). JAMA 315 : 801-810, 2016
- 社団法人日本アレルギー学会喘息ガイドライン専門部会監修:喘息予防・管理ガイドライン2015,協和企画,2015
- Ling MH, Perry PJ, Tsuang MT : Side effects of corticosteroid therapy. Psychiatric aspects. Arch Gen Psychiatry 38 : 471-477, 1981

3 呼吸器疾患合併症 151

・消費者庁ホームページ，平成 22 年 3 月 24 日「食品 SOS 対応プロジェクト会合」配布資料
http://www.fsc.go.jp/senmon/sonota/chi_wg-dai7/chi_wg7-siryou1-3.pdf

（本田　明）

152　Ⅱ 各科合併症の治療・管理

4 循環器疾患合併症

POINT

- **QT延長，不整脈に注意**：患者が内服している抗精神病薬・抗うつ薬の多くが循環器系に影響するキニジン様作用，抗コリン作用，α遮断作用，QT延長作用をもつ．また抗不整脈薬にQT延長をきたすものも多く，抗精神病薬との併用に注意する．摂食障害，アルコール依存症患者の低カリウム，低マグネシウム血症もQT延長をきたす．
- **薬剤性の徐脈に注意**：認知症治療薬の多くはコリンエステラーゼ阻害作用により，徐脈をきたすことがある．漫然とした投与は心機能を低下させるリスクがあり，徐脈傾向の高齢者には特に慎重に投与する．
- **降圧薬や抗凝固薬と向精神薬の薬物相互作用に注意**：互いの血中濃度を変動させることがある．
- **身体拘束，薬物鎮静は静脈血栓塞栓症のリスクファクター**：身体拘束の際は十分な補液を行い，特に下肢拘束は短時間にとどめる．

1 不整脈

　不整脈は精神科病院入院中の患者に時々発生する．たまたま心電図で見つかった，臨床症状のない単発の期外収縮などは経過観察でよいことが多い．精神科領域では薬剤性のQT延長，摂食障害やアルコール依存患者の低カリウム，低マグネシウムなどは不整脈を誘発しやすい．徐脈の場合はコリンエステラーゼ阻害作用のある認知症治療薬，カルバマゼピン，尿閉治療薬のウブレチド®，便秘治療薬のベサコリン®などを投与していないか確認が必要．

ⓐ 症状　頻脈（120回/分以上），徐脈（60回/分以下），無症状，動悸，胸痛，呼吸困難，失神，低血圧，意識障害

ⓑ 初期検査/初期治療

1）重篤な症状がある場合　頻脈（150回/分以上）または徐脈（50回/分未満）があり胸痛，呼吸困難，意識障害，失神，血圧低下（収縮期90 mmHg以下）・ショック，肺水腫，心不全，急性冠症候群など重篤な症状が認められた場合は，静脈ルート確保，酸素投与，心電

図モニターを装着した後，循環器専門医にコンサルトする．循環器専門医が不在の場合は可能な限り高次医療施設に搬送する．

2) 重篤な症状があるにもかかわらず，循環器専門医へのコンサルトや救急搬送に時間がかかる場合

a) 徐脈のとき

> 硫酸アトロピン®注(アトロピン，0.5 mg/A)0.5 mg　静注　3〜5分ごとに計3 mg(6 A)まで(MobitzⅡ型やⅢ度房室ブロックには無効)

> カタボンHi®注600 mgまたはカコージンD®注0.3%(ドパミン，600 mg/200 mL)
> 2〜10 μg/kg/分(体重50 kgだと2〜10 mL/時)

「または」

> ボスミン®注(アドレナリン，1 mg/A)1 mg＋生食100 mL
> 12〜60 mL/時で投与

「または」

> - 経皮ペーシング(除細動器にペーシング機能が搭載されているものがある)．
> - 意識がある場合は鎮静下で行う(セルシン®注10 mg，ドルミカム®注5 mg静注など)
> - 除細動器の心電図モニターを装着する
> - 使い捨てパッドを装着する(心停止時のAEDパッドの装着部位と同じ)
> - ペーシングをデマンドモード(患者のQRS波に同期して電気刺激を送るモード)に設定
> - 心拍数(ペーシングレート)を60回/分に設定
> - ペーシング閾値(ペーシング強度)を0 mAに設定
> - ペーシングをスタートする
> - 徐々にペーシング閾値を上げて，QRS波が出たらその閾値より2 mA上げて固定する(通常60〜100 mA)

b) 頻脈のとき

> 意識レベル低下がない場合はセルシン®注 10 mg，ドルミカム®注 5 mg 静注などで鎮静をかけてから

> - 同期して電気ショック(同期は R 波を自動検知してそのあとに電流を流す．除細動器接続の心電図モニター，もしくはパドルから入力される心電図から検知して行われる.)
> - 規則的な狭い QRS 幅(発作性上室性頻拍，心房粗動)：50 J(単相性の場合も同じ)
> - 不規則な狭い QRS 幅(心房細動)：120〜200 J(単相性の場合は 200 J)
> - 規則的な広い QRS(単形性心室頻拍)：100 J(単相性の場合も同じ)
> (2 回目以降は必要に応じてエネルギー量を増加させる.)

> 下記の場合のみ同期せず非同期で電気ショックを行う
> - 不規則な広い QRS(多形性心室頻拍，WPW 伴う心房細動)：除細動のエネルギー量(120〜200 J)を非同期で(単相性の場合は 360 J 非同期)
> (2 回目以降は必要に応じてエネルギー量を増加させる.)

c 精神身体管理 重篤な症状がなく不整脈のみ存在する場合は，心電図モニタリングを行って経過観察とし，できるだけ速やかに循環器専門医にコンサルトする．直ちに循環器専門医にコンサルトすることができず，頻脈や徐脈による何らかの著しい症状がある場合は下記の方法で治療を検討する．内服薬が選択できる場合は静注を避けて，できるだけ内服による治療を行う．

　不整脈治療薬を静注する場合は半量を 5 分以上かけて投与した時点で，心電図波形，心拍数，血圧を測定し異常がないことを確認し，残りを 5 分以上かけて静注したほうが安全である(アデホス®のみ半減期が短いのでワンショットの急速静注が必要).

1) 発作性心房細動(AF)　発作性で発症時間が明確な場合は，リズムコントロール(洞調律にする)を行ってもよいが，48 時間以上経過した症例や発症時期が不明な場合は心房内に血栓が生じている可能性が高いので，レートコントロール(心拍数を下げる)を行う．無

理やり洞調律にする必要はなく最初からレートコントロールだけでもよい，脈拍 100/分以下を目標とする．心不全を伴う心房細動の治療はできるだけ専門医が行う．

処方例 リズムコントロール，下記のいずれかを用いる．不成功の場合はレートコントロールを行う．

1) サンリズム®（ピルシカイニド）カプセル　1回 50〜100 mg　頓服
   腎障害では減量する．心機能正常（心不全がない）のときに使用する
2) タンボコール®（フレカイニド）錠　1回 100 mg　頓服
   心機能正常のときに使用する
3) アンカロン®（アミオダロン）錠　1回 200 mg　1日2回
   心不全がある場合に使用．肺線維症などの副作用がありできるだけ専門医が使用したほうが望ましい

処方例 レートコントロール，下記のいずれかを用いる．

1) メインテート®（ビソプロロール）錠　1回 2.5 mg　1日1回
   心不全では注意しながら使用
2) アーチスト®（カルベジロール）錠　1回 5 mg　1日1回
   心不全では注意しながら使用
3) ワソラン®（ベラパミル）錠　1回 40 mg　1日3回
   心機能正常のときに使用
   フェニトイン，フェノバール，カルバマゼピン，ミダゾラムとの相互作用に注意
4) ジゴシン®（ジゴキシン）錠　1回 0.125〜0.25 mg　1日1回
   心不全がある場合使用．パロキセチン，ミルナシプラン，トラゾドン，スルピリド，カルバマゼピン，トピラマートとの相互作用に注意
5) ジゴシン®（ジゴキシン，0.25 mg/A）注 0.25〜0.5 mg＋生食 20 mL　静注
   心不全がある場合使用
6) ワソラン®（ベラパミル，5 mg/A）注 2.5〜5 mg＋生食 20 mL
   5分以上かけて静注
   心機能正常のときに使用

WPW 症候群（PQ 短縮：PQ≦0.12 秒，⊿波，QRS 拡大：QRS≧

0.12秒)に伴う心房細動は QRS 幅の広い RR 間隔の不規則な頻拍となる(偽性心室頻拍). この場合, ジゴシン®, ワソラン®, アデホス® など, ジゴキシン, 非ジヒドロピリジン系 Ca 拮抗薬, ATP は心室細動のリスクを高めるため禁忌となり, アミサリン®, アンカロン® のほか, リスモダン®P, シベノール® が選択肢となる.

> **処方例** 下記のいずれかを用いる.
>
> 1) アミサリン®(プロカインアミド, 100・200 mg/A)注 400 mg ＋5% ブドウ糖 100 mL　20 分で静注
>   以下で中止:極量 1,000 mg, 洞調律に改善, 血圧低下, QRS 延長以下
> 2) リスモダン®P(ジソピラミド, 50 mg/A)50 mg＋5% ブドウ糖 20 mL　5 分以上かけて静注
> 3) シベノール®(シベンゾリン, 70 mg/A)注 1.4 mg//kg＋生食 20 mL　5 分以上かけて静注
> 4) サンリズム®(ピルシカイニド, 50 mg/A)注 50 mg＋生食 20 mL　10 分以上かけて静注

　心房細動では発作性, 慢性にかかわらず心房内血栓による脳梗塞リスクを評価し抗凝固療法を行う〔CHADS₂ スコア 2 点以上で治療, 1 点以上で治療を考慮:①Congestive heart failure(うっ血性心不全)1 点　②Hypertension(高血圧)1 点　③Age(75 歳以上)1 点　④Diabetes Mellitus(糖尿病)1 点　⑤Stroke/TIA(脳卒中/一過性脳虚血発作)2 点〕. 抗凝固療法はワーファリン®, プラザキサ®, リクシアナ®, イグザレルト® などを検討する.

> **処方例** 下記のいずれかを用いる. 各抗凝固薬間の切り替えは添付文書参照.
>
> 1) ワーファリン®(ワルファリン)　1 回 2 mg より開始
>   5〜7 日ごとに PT-INR を測定し 2.0〜3.0 でコントロールする (70 歳以上の高齢者では 1.6〜2.6 でコントロール)ように用量を調節する.
> 2) プラザキサ®(ダビガトラン)　1 回 150 mg　1 日 2 回 必要があれば 1 回 110 mg　1 日 2 回に減量
> 3) リクシアナ®(エドキサバン)　1 回 30 mg(体重 60 kg 以下)または 60 mg(体重 60 kg 超え)　1 日 1 回
>   腎機能が低下している場合は 1 回 30 mg　1 日 1 回(CCr 15

mL/分未満は禁忌）

4) イグザレルト®（リバーロキサバン） 1回15 mg 1日1回
   腎機能が低下している場合は1回10 mg 1日1回（CCr 15 mL/分未満は禁忌）

5) エリキュース®（アピキサバン） 1回5 mg 1日2回
   腎機能が低下している場合は1回2.5 mg 1日2回（CCr 15 mL/分未満は禁忌）

2) 発作性上室性頻拍（PSVT），心房粗動（AFL） まず息をこらえる Valsalva法を行う．または頸動脈マッサージ〔利き手側の下顎角付近の頸動脈（優位半球と反対側）を10秒ほどマッサージする〕を行う．

処方例 上記の迷走神経刺激が無効の場合，下記のいずれかを用いる．

1) ワソラン®（ベラパミル）錠 1回80 mg 頓用
   心機能正常のときに使用

2) ジゴシン®（ジゴキシン）錠 1回0.125～0.25 mg 頓用
   心不全がある場合使用

3) サンリズム®（ピルシカイニド）カプセル 1回50～100 mg 頓用
   腎障害では減量 心機能正常のときに使用

4) ワソラン®（ベラパミル，5 mg/A）注 2.5～5 mg＋生食20 mL
   5分以上かけて静注
   心機能正常のときに使用

5) アデホスL®注（ATP）20 mg＋生食20 mL 10～20 mLを急速静注 （保険適用外）
   数秒間の心静止をきたす，喘息には禁忌

6) ジゴシン®（ジゴキシン）注 0.25～0.5 mg＋生食20 mL 静注
   心不全がある場合使用

7) サンリズム®（ピルシカイニド，50 mg/A）注 50 mg＋生食20 mL 10分以上かけて静注 腎障害では減量 心機能正常のときに使用

3) 心室頻拍（VT）（全身疾患合併症の項目➡ 82頁図2参照：**心室頻拍**）症状のある心室性不整脈はできるだけ循環器専門医にコンサルトする．直ちに専門医にコンサルトする環境でない場合や，転院搬送が

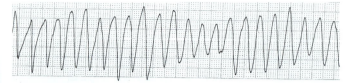

図11 Torsades de pointes
振幅が増減を繰り返しており，ねじれているように見える．

できない場合は下記を試みる．不整脈治療薬を静注するときは，心電図モニターを行い，いつでも電気ショックができるように準備をしておく．

処方例 下記のいずれかを用いる．

1) アミサリン®（プロカインアミド）注 400 mg＋5% ブドウ糖 100 mL を 20 分で静注
   以下で中止：極量 1,000 mg，洞調律に改善，血圧低下，QRS 延長以下
2) アンカロン®（アミオダロン，150 mg/3 mL/A）注 125 mg（2.5 mL）＋5% ブドウ糖 100 mL を 10 分で静注
   その後アンカロン® 750 mg（15 mL）＋5% ブドウ糖 500 mL を 33 mL/時で 6 時間投与
   その後 17 mL/時に投与速度を変更し 18 時間投与
3) キシロカイン®（リドカイン）静注用 50 mg＋生食 20 mL を 1 分以上かけて静注

Torsades de pointes（図11）は VT の一種であるが，QRS 波形の振幅（上下）が漸増と漸減を繰り返し，あたかもねじれているように見える心電図波形である．QT 延長から Torsades de pointes が発生し VF に至る．

処方例

硫酸 Mg 補正液®（20 mEq/20 mL）20 mL＋生食 20 mL または静注用マグネゾール®（16.2 mEq/20 mL）20 mL＋生食 20 mL を 5 分かけて静注
いずれも心室頻拍に対しては保険適用外であるが，審査上認められることがある．低カリウム血症，低マグネシウム血症が存在すれば補正を行う．

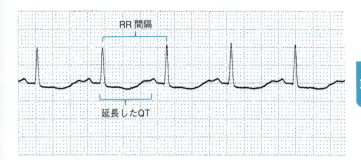

図12 QT延長
おおむねQT間隔がRR間隔の半分以上であればQTは延長していることが多い.

4) 徐脈 何らかの症状が出現する場合はペースメーカ植込み術の適応であるが，患者が希望しないなどのときは薬物治療を試みる.

> **処方例** 下記のいずれかを用いる.
> 1) プレタール®（シロスタゾール） 1回50 mg 1日3回 （保険適用外）
> 2) テオドール®（テオフィリン） 1回100 mg 1日2回 （保険適用外）

QTcが延長（特に0.5秒以上，図12）している場合は可能な限り抗精神病薬（特にフェノチアジン系），抗うつ薬（特に三環系）を中止もしくは減量する.

2 高血圧

本態性高血圧はありふれた疾患であり，精神科医でも患者のプライマリケア医として降圧薬を処方する機会は多い．日本高血圧学会の「高血圧治療ガイドライン2014」を参考とする.

a 症状 無症状が多い

b 初期検査/初期治療

1) 高血圧緊急症の除外 高血圧緊急症は多くは血圧が180/120 mmHg以上で臓器障害を伴う状態である．高血圧脳症（頭痛，けいれん，意識障害など），頭蓋内出血，肺水腫を伴う急性左心不全，急性大動脈解離，急性冠症候群，子癇などが存在し直ちに降圧が必要か判断する．上記の状態でなければ血圧が高くても経過観察したり，アムロジピン2.5～5 mg程度の内服で様子をみたりすることが

160 　Ⅱ 各科合併症の治療・管理

多い.

処方例 高血圧緊急症のとき, 下記のいずれかを用いる(体重 50 kg
換算).

> 1) ヘルベッサー®(ジルチアゼム)注 250 mg ＋生食 100 mL　6〜
> 18 mL/時で維持
> 徐脈に注意
> 2) ペルジピン®(ニカルジピン)注 50 mg＋生食 50 mL　3〜36
> mL/時
> 頻脈に注意
> 3) ペルジピン®(ニカルジピン)原液　1.5〜18 mL/時
> 静脈炎を起こす場合があるので原液はできるだけ中心静脈ルー
> トがある場合に使用

2) 二次性高血圧の除外　特に降圧薬に反応の悪い高血圧は腎機能,
腹部エコー, レニン活性値などでスクリーニングを行う.

c 精神身体管理

1) 降圧目標　下記は診察室での血圧測定. 家庭での降圧目標は下
記よりそれぞれ 5 mmHg 引いた数値とする.

- 若年患者, 中年患者, 前期高齢者, 脳血管障害患者, 冠動脈疾患
患者
　⇒ 140/90 mmHg 未満
- 後期高齢者(75 歳以上)
　⇒ 150/90 mmHg 未満
- 糖尿病患者・腎障害患者
　⇒ 130/80 mmHg 未満

2) 生活指導

a) 減塩食　6 g/日未満が望ましいが, 実際はかなり薄味であり,
認知症患者などに厳密な食事指導を行うと食欲不振につながってし
まうこともある. もし行う場合でも長期間にかけて段階的に減塩し
ていく必要がある. 料理の出汁を濃くとり, 酢やレモンでの味付
け, 胡椒やハーブなどでの味付けでカバーする.

b) 運動療法　精神科入院中の患者であれば作業療法でのレクレー
ションなどと連動して, 患者が興味をもてるようなプログラムで
行っていく.

c) 肥満の是正　メタボリックシンドロームの改善が必要. 適正な

BMIに向けて減量を1kgでも2kgでもよいのでまず目標を決める.

3) 内服降圧薬　下記のいずれかを選択するが積極適応があればそれを優先する，積極適応がない場合はCa拮抗薬，ARB（アンギオテンシンⅡ受容体拮抗薬）/ACE（アンギオテンシン変換酵素）阻害薬，サイアザイド系利尿薬のいずれか単剤をまず選択する．単剤で降圧が得られない場合は（Ca拮抗薬＋ARB/ACE阻害薬）か（ARB/ACE阻害薬＋サイアザイド系利尿薬）か（Ca拮抗薬＋サイアザイド系利尿薬）の組み合わせで併用療法を行う.

a) Ca拮抗薬

- **積極適応**：脳血管障害慢性期，狭心症，左室肥大，慢性腎臓病（蛋白尿なし），頻脈〔非ジヒドロピリジン系Ca拮抗薬；ヘルベッサー®（ジルチアゼム）など〕
- **禁忌**：徐脈（非ジヒドロピリジン系Ca拮抗薬）
- **慎重使用**：心不全
- **向精神薬との相互作用**：ブロナンセリン，カルバマゼピン，フェニトイン，フェノバルビタール

　処方例　下記のいずれかを用いる.

ノルバスク®（アムロジピン）　1回2.5〜5mg　1日1回
アダラートCR®（ニフェジピン）　1回20〜40mg　1日1回

b) ARB/ACE阻害薬

- **積極適応**：脳血管障害慢性期，心不全（少量より開始），心筋梗塞後，左室肥大，慢性腎臓病，糖尿病/メタボリックシンドローム，誤嚥性肺炎（ACE阻害薬）
- **禁忌**：妊娠，高K血症，血管神経性浮腫（ACE阻害薬）
- **慎重使用**：腎動脈狭窄症
- **向精神薬との相互作用**：リチウム

　処方例　下記のいずれかを用いる.

ブロプレス®（カンデサルタン）　1回4〜8mg　1日1回
ミカルディス®（テルミサルタン）　1回20〜40mg　1日1回
レニベース®（エナラプリル）　1回5〜10mg　1日1回

c) 利尿薬（サイアザイド系）

- **積極適応**：脳血管障害慢性期，心不全，慢性腎臓病（蛋白尿なし），骨粗鬆症

- **禁忌**：低 K 血症
- **慎重使用**：痛風，妊娠，耐糖能異常
- **向精神薬との相互作用**：リチウム，フェノバルビタール，カルバマゼピン，プリミドン

> **処方例** 下記のいずれかを用いる．

> フルイトラン®（トリクロルメチアジド） 1 回 1 mg 1 日 1 回朝食後
>
> ヒドロクロロチアジド®（ヒドロクロロチアジド） 1 回 12.5 mg 1 日 1 回朝食後

d) β遮断薬

- **積極適応**：狭心症（冠攣縮性には避ける），心筋梗塞後，頻脈，心不全（少量より開始）
- **禁忌**：喘息，高度徐脈
- **慎重使用**：耐糖能異常，閉塞性肺疾患，末梢動脈疾患
- **向精神薬との相互作用**：フルボキサミン，パロキセチン，エスシタロプラム，ベンラファキシン，マプロチリン

> **処方例** 下記のいずれかを用いる．

> テノーミン®（アテノロール） 1 回 50 mg 1 日 1 回
>
> アーチスト®（カルベジロール） 1 回 10 mg 1 日 1 回

4）その他

　不安の強い患者の中には血圧の値にこだわるものも多く，少しでも高い場合に即効的な降圧を求めてくることがある．高血圧緊急症でない限り，急激な降圧は低血圧などのデメリットが大きいことを説明する．抗不安薬の経口投与で血圧が安定する場合もあるので適応があれば試みる．

3 急性肺塞栓症

　肺塞栓症（PE：pulmonary embolism）は主に深部静脈血栓症（DVT：deep vein thrombosis）の結果として生じるため，総称して静脈血栓塞栓症（VTE：venous thromboembolism）とよぶ．肺塞栓症は精神科領域では身体拘束，薬物鎮静，悪性症候群，昏迷などでリスクが高くなる．診断自体も積極的に疑わないと誤診されることが多い．死亡率の高い疾患であるため予防が大切であり，深部静脈血栓の予防に勝る治療はない．

a 症状　突然の呼吸困難・胸痛・血痰，SpO_2 低下，ショック

4 循環器疾患合併症   163

b 初期検査/初期治療

1) 心肺停止時　心肺蘇生を行う.

2) 酸素投与　リザーバーマスク 10 L/分で開始.SpO_2 90% 以上にする.

3) ショック時

> **処方例**
>
> ラクトリンゲル M 500 mL または生理食塩水 500 mL の点滴で負荷し血圧の反応をみる.

上記にひき続き

> **処方例**
>
> カコージン D®,カタボン Hi®(ドパミン)5〜20 mL/時(体重 50 kg で換算)

4) スコアリング　肺塞栓症の診断確率を上げる.

Wells score for Pulmonary Embolism
①肺血栓塞栓症あるいは深部静脈血栓症の既往　+1.5
②心拍数>100 回/分　+1.5
③最近の手術または長期の臥床　+1.5
④深部静脈血栓症の臨床徴候　+3
⑤肺塞栓症以外の可能性が低い　+3
⑥血痰がある　+1
⑦癌の既往　+1
0〜1 点:肺塞栓症の可能性低い
2〜6 点:肺塞栓症の可能性中等度
7 点以上:肺塞栓症の可能性高い

　プライマリケアの段階で D ダイマーが陰性かつ Wells score が 4 点以下の場合,安全に肺塞栓症の除外ができるとの報告があり,精神科病院でも有用と思われる.

5) 検査　バイタルサインが落ち着いている場合は各種検査を行う.

- **血液ガス採血**:低酸素血症,低二酸化炭素血症
- **心電図**:右脚ブロック,ST 変化(上昇・下降),V_1〜V_3 陰性 T 波
- **胸部正面 X 線撮影**:肺動脈拡大,血管影減少
- **胸部 CT(造影)**:右心・肺動脈の血栓像(図 13),同時に下肢静脈の血栓を検索してもよい.

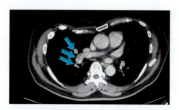

図 13　肺塞栓症（胸部造影 CT）
造影 CT で肺動脈に造影欠損像が複数個所みられる．

- **心エコー**：右室拡大，右室壁運動低下，心室中隔奇異運動，下大静脈呼吸性変動消失
- **下肢静脈エコー**：高率に静脈血栓が見つかる．
- **D ダイマー**：高値になる．D ダイマーが高値でも肺塞栓や深部静脈血栓があるとは限らないが，陰性的中度が高く D ダイマーが陰性であれば肺塞栓や深部静脈血栓を否定できる可能性が高い．よって積極的な診断目的というよりは，除外目的のほうが意味合いは大きい．D ダイマーの基準値は標準化されておらず，測定キットのメーカーによってバラバラの状況のため，他施設の数値を参考にするときは要注意である．

6）他科医へのコンサルト　救急，循環器，心血管外科または呼吸器外科専門医にコンサルトする．

C 精神身体管理

1）抗凝固治療　即効性のあるヘパリンの静注で開始し，全身状態が安定して経口投与が可能であれば経口抗凝固療法に移行する．ヘパリンを持続投与した場合 ACT（活性凝固時間）を 200 秒以上，APTT（活性化部分トロンボプラスチン時間）を正常の 1.5〜2.5 倍でコントロールする．

> **処方例**　下記のいずれかを用いる．
>
> 1) ヘパリン Na®（ヘパリンナトリウム）　初回 5,000 単位静注，以後 5,000〜10,000 単位を 4〜8 時間ごとに静注するか 10,000〜20,000 単位/24 時間で点滴静注して，APTT を測定しながら適宜量を増減させて調節する．
> 2) ヘパリン Na®（ヘパリンナトリウム）　初回 5,000 単位静注後にヘパリン Ca 皮下注（ヘパリンカルシウム）10,000〜15,000 単位

を12時間ごとに皮下注　APTTを測定しながら適宜量を増減させて調節する.

ヘパリンは出血の副作用のほかにヘパリン起因性血小板減少症(HIT)がまれにみられる. このため経時的(1週間に1回など)に血算を測定し血小板の減少がないか確認する.

2) 経口抗凝固療法

処方例 下記のいずれかを用いる. 各抗凝固薬間の切り替え詳細は添付文書参照.

1) ワーファリン®(ワルファリン)　1回1〜5mg　1日1回
   ワルファリンは治療域に達するまで4〜5日要するため, 最初は数日ごとにPT-INRを測定しながら適宜用量を調整. PT-INRが1.5〜2.5になるようワーファリン®量を調整し, それまではヘパリンを併用する. 安定したら月に1回測定をする. 納豆などビタミンK(拮抗作用がある)が豊富な食事は禁忌である.
   ワーファリン®療法を行う場合, SSRI, 抗てんかん薬, バルビタール系との相互作用でワルファリンの血中濃度が変化するので, 注意深くPT-INRをモニタリングする.

2) リクシアナ®(エンドキサバン)　体重60kg以下もしくは腎障害患者で1回30mg 1日1回, 体重60kg超える場合1回60mg 1日1回
   (CCr 15mL/mL未満は禁忌)
   持続ヘパリンからの切り替えはヘパリン中止後4±1時間後に投与開始. 間欠的ヘパリン投与からの切り替えには明確な指針はないが, 次回のヘパリン投与予定時間を目安に投与開始する.

3) イグザレルト®(リバーロキサバン)　初期3週間は1回15mg 1日2回, その後は1回15mgを1日1回
   (CCr 15mL/分未満は禁忌)
   持続ヘパリンからの切り替えは中止直後に開始. 間欠的ヘパリン投与の場合は次回のヘパリン投与予定時間の0〜2時間前

4) エリキュース®(アピキサバン)　1回10mg 1日2回を7日間投与後, 1回5mgを1日2回投与
   (CCr 15mL/分未満は禁忌)
   持続ヘパリンからの切り替えはヘパリン中止直後に開始. 間欠的ヘパリン投与の場合は次回のヘパリン投与予定時間に開始.

3）その他

- 血栓溶解療法，下大静脈フィルターは専門医にコンサルトする．
- 単科の精神科病院から高次医療機関に搬送する際は，搬送中の心肺停止など急変の可能性が高いことを患者と家族に説明する．

4 深部静脈血栓症

深部静脈血栓症は精神科領域ではかなりありふれた疾患である．ただし精神科病院に勤務している精神科医師で見たことがないというものがいてもおかしくはない．なぜなら深部静脈血栓症は無症状が多く，浮腫，腫脹，筋肉痛などの症状があるほうが少ないからである．よって入院中の原因不明の突然死として帰結することもまれではない．下肢静脈血栓は積極的に見つけないと見つからないのである．さらに厄介なことに精神科領域での深部静脈血栓は入院中に予防を講じれば万全かというとそうではなく，入院時にすでに存在していることも多いのである．むしろ深部静脈血栓検索に積極的な精神科病院では，入院中の発生より入院時に発見されることのほうが多い．是非はともかく精神科病院入院時にルーチンでDダイマー測定を行い，高値の患者に下肢静脈エコーを施行すると一定の割合で必ず深部静脈血栓が見つかる．ただ現状ではすべての精神科病院で入院患者にそのような検査をルーチンで行うことは現実的ではない．よって検査があまりできない精神科病院では，症状がない限り入院時に深部静脈血栓はないものとして，深部静脈血栓の予防を優先するべきである．

a 症状 下肢の腫脹・浮腫・疼痛・皮膚の変化（蒼白，発赤）

b 初期検査/初期治療

- スコアリングで深部静脈血栓症の診断確率を上げる

Wells score for DVT

①治療中の癌または6か月以内の治療・寛解中の癌 ＋1
②下肢麻痺，最近のギプス装着（下肢固定） ＋1
③3日以上のベッド安静または12週以内の大手術 ＋1
④患肢下腿が健常肢と比較して3cm以上の直径差がある ＋1
⑤深部静脈の限局性圧痛 ＋1
⑥下肢全体の腫脹 ＋1
⑦患肢の圧痕性浮腫 ＋1
⑧患肢の表在静脈拡張 ＋1

⑨深部静脈血栓症以外に可能性の高い疾患がある −2
0点：深部静脈血栓症の可能性低い
1～2点：深部静脈血栓症の可能性中等度
3点以上：深部静脈血栓症の可能性高い

- **Dダイマー測定**：上記の Wells score との組み合わせで診断確率を上げる．肺塞栓同様，陰性的中度が高く，陰性のときは深部静脈血栓の除外診断に有用である．
- **下肢静脈エコー**：非侵襲的で画像診断の第一選択となる．
- **下肢造影CT**：エコーで診断されれば必ずしも必須ではないが，骨盤より中枢側の静脈血栓はエコーでの診断が困難であるため疑う場合は造影CTを行う．
- **下肢静脈MRI（MRV：MR venography）**：被曝や造影剤副作用のリスクがなく骨盤部の静脈も描出が可能である．

c 精神身体管理

- 肺塞栓と同様，抗凝固治療を行う．下腿の静脈血栓に関しては中枢側に進展（成長）しなければ治療を行わず経過観察のみでよいとの意見もある．精神科単科の病院である場合などで画像による診断ができなくとも，臨床症状などより深部静脈血栓の可能性が高い場合は治療を行ってもよい．抗凝固療法は出血のリスクを伴うので，患者と家族に説明を行う必要がある．抗凝固療法の処方例は肺血栓塞栓症と同じである（肺血栓塞栓症の項目参照➡ 162頁）．
- 身体拘束の必要性を再検討する．特に下肢拘束を行っている場合，解除が可能か検討する．

d 予防

1）予防の方針　精神科身体合併症の深部静脈血栓予防方針は，精神疾患によるリスクに加え，身体疾患によるリスクの2つを考慮しないといけない．現時点では適当な予防ガイドラインは存在しないため，2004年に身体各科関連学会が作成した「肺血栓塞栓症/深部静脈血栓症（静脈血栓塞栓症）予防ガイドライン」と，2006年に総合病院精神医学会が作成した「静脈血栓塞栓症予防指針」，2017年に日本循環器学会など合同研究班が作成した「肺血栓塞栓症および深部静脈血栓症の診断，治療，予防に関するガイドライン」を組み合わせて参考にする（表5）．詳細は各ガイドラインを参照．

168 Ⅱ 各科合併症の治療・管理

表5 深部静脈血栓症のリスク

	低リスク	中リスク	高リスク	最高リスク
精神科	脱水, 肥満, 喫煙, 治療前の臥床傾向, パーキンソン病・症候群, 下肢静脈瘤, 向精神薬, 70歳以上の高齢者	緊張病（症候群）, 悪性症候群, 中心静脈カテーテル	静脈血栓の既往, 血栓性素因	
一般外科 泌尿器科 婦人科	60歳未満の非大手術, 40歳未満の大手術	60歳以上あるいは危険因子のある非大手術, 40歳以上あるいは危険因子のある大手術	40歳以上の癌の大手術	静脈血栓塞栓症の既往あるいは血栓性素因のある大手術

（産科, 整形外科, 脳神経外科領域のリスク評価と予防法は各学会ガイドラインを参照）

2) リスク評価の方法　精神科と該当する身体各科を合わせた危険因子の中で, 最も高い因子のレベルが患者のリスクレベルとなる.

　さらに下記の4つのリスクがあれば, リスクレベルを1つまたは2つ上げる（いずれか1つ高いほうを採用する）.

　「24時間以上の下肢拘束を含む身体拘束」…リスクレベルを2ランク上げる.

　「24時間以上の強い鎮静」…リスクレベルを2ランク上げる.

　「24時間以上の下肢拘束を含む身体拘束」以外の身体拘束…リスクレベルを1ランク上げる.

　「24時間以上の強い鎮静」以外の鎮静…リスクレベルを1ランク上げる.

評価例

60歳男性, 統合失調症, 虫垂炎手術目的で入院. 抗精神病薬内服中・パーキンソン症候群（＋）, 24時間以上下肢・体幹身体拘束（＋）, 体動可能な程度の弱い薬物鎮静（＋）

- 向精神薬内服：低リスク
- パーキンソン症候群：低リスク
- 40歳以上の大手術：中リスク
- 「24時間以上の下肢拘束を含む身体拘束」：2ランクアップ

4 循環器疾患合併症 169

表6 リスク別予防法

低リスク	早期離床・積極的な運動
中リスク	弾性ストッキングあるいは間欠的空気圧迫法
高リスク	間欠的空気圧迫法あるいは抗凝固療法
最高リスク	抗凝固療法と間欠的空気圧迫法あるいは抗凝固療法と弾性ストッキング

> ・「24時間以上の強い鎮静」以外の鎮静：1ランクアップ
> この症例では最も高いリスクは下肢手術の「中リスク」であり，それに加え24時間以上の下肢拘束があるため，ランクが2つ上がって「最高リスク」となる.

3) 予防法　以下を単独，もしくは組み合わせで行う（表6）.

(1)早期離床・積極的な運動：早期離床できない場合でも，ベッドサイドでのリハビリテーションなどを行う.

(2)弾性ストッキング：ストッキング自体の圧迫による皮膚障害や血行障害に注意する.

(3)間欠的空気圧迫法：興奮が強い患者では難しい場合が多いが，出血傾向など何らかの理由で抗凝固療法ができない場合は弾性ストッキングより予防効果が高い.

(4)低用量未分画ヘパリン

例)ヘパリンCa皮下注（ヘパリンカルシウム）　5,000単位　8時間または12時間ごと皮下注

　ヘパリン開始時期は手術を行う合併症の場合，各専門医と協議して行う．手術がない合併症の場合はリスク評価後から開始する．終了時期は歩行が可能となる状態までが目安となる．身体拘束が長期化したりする場合は経口抗凝固薬に移行する．抗凝固療法の処方例は肺血栓塞栓症と同じである（肺血栓塞栓症の項目参照，➡ 162頁）.

参考文献
・American Heart Association（AHA）：ECC（救急心血管治療）ハンドブック2015. シナジー，2015
・日本高血圧学会高血圧治療ガイドライン作成委員会（編）：高血圧治療ガイドライン2014. ライフサイエンス出版，2014
・福田幾夫（編）：臨床医のための静脈血栓塞栓症（深部静脈血栓症・急性肺塞栓症）診断・治療マニュアル，医薬ジャーナル社，2015
・肺血栓塞栓症/深部静脈血栓症（静脈血栓塞栓症）予防ガイドライン作成委員会：肺血栓塞栓症/深部静脈血栓症（静脈血栓塞栓症）予防ガイドライン. Medical Front Interna-

tional Limited 2004
- 日本総合病院精神医学会教育・研究委員会：静脈血栓塞栓症予防指針 日本総合病院精神医学会治療指針 2. 星和書店, pp 17-32, 2006
- 日本循環器学会ホームページ
  肺血栓塞栓症および深部静脈血栓症の診断, 治療, 予防に関するガイドライン（2017年改訂版）http://www.j-circ.or.jp/guideline/pdf/JCS2017_ito_h.pdf
- Geersing GJ, Erkens PM, Lucassen WA, et al：Safe exclusion of pulmonary embolism using the Wells rule and qualitative D-dimer testing in primary care：prospective cohort study. BMJ 345：e6564, 2012

（本田　明）

5 脳神経疾患合併症

POINT

- **意識障害と解離・昏迷との鑑別が困難な場合がある**：よほどの確信がない限り，まず身体疾患による症状として対応する．

- **JCS や GCS による評価は，意識レベルが清明でも意識障害と誤診されやすい**：一般的な意識レベルの評価スケールである JCS や GCS は意識障害の診断ツールではないので，精神疾患患者では意識障害か否かは患者の経時的な状態を把握して判断する．すなわち患者の以前の状態はどうであったのか，などを患者の身近な者より聴取する必要がある．

- **向精神薬の中にけいれん閾値を低下させるものがある**：特に抗精神病薬や三環系抗うつ薬には注意する．

- **高齢者の身体合併症では症候性てんかんが多い**：高齢者の初発けいれんはまず頭蓋内病変，全身病変を検索する．

- **アルコール・薬物常用者の離脱によるけいれんも念頭に置く**：アルコール摂取歴，ベンゾジアゼピン系などの薬物使用歴を聴取する．

- **けいれん偽発作と真のけいれんとの鑑別がしばしば必要**：偽発作では通常の発作と異なるいくつかのポイントが認められるが，必ず真のけいれん発作を除外する必要がある．

- **精神科領域でめまいを訴える患者は多い**：精神症状の身体化や向精神薬による薬剤性も多いが，器質性の疾患を見落とさないことが必要である．神経学的所見がある場合はもちろん，初回のめまいやいつもと違った訴えでは画像検査（頭部 CT・MRI）を考慮する．

- **実際にめまいがあっても訴えない患者がいる**：陰性症状が前景にあり身体的訴えの乏しい患者は，神経所見などが明らかでないと見落としてしまう．眼振などの他覚所見を確認する必要がある．嘔吐などで初発する場合，感染性胃腸炎などと誤診することがある．

- **精神科領域の頭痛では危険な兆候の頭痛を見逃さない**：急性に出現する頭痛，今までにない強い頭痛，発熱を伴う頭痛などに注意する．

1 意識障害

一般的に意識障害が発生した場合，頭蓋内病変を連想することが

多いが，頭蓋内病変以外の原因も多い．精神科領域で重要な意識障害の鑑別として，てんかんの他に解離，昏迷がみられる．

a 症状　意識レベル低下

b 初期検査/初期治療

- BLS を行いバイタルサインの異常に対して治療を行う．脈拍と呼吸の有無の確認を行い，いずれかに異常があれば直ちに蘇生を行う．血圧の確認を行い，ショックがあれば輸液，昇圧薬を開始する（Wernicke 脳症リスクのため初期輸液にブドウ糖入りは不可．脳保護の観点からも必要がなければ血糖を上昇させない）．意識障害では舌根沈下をきたしやすく，必要に応じて用手的に気道確保し，エアウェイ挿入やマスク換気，気管挿管を行う．
- **簡易血糖測定器による血糖測定**：血糖が低値もしくは直ちに血糖が測定できないときは，低血糖発作の診断的治療と Wernicke 脳症の予防を兼ねて以下を行う．

処方例

1) アリナミン®F（フルスルチアミン，ビタミン B_1 誘導体）
   100 mg　ゆっくり静注した後
2) 50% ブドウ糖　40 mL　静注

- **採血**：Na・K・Ca・Mg・P（電解質異常検索），BUN・Cr（腎不全検索），AST・ALT・ALP・NH_3（肝性脳症検索），血糖（血糖異常検索），ビタミン B_1（Wernicke 脳症検索），TSH・FT_3・FT_4（甲状腺クリーゼ検索），血液培養（感染症検索），薬物血中濃度（必要に応じて），血液ガス（CO_2 ナルコーシス，CO 中毒，酸塩基平衡異常など検索），血算，CRP，その他．
- **心電図**：不整脈による失神や，心房細動による心原性脳梗塞を検索する．
- **簡易薬物検査キット**（TriageDOA® など）による薬物中毒スクリーニング（保険適用外）．
- **頭部 CT，頭部 MRI（必要に応じて）**：バイタルサインが安定しないときは，撮影中の急変に対応が遅れるため行わない．
- **脳波**：てんかんの鑑別，肝性脳症の鑑別（図：三相波参照，➡ 358頁），意識障害と解離・昏迷の鑑別など．
- **腰椎穿刺（必要に応じて）**：細菌性骨髄炎を疑う場合，すべての検査に先立って抗菌薬をまず投与してよい．腰椎穿刺施行前に頭部

CTや眼底所見で脳圧亢進がないか，血小板減少や抗凝固薬・抗血小板薬投与がないかを確認する．

C 精神身体管理

- 「AIUEO TIPS」で意識障害の鑑別を行う．必要に応じて各専門医にコンサルトする．

A	Alcohol：アルコール
I	Insulin：インスリン(低血糖，高血糖)
U	Uremia：尿毒症
E	Endocrine, Encephalopathy, Electrolyte：内分泌疾患，脳症，電解質異常
O	Oxygen, Opiates, Overdose：低酸素，麻薬，薬物中毒
T	Trauma, Tumor, Temperature：外傷，脳腫瘍，体温異常
I	Infection：感染(中枢神経感染症，敗血症など)
P	Psychiatric, Porphyria：精神疾患，ポルフィリン症
S	Syncope, Stroke, Shock, Seizure：失神，脳卒中，ショック，けいれん

- 向精神薬は意識レベルの正確な評価を妨げるため，できる限り使用を控える．
- 意識障害と解離の鑑別を行う．解離を疑う場合(詐病でも同様)は下記検査を組み合わせる．

(1) **Arm(Hand)drop test**：検者が患者上肢を顔面の真上に持ち上げて落とす．

〈意識障害の場合〉上肢が顔面に当たる(当たる直前に検者が止めてもよい)．

〈解離の場合〉上肢が顔面を避けて落ちる．最初の数回は顔面に当たってもしつこく数回行うと顔面を避けて落ちることがあるので，解離を強く疑う場合何度かやってみる．

(2) **強制的な眼瞼の挙上**：検者が患者の眼瞼を挙上する
〈意識障害の場合〉なされるがままに開眼する．
〈解離の場合〉抵抗して閉眼しようとする．

(3) **眼球の上転**：検者が患者の眼瞼を挙上して開眼させる．
〈意識障害の場合〉眼球は正中に位置していたり，緩徐に左右に運動したりする．
〈解離の場合〉正中にあった眼球が上転させたり，検者と逆の方向に向いたりする．

(4) 人形の目現象：検者は患者の頭部を両手で支えながら，母指で患者の眼瞼を挙上して開眼させる．

〈意識障害の場合〉首を左右に回すと通常眼球が位置を保持しようと反対方向に動く（人形の目現象陽性）．脳幹や外眼筋に問題がない限り意識障害でもこの反射は保たれる．

〈解離の場合〉人形の目現象が見られず，回す方向と同調したり上転したりすることがある．

(5) 脳波：解離では意識障害で比較的多く見られる徐波を認めない．

- 意識障害と精神科的な昏迷の鑑別も重要となる．精神科的な昏迷は統合失調症やうつ病において重症度の高い病像で，意識が清明である（後日，そのときの自分や周囲の状況を陳述できることが多い）にもかかわらず，患者は無言，無動の状態となる．開眼して一点を見つめていたり，上肢を他動的に持ち上げるとそのままの姿勢を保持したりする（カタレプシー）．昏迷前の経過で何らかの精神症状（幻覚妄想，抑うつ感など）があれば可能性が高い．一方，身体疾患（脳炎，薬物中毒など）による昏迷も見られるので，昏迷の診断がついても身体検索は一通り行う．

- 一過性の意識消失は失神であり意識障害とは通常区別されるが，こちらの原因としては精神科領域では起立性低血圧に伴うものが多い．他に反射性（神経調節性）失神，不整脈，低血糖，てんかんなどを鑑別する必要がある．

2 脳梗塞

　脳梗塞は精神科病院入院中の患者に発生することはもちろん，軽度の言語障害があると精神症状と間違われ，精神科に初診で来ることもまれにもある．また脳梗塞に伴うせん妄を精神疾患と誤診されることもある．

a 症状　片麻痺，構音障害，意識障害，めまい，反射異常

b 初期検査/初期治療

1) 頭部CT　発症12時間程度でないと明らかな低吸収域は現れないことが多い（図14）．

　発症数時間以内は以下の early CT sign が出現することがあるが，感度はそれほど高くない．

(1) 大脳皮質・髄質境界の不明瞭化，左右差

(2) 基底核の不明瞭化，左右差

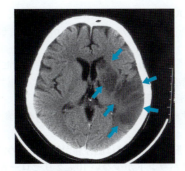

図14 脳梗塞
左脳梗塞1週間後．広範囲に低吸収域を認める．また浮腫により左側脳室を圧迫している．

(3) 脳実質の淡い低吸収域，左右差
(4) 脳溝の狭小化，不鮮明化，左右差

2) 頭部 MRI 緊急で施行できる施設であれば，拡散強調画像(高信号)，FLAIR(高信号)，T2(高信号)，T1(低信号)を行う．

C 精神身体管理

- 脳梗塞を疑ったら神経内科もしくは脳神経外科専門医にコンサルトし，専門医がいない場合はできる限り対応可能な病院に搬送する．臨床症状があれば画像所見は必須ではない．t-PA(アルテプラーゼ)による血栓溶解療法は適応が限られており，施行可能な施設も少なく，発症 4.5 時間以内での投与が必要なため，実際に投与されないこともある．しかし条件がそろえば劇的な改善も期待できるため可能な限り受け入れ病院を探す必要がある．

- 基本的に降圧しない．脳梗塞では高血圧を呈している場合が多いが，脳虚血を助長するため積極的な降圧は行わない．脳梗塞があるが，血圧が高くない場合や両上肢の血圧で左右差がある場合は，大動脈解離に伴う脳梗塞も鑑別に上がる．

- 収縮期血圧 220 mmHg 以上または拡張期圧 120 mmHg 以上，大動脈解離，心不全，出血性梗塞などが存在する場合は降圧を考慮するが，緩やかに行う．血栓溶解療法を行う場合は 185/110 mmHg 未満にコントロールする．

176　Ⅱ 各科合併症の治療・管理

処方例 下記のいずれかを用いる（体重 50 kg 換算）.

1) ペルジピン® 注（ニカルジピン）50 mg＋生食 50 mL　3～36 mL/時
2) ペルジピン® 注（ニカルジピン）原液　1.5～18 mL/時
　　静脈炎を起こす場合があるので原液はできるだけ中心静脈ルートがある場合に使用
3) ヘルベッサー® 注（ジルチアゼム）250 mg＋生食 100 mL　6～18 mL/時

• **脳浮腫治療**：脳血管障害では脳浮腫が起こるため浸透圧利尿薬を使用する. リバウンドが少ない 10% グリセロールを使用することが多い.

処方例

グリセレブ® 注（10% グリセロール）1 回 200～500 mL を 2～3 時間で 1 日 2 回　7～14 日間投与

• **脳保護**：脳虚血に伴いフリーラジカルが産生され細胞障害を引き起こすため，脳保護薬としてフリーラジカルスカベンジャーであるエダラボンを使用する.

処方例

ラジカット® 注（エダラボン）30 mg＋生食 100 mL　30 分で点滴静注　1 日 2 回　14 日間まで
（急性腎不全に注意し，腎機能測定を頻回に行う. 高齢者では特に慎重に投与する.）

• t-PA を行わないか，t-PA 投与後 24 時間以上経過すれば下記の治療を行う.
　　ラクナ梗塞（1.5 cm 以下の皮質下小梗塞）またはアテローム血栓性脳梗塞

処方例 下記を併用する，2 週間.

1) バイアスピリン®（アスピリン）　1 回 200 mg　1 日 1 回
2) キサンボン® 注（オザグレルナトリウム）80 mg＋生食 100 mL　1 回 2 時間かけて　1 日 2 回

• 心原性脳梗塞（多くは心房細動による）

処方例 下記を併用する（発症 24 時間後の CT で出血性梗塞否定してから）.

1) ヘパリンナトリウム注 10,000～15,000 単位＋生食 500 mL

24 時間で
2) ワーファリン®(ワルファリン)1 回 2〜3 mg より開始, 1 日 1 回
〔PT-INR 2.0〜3.0(70 歳以上は PT-INR 1.6〜2.6)目標, 5〜7 日ごとに測定し目標に達したらヘパリンを終了する〕

ワルファリンでなく他の経口抗凝固薬でもよい(心房細動の項目参照, → 156 頁), その後はヘパリンを併用しない.

• 脳梗塞による片麻痺と転換症状による(偽)片麻痺の鑑別.

(1)顔を麻痺側に向かせる:顔を麻痺側に回転させる作用をもつ筋は健側の胸鎖乳突筋である.

〈真の麻痺の場合〉片麻痺でも麻痺側に向くことは可能である.

〈偽の麻痺の場合〉(偽)麻痺側に向けない場合が多い.

(2)Arm (Hand) drop test:意識障害の項参考.

〈真の麻痺の場合〉麻痺側上肢は顔面に当たる.

〈偽の麻痺の場合〉(偽)麻痺側上肢は顔面を避けて落ちる.

(3)Hoover test:患者を臥床させ, 両足踵の下に検者の両手掌を置く.

〈真の麻痺の場合〉麻痺側の下肢を上げるよう指示すると健側の踵を下に押しつける力を手掌で感じる. 健側の下肢を上げてもらうと麻痺側の踵を下に押しつける力を手掌で感じない.

〈偽の麻痺の場合〉(偽)麻痺側を上げるよう指示しても健側の踵に下方向への力を感じない. 健側を上げると(偽)麻痺側の踵に下方向への力を感じる.

(4)位置覚検査:麻痺側の足の指を検者が上方向か下方向に向けて, どちらに向いているか答えさせる.

〈真の麻痺の場合〉正解したりしなかったりする

〈偽の麻痺の場合〉ほぼ全問不正解となる.

(5)上肢 Barré 徴候:軽度の片麻痺を検出する身体所見である. 両上肢の手のひらを上に向けて水平に伸ばしてもらい, 20 秒ほど観察する.

〈真の麻痺の場合〉麻痺側上肢が回内しながら下降する.

〈偽の麻痺の場合〉(偽)麻痺側上肢は回内せず, 手掌が上を向いたまま下降する.

• TIA(transient ischemic attack:一過性脳虚血発作)は一過性に

脳虚血による局所症状(麻痺，構音障害など)を起こし，24時間以内(多くは1時間以内)に症状が消失する状態である．TIAは脳梗塞の前段階とも考えられ，抗血小板薬や抗凝固薬による脳梗塞の予防が重要になる．

処方例

- 心房細動がある場合 ⇒ 経口内服で抗凝固療法を行う(心房細動の項目参照，➡ 156頁)．
- 心房細動がない場合，下記のいずれかを用いる．
1) バイアスピリン® 1回100mg 1日1回
2) プラビックス®(クロピドグレル) 1回75mg 1日1回
    出血傾向などある場合は1回50mg 1日1回
3) プレタール® 1回100mg 1日2回

しばしばTIAは一過性の意識消失(失神)を起こしたときのゴミ箱的診断としてつけられることがあるが，TIAで意識消失を起こすことは少ないので，失神の場合は循環器疾患などをまず除外する必要がある．

❸ けいれん発作

けいれん発作はてんかん以外の多くの病態でも起こることがある．特に初回の場合は原因検索を行う．けいれん重積発作の場合，緊急処置が必要になる．

🅐 症状

発作性の不随意的な筋収縮が全身，もしくは身体の一部分に出現．

🅑 初期検査/初期治療

1) 初期治療 5分以上持続する場合や，短時間に反復する場合は，以下の初期治療を行う．

(1)気道確保，酸素投与(10 L/分リザーバーマスク)，静脈ルート確保，心電図・SpO_2モニター装着

(2)初回で原因不明のけいれん発作があり，血糖チェックで低血糖が認められた，もしくは血糖値不明の場合，以下の順で静注．低血糖がない場合は(3)を行う．明らかなてんかん既往がある場合は，最初から(3)でもよい．

処方例 1) → 2)の順で用いる．

1) アリナミン®F(フルスルチアミン，25 mg/A) 100 mg ゆっ

5 脳神経疾患合併症　179

くり静注

2) 50％ブドウ糖　40 mL　静注

（低栄養の場合，ブドウ糖静注に伴いビタミン B_1 が大量消費されるので，Wernicke 脳症予防のためビタミン B_1 を必ず加える）

(3) セルシン®（ジアゼパム）10 mg 数分かけて静注　けいれんが止まるまで 3 分ごとに 2〜3 回繰り返し投与可能．どうしても静脈ルート確保に時間がかかる場合は，吸収に時間がかかるがやむを得ず筋注する．

〔上記で無効の場合(4)か(5)を投与〕

(4) 下記のいずれか

アレビアチン®（フェニトイン，250 mg/5 mL/A）250 mg ＋ 生食 15 mL　5 分以上かけて静注

（不整脈を誘発することがあるので心電図モニターしながら）

ホストイン®（ホスフェニトイン，750 mg/10 mL/V）1,125 mg/15 mL ＋ 生食 50 mL を 15 分で点滴（体重 50 kg 換算，詳細は添付文書参照）

けいれんが止まれば以下のいずれかで維持

アレビアチン® 250 mg ＋ 生食 15 mL　1 日 2 回 5 分以上かけて静注

ホストイン® 375 mg/5 mL ＋ 生食 50 mL を 1 日 1 回 15 分で点滴（体重 50 kg 換算，詳細は添付文書参照），初回投与からは 12〜24 時間あける．

(5) ノーベルバール®（フェノバルビタール，250 mg/V）1,000 mg ＋ 生食 100 mL　10 分以上かけて点滴（体重 50 kg で換算）

〔上記で無効の場合(6)か(7)か(8)を投与，呼吸抑制をきたすのでその前後で気管挿管を行う〕

(6) ドルミカム®（ミダゾラム，10 mg/2 mL/A）10 mg ＋ 生食 8 mL ゆっくり静注（体重 50 kg で換算）（けいれん重積は保険適用外だが，保険審査上認められる場合がある）

けいれんが止まれば以下で維持

ドルミカム® 50 mg ＋ 生食 100 mL　5〜40 mL/時（体重 50 kg で換算）

(7) ディプリバン®（プロポフォール，10 mg/mL）原液 5〜10 mL をゆっくり静注（体重 50 kg で換算）（保険適用外）

けいれんが止まれば以下で維持

ディプリバン® 原液 10〜25 mL/時（体重 50 kg で換算）

(8)ラボナール®（チオペンタール，0.5 g/A）0.5 g+注射用蒸留水 20 mL　10 mL 静注（体重 50 kg で換算）（けいれん重積は保険適用外だが，保険審査上認められる場合がある）

けいれんが止まれば以下で維持

ラボナール® 2.5 g+注射用蒸留水 100 mL　6〜10 mL/時（体重 50 kg で換算）

2)原因検索

- **真性てんかん**：てんかん既往の有無，脳波（脳波異常があるからてんかんとは限らない）
- **外傷後てんかん**：頭部外傷の既往，頭部 CT/MRI
- **脳血管障害**：頭痛，運動麻痺，頭部 CT/MRI
- **アルコール・薬物離脱**：アルコール・薬物長期常用と中断の既往
- **脳炎・髄膜炎**：発熱，髄膜刺激症状，髄液所見
- **脳腫瘍**：頭痛，頭部 CT/MRI
- **低血糖**：糖尿病既往歴，アルコール依存・摂食障害の既往，血糖測定
- **低酸素症**：チアノーゼ，血液ガス，SpO_2 測定
- **薬物中毒**：身近な人からの情報収集，多量の薬包（急性薬物中毒の項目参照，➡ 318 頁）
- **水中毒**：低ナトリウム血症，多飲の既往

3)偽発作（心因性非てんかん性発作）との鑑別と注意点　偽発作は転換・解離性障害でも見られるが，特に鑑別が難しいのはてんかん患者が転換・解離性障害を合併したときである．最終的な偽発作の診断としてはビデオ・脳波同時記録が確実であるが，臨床上の鑑別点として以下のことが挙げられる．

(1)偽発作では全般性発作様のけいれんであるにもかかわらず，発作中の記憶がある．

(2)偽発作では四肢のけいれん様の動きがばらばらである．骨盤の前後方向の動きが見られる．首を左右に振る動きがみられる．

(3)偽発作では発作中に閉眼していることが多い．

(4)偽発作では検者の強制的な眼瞼の開眼に抵抗して閉眼しようとする．

(5)偽発作では検者が強制的に眼瞼を開眼させると正中にあった眼球を上転させたり，検者のいる方向と反対方向に眼球を向けたりする．

(6)偽発作では瞳孔が散大せず，角膜反射が保たれている．

(7)強直間代発作または複雑部分発作後 10〜20 分に採血したプロラクチンが上昇していた場合，偽発作は否定的で真の発作である可能性が高い（特異度は高い）．しかしプロラクチン上昇がない場合では，どちらとも判断できない（感度は低い）．また抗精神病薬を服用している患者では普段から高値であることがある．

(8)偽発作では気管挿管，痛み刺激などの侵襲に抵抗したりして反応してしまうことが多いが，それらに耐える患者もいるので，反応がなくても偽発作は否定できない．

(9)舌咬傷や外傷があると，偽発作の可能性は低くなるが否定はできない．

C 精神身体管理

1) 向精神薬によるけいれん閾値低下　抗精神病薬，抗うつ薬の中にはけいれんリスクを高めるため，てんかんやけいれんの既往がある患者は減量して使用するか，他剤に変更する．

(1)**抗精神病薬**：ロドピン®（ゾテピン），コントミン®（クロルプロマジン），クロザリル®（クロザピン）など

(2)**抗うつ薬**：アナフラニール®（クロミプラミン），トリプタノール®（アミトリプチリン），アモキサン®（アモキサピン）など

　上記以外の向精神薬でも少量からの開始，漸増，必要最少量での維持，多剤併用の回避によってけいれんリスクを減らす必要がある．向精神薬以外ではオピオイド，NSAID，キサンチン系抗アレルギー薬，ニューキノロン系に注意する．

2) 経口抗てんかん薬　経口抗てんかん薬の投与開始は慎重に行う．脳波上明らかな発作波を認め複数回の発作を起こしたりした場合は，抗てんかん薬を開始してもよいが，疑いの段階ではその後の患者の QOL にもかかわるため薬物開始は慎重を要する．てんかんを疑いかつ自施設で確定診断が難しい場合は，確定診断だけでも専門施設に依頼したほうが望ましく，確定診断がなされたのちに自施設でフォローすればよい．近年精神科医がてんかんを見ることは少なくなってきたが，患者の生活史を含めたてんかんのプライマリケア

医として精神科医が果たすべき役割は依然大きい.

a) 部分てんかんの場合　成人発症のてんかんのほとんどは部分発作である. 全般発作がみられても二次性全般化のことが多い. けいれん以外の知覚異常や精神症状をきたしたり, 患者自身が予兆(予兆もてんかん発作そのもの)を訴えたりすることがある. 第1選択薬はカルバマゼピンになるが, 薬疹や血球減少などの副作用に注意し, 少量より開始して漸増するのが原則である.

処方例　下記のいずれかを用いる.

1) テグレトール®(カルバマゼピン)　1回100 mg　1日2回から開始
   至適濃度と発作抑制を目標に1～2週ごとに増量. 最大1,200 mg/日まで
2) イーケプラ®(レベチラセタム)　1回500 mg　1日2回
   増量は2週間以上あけて1,000 mg以下の増量とする
   最大3,000 mg/日まで(腎障害では減量)
3) エクセグラン®(ゾニサミド)　1回100 mg　1日1回より開始
   1～2週ごとに増量
   最大600 mg/日まで
4) ラミクタール®(ラモトリギン)
   単剤の場合, ラモトリギンのグルクロン塩抱合を誘導する薬剤以外の抗てんかん薬を併用する場合
   1～2週目　1回25 mg　1日1回
   3～4週目　1回50 mg　1日1回
   5週目　1回100 mg　1日1回　または1回50 mg　1日2回
   維持量　100～200 mg/日を1～2回に分割
   増量は1週間以上あけて最大100 mgずつ
   最大400 mg
- バルプロ酸ナトリウム併用時
   1～2週目　1回25 mg　隔日投与
   3～4週目　1回25 mg　1日1回
   5週目以降1～2週ごとに25～50 mgずつ増量
   維持量100～200 mg/日を2回に分割
- ラモトリギンのグルクロン塩抱合を誘導する薬剤(フェニトイン, カルバマゼピン, フェノバルビタール, プリミドンなど)を併用

する場合

1～2 週目　1回 50 mg　1日1回

3～4 週目　1回 50 mg　1日2回

5 週目以降 1～2 週ごとに最大 100 mg/日ずつ増量

維持量 200～400 mg/日を2回に分割

b) 全般てんかんの場合　焦点が明らかでない場合は全般発作として治療する．第1選択薬はバルプロ酸である．無効の場合，レベチラセタム，ラモトリギン，ゾニサミドを検討する．

処方例

デパケン® R（バルプロ酸ナトリウム）　1回 200 mg　1日2回から開始

至適濃度と発作抑制を目標に 1～2 週ごとに増量

最大 1,200 mg/日まで

4 めまい

　めまいは精神科領域で身体化としてしばしば訴えられる症状である．しかし特に初回の訴えの場合は身体疾患を除外する必要がある．眼振を伴い天井がぐるぐる回るような回転性のめまいの場合は，精神症状の可能性は低い．日本めまい平衡医学会が発表した「めまいの診断基準化のための資料」が診断の参考になり，ホームページから参照することができる．

a 症状　回転性めまい，浮動性めまい

b 初期検査/初期治療

1) 中枢性めまいの除外　初発で症状が激しい場合，高血圧などバイタルサインの異常がある場合は，脳幹・小脳の出血や梗塞を除外するため，頭部 CT や MRI を行う．ただし頭部 CT ではめまいをきたすことの多い小脳病変は，骨のアーチファクトにより読影が難しいことが多い．頭部 MRI も患者の安静が保てないとアーチファクトが強く出現する．身体所見では失調歩行，構音障害，指鼻試験拙劣，踵膝試験拙劣（精神身体診察の項目参照，➡ 22 頁），片麻痺などがみられる．

2) 失神の除外　完全に失神に至らない，前失神状態でもめまいを訴えることがあり，不整脈や出血（消化管，婦人科臓器）など重篤な疾患が隠れている場合もある．起立性低血圧，不整脈を主に調べ

る．臥位と立位の血圧・脈拍，下血の有無，貧血の有無，12誘導心電図，24時間Holter心電図など検索する．

3）薬剤性の除外　精神科では向精神薬による浮遊感や起立性低血圧をめまいとして訴えることがある．

4）採血　ビタミンB₁欠乏により発症するWernicke脳症は小脳失調をきたす．糖尿病治療中の患者は低血糖でめまいを訴えることがある．

5）眼振の確認　水平方向か垂直方向か回旋性か（精神身体診察の項目参照，➡22頁）をみる．垂直方向の眼振は中枢性の可能性が高く，他の眼振は末梢でも中枢でもあり得る．

6）蝸牛症状の確認　難聴，耳鳴り，耳閉感がある場合はMénière病を疑う．中枢性めまいでも障害部位によっては起こり得る．

⟨C⟩ 精神身体管理

1）良性発作性頭位めまい症　特定の頭位で回転性めまいをきたす疾患で，頻度は比較的高い．蝸牛症状を伴わないことが特徴である．特定の頭位でめまいが誘発されるため，患者はめまいをきたさない楽な姿勢から動きたがらないことが多い．再発することも多い．

a）診断　特定の頭位をとるとめまいが誘発され，誘発される頭位を取り続けるとめまいが増強して，のちに軽くなる．耳鳴りや難聴などは見られない．Dix-Hallpike法は右側半規管病変の場合，座位で右向き45°を向いて，そのまま素早く臥位になる．臥位では，頭部はベッドの端からはみ出して，さらに30°近く下げる．このときめまいの誘発や眼振があれば病変は右側半規管と推測される．左側半規管病変でも左向きで同様の検査を行う．

b）治療　理学療法で，臥位や座位でさまざまな頭位をとっていく，病変部位によりEpley法，逆Epley法，Lempert法などがあるがやや複雑であり成書を参照．

　上記方法が施行できない場合や患者が自己治療する場合は，めまいを誘発する頭位にゆっくり持って行くことを繰り返すことにより慣れさせると早く改善する．

　薬物治療は以下を単独もしくは併用する．

⟨処方例⟩ 下記のいずれか，もしくは併用する．

1）メリスロン®（ベタヒスチンメシル酸塩）　1回6mg　1日3回

毎食後

2) ホリゾン®(ジアゼパム) 1回2mg 1日3回毎食後, 他の抗不安薬でも可

吐き気が強い場合は制吐薬を追加する.

3) ナウゼリン®(ドンペリドン) 1回3mg 1日3回毎食後

内服ができない場合は注射剤を使用する.

処方例

メイロン®(炭酸水素ナトリウム)7%注40mL＋プリンペラン®(塩酸メトクロプラミド)10mg＋アタラックスP®(ヒドロキシジン塩酸塩)25〜50mg＋ソリタT3 200mLを2〜3時間で点滴

2) Ménière 病 蝸牛症状を伴い数分以上持続するめまいで, 発作性に繰り返し起こる. 初発の場合は Ménière 病でなく突発性難聴(めまいを伴うことがある)の可能性もあるので専門医受診が望ましい. 特に強い難聴がある場合は突発性難聴を疑う.

a) 診断 発作性の回転性(時に浮動性)めまいが反復し, 耳鳴りや難聴がみられる. 麻痺や複視, 構音障害, 知覚障害など中枢性を疑う所見を除外する. 眼振は病初期には患側に水平方向ないし水平回旋眼振を認め, 軽快すると健側方向への眼振がみられる.

b) 治療 発作急性期は点滴を行うことが多い.

処方例

メイロン®(炭酸水素ナトリウム)注7% 40mL＋プリンペラン®(塩酸メトクロプラミド)10mg＋アタラックス®P(ヒドロキシジン塩酸塩)25〜50mg＋ソリタT3 200mLを2〜3時間で点滴

ある程度症状が落ち着いていれば下記の内服に切り替える. 抗不安薬を併用してもよい.

処方例

イソバイドシロップ70%®(イソソルビド) 1回30mL 1日3回毎食後

3) 前庭神経炎 強いめまいが通常1回のみ出現し, 蝸牛症状を伴わない. 先行する感冒症状がみられることが多い.

a) 診断 突発的なめまい発作が1回出現し数時間〜数日持続する. めまいが落ち着いた後もふらつきや頭重感が数週間〜数か月続く. 耳鳴りや難聴は認めない.

b）治療

処方例 下記を併用する.

1) プレドニン®（プレドニゾロン）　1回10mg　1日3回　1〜2週間かけて漸減
2) アデホスコーワ®（アデノシン三リン酸）　1回100mg　1日3回

5 頭痛

　精神科領域でしばしばみられる頭痛は，緊張型頭痛や身体表現性障害としての頭痛である．頭痛の分類と診断に関しては，国際頭痛分類第3版（ICHD-3）beta版の日本語訳が日本頭痛学会ホームページより参照できる.

a 症状　頭痛（急性，亜急性，慢性，片側，両側，前頭部など）

b 初期検査/初期治療

- **危険な兆候の頭痛**　突然の頭痛，バットで殴られたような頭痛，今までにない強さの頭痛，高齢者の頭痛などは，くも膜下出血をはじめとする頭蓋内出血の可能性が否定できない．直ちに頭部CTを撮影する．もし頭部CT撮影でもはっきりしない場合は，腰椎穿刺を行う．髄液の鮮紅色またはキサントクロミー（出血の際，赤血球が溶血しビリルビンにより髄液が黄色になる現象）や髄液中の赤血球の混入があれば，くも膜下出血を強く疑う.
　頭蓋内出血以外で緊急を要する頭痛は，髄膜炎，脳炎，緑内障発作，側頭動脈炎などがある.

c 精神身体管理

1) 緊張型頭痛　精神科領域でみることの多い頭痛は緊張型頭痛，もしくは身体化による頭痛であるが，いずれも客観性のある検査はなく，さらに緊張型頭痛は心身症としての側面ももっていることから，両者の鑑別は極めて困難である.

a）診断（表7〜9）　多くは両側性の数十分〜数日持続する，圧迫されるような非拍動性の頭痛で，歩行などで頭痛が増悪することはない．悪心や嘔吐は基本的にない（ただし頭痛の持続で二次的に迷走神経が緊張すると，悪心嘔吐が現れることはまれにある).

b）治療　鎮痛薬の回数を限定した頓用使用が原則である．抗不安薬を併用することもあるが，薬物依存を形成しやすい患者も多く慎

5 脳神経疾患合併症　187

表 7　稀発反復性緊張型頭痛

A. 平均して 1 か月に 1 日未満（年間 12 日未満）の頻度で発現する頭痛が 10 回以上あり，かつ B〜D を満たす
B. 30 分〜7 日間持続する
C. 以下の 4 つの特徴のうち少なくとも 2 項目を満たす
   1. 両側性
   2. 性状は圧迫感または締め付け感（非拍動性）
   3. 強さは軽度〜中等度
   4. 歩行や階段の昇降のような日常的な動作により増悪しない
D. 以下の両方を満たす
   1. 悪心や嘔吐はない
   2. 光過敏や音過敏はあってもどちらか一方のみ
E. ほかに最適な ICHD-3 の診断がない

〔国際頭痛分類第 3 版 beta 版（http://www.jhsnet.org/kokusai_new_2015.html）より〕

表 8　頻発反復性緊張型頭痛

A. 3 か月を超えて，平均して 1 か月に 1〜14 日（年間 12 日以上 180 日未満）の頻度で発現する頭痛が 10 回以上あり，かつ B〜D を満たす
B. 30 分〜7 日間持続する
C. 以下の 4 つの特徴のうち少なくとも 2 項目を満たす
   1. 両側性
   2. 性状は圧迫感または締め付け感（非拍動性）
   3. 強さは軽度〜中等度
   4. 歩行や階段の昇降のような日常的な動作により増悪しない
D. 以下の両方を満たす
   1. 悪心や嘔吐はない
   2. 光過敏や音過敏はあってもどちらか一方のみ
E. ほかに最適な ICHD-3 の診断がない

〔国際頭痛分類第 3 版 beta 版（http://www.jhsnet.org/kokusai_new_2015.html）より〕

重に適応を見極める．患者の訴えに応じて薬物量や種類が増えがちなので注意する．

処方例　下記 1），2）のいずれかを用いる．

1）カロナール®（アセトアミノフェン）　1 回 300〜500 mg　1 日 3 回まで
2）ロキソニン®（ロキソプロフェン）　1 回 60 mg　1 日 3 回まで

筋弛緩薬が効果あれば下記 3）を併用する

188 　Ⅱ 各科合併症の治療・管理

表9　慢性緊張型頭痛

A. 3か月を超えて，平均して1か月に15日以上（年間180日以上）の頻度
　 で発現する頭痛で，かつB〜Dを満たす
B. 数時間〜数日間，または絶え間なく持続する
C. 以下の4つの特徴のうち少なくとも2項目を満たす
　 1. 両側性
　 2. 性状は圧迫感または締め付け感（非拍動性）
　 3. 強さは軽度〜中等度
　 4. 歩行や階段の昇降のような日常的な動作により増悪しない
D. 以下の両方を満たす
　 1. 光過敏，音過敏，軽度の悪心はあってもいずれか1つのみ
　 2. 中程度〜重度の悪心や嘔吐はどちらもない
E. ほかに最適なICHD-3の診断がない

〔国際頭痛分類第3版beta版（http://www.jhsnet.org/kokusai_new_2015.html）より〕

3）テルネリン®（チザニジン）　1回1〜2mg　1日3回
　〔ルボックス®（フルボキサミン）と併用禁忌〕
抗不安薬を併用する場合は下記4）を使用．短期間にとどめる
4）デパス®（エチゾラム）　1回0.5mg　1日3回
慢性化している場合は，上記鎮痛薬や抗不安薬を連用することは避
けて，下記5）を検討する．
5）トリプタノール®（アミトリプチリン）　1回10〜30mg　1日1
　回夕食後（保険適用外）

2）片頭痛

　比較的若年に多く，強い頭痛をきたす．高齢者で見られる場合は
特に脳血管障害を除外する必要がある．

a）診断（表10〜12）　典型例では片側性で拍動するような頭痛をき
たす．しばしば悪心嘔吐も見られることがあり，体を動かすと頭痛
が増強する．光や音の刺激に過敏になることがあり，このため症状
出現時は自宅や自室にこもることも多い．頭痛により日常生活が困
難になることがしばしば見られる．前兆として閃輝暗点（視野の中
心付近がキラキラし，さらにその内側の視野が欠損する）や感覚異
常（身体のさまざまな部位でチクチクするなど）が出現する場合があ
る．

5 脳神経疾患合併症　　189

表10　前兆のない片頭痛

A. B〜D を満たす発作が 5 回以上ある
B. 頭痛発作の持続時間は 4〜72 時間（未治療もしくは治療が無効の場合）
C. 頭痛は以下の 4 つの特徴を少なくとも 2 項目を満たす
　1. 片側性
　2. 拍動性
　3. 中等度〜重度の頭痛
　4. 日常的な動作（歩行や階段昇降など）により頭痛が増悪する，あるい
　　　は頭痛のために日常的な動作を避ける
D. 頭痛発作中に少なくとも以下の 1 項目を満たす
　1. 悪心または嘔吐（あるいはその両方）
　2. 光過敏および音過敏
E. ほかに最適な ICHD-3 の診断がない

〔国際頭痛分類第 3 版 beta 版（http://www.jhsnet.org/kokusai_new_2015.html）より〕

表11　前兆のある片頭痛

A. B および C を満たす発作が 2 回以上ある
B. 以下の完全可逆性前兆症状が 1 つ以上ある
　1. 視覚症状
　2. 感覚症状
　3. 言語症状
　4. 運動症状
　5. 脳幹症状
　6. 網膜症状
C. 以下の 4 つの特徴の少なくとも 2 項目を満たす
　1. 少なくとも 1 つの前兆症状は 5 分以上かけて徐々に進展するか，ま
　　　たは 2 つ以上の前兆が引き続き生じる（あるいはその両方）
　2. それぞれの前兆症状は 5〜60 分持続する
　3. 少なくとも 1 つ以上の前兆症状は片側性である
　4. 前兆に伴って，あるいは前兆発現後 60 分以内に頭痛が発現する
D. ほかに最適な ICHD-3 の診断がない，または一過性脳虚血発作が除外さ
　　れている

〔国際頭痛分類第 3 版 beta 版（http://www.jhsnet.org/kokusai_new_2015.html）より〕

b）治療

処方例 下記 1）〜4）のいずれかを用いる．

1）イミグラン®（スマトリプタン）　1 回 50 mg　2 時間あけて再投
　　与可

190 　Ⅱ 各科合併症の治療・管理

表12 　慢性片頭痛

A. 緊張型頭痛様または片頭痛用の頭痛（あるいはその両方）が月に15日以上の頻度で3か月を超えて起こり，BとCを満たす

B. 「前兆のない片頭痛」の診断基準B〜Dを満たすか，「前兆のある片頭痛」の診断基準BおよびCを満たす発作が，併せて5回以上あった患者に起こる

C. 3か月を超えて月8日以上で以下のいずれかを満たす
    1. 「前兆のない片頭痛」の診断基準CとDを満たす
    2. 「前兆のある片頭痛」の診断基準BとCを満たす
    3. 発症時には片頭痛であったと患者が考えており，トリプタンあるいは麦角誘導体で改善する

D. ほかに最適なICHD-3の診断がない

〔国際頭痛分類第3版 beta版（http://www.jhsnet.org/kokusai_new_2015.html）より〕

　　前回の発作で50 mgが無効であった場合は1回100 mgでも可

　　1日最大200 mgまで

2) ゾーミッグ®RM（ゾルミトリプタン）　1回2.5 mg　2時間あけて再投与可

　　前回の発作で2.5 mgが無効であった場合は1回5 mgでも可

　　1日最大10 mgまで

頭痛が重度である場合，悪心嘔吐が強い場合は下記3)を使用

3) イミグラン®注（3 mg/A）　1回3 mg 皮下注　1時間あけて再投与可

　　1日2回まで

　　自己注射用のキット製剤もある

4) イミグラン®点鼻薬　1回20 mg 鼻腔内投与　2時間あけて再投与可

　　1日2回まで

トリプタン製剤と下記5)，6)のNSAIDのいずれかを併用してもよい

5) ロキソニン®（ロキソプロフェン）　1回60 mg　1日3回まで

6) ボルタレン®（ジクロフェナクナトリウム）サポ　1回50 mg

　　8時間以上あけて1日2回まで

悪心嘔吐がある場合は下記7)，8)の制吐薬のいずれかと併用

7) ナウゼリン®（ドンペリドン）　1回10 mg　1日3回まで

8) プリンペラン®注（塩酸メトクロプラミド）　1回10 mg　静注
　または筋注
　1日2回まで

片頭痛の頻度が高い場合はあらかじめ予防投薬を行う.

処方例　下記のいずれかを用いる.

1) ミグシス®（塩酸ロメリジン）　1回5 mg　1日2回朝夕
　最大20 mg/日まで
2) デパケン®R（バルプロ酸ナトリウム）　1回200〜400 mg　1日
　2回朝夕
　最大1,000 mg/日まで

参考文献

・水澤英洋, 山脇正永（監訳）：症状から見た神経内科ハンドブック, pp 121-125, メディ
　カルサイエンスインターナショナル, 2003
・篠原幸人（監修）：神経救急・集中治療ハンドブック第2版, pp 144-175, 医学書院,
　2017
・David Taylor, Carol Paton, Shitij Kapur：モーズレイ処方ガイドライン第12版下巻,
　pp 559-561, ワイリー・パブリッシング・ジャパン, 2016
・篠原幸人（監修）：神経救急・集中治療ハンドブック第2版, pp 108-115, 医学書院,
　2017
・Chen DK, So YT, Fisher RS, et al：Use of serum prolactin in diagnosing epileptic sei-
　zures：report of the Therapeutics and Technology Assessment Subcommittee of the
　American Academy of Neurology. Neurology 65(5)：668-675, 2005
・日本めまい平衡医学会ホームページ
　http://www.memai.jp/
・日本頭痛学会ホームページ
　http://www.jhsnet.org/kokusai.html

（本田　明）

内分泌・代謝疾患合併症

POINT

- **精神科では無症候性の甲状腺機能異常が見つかりやすい**：甲状腺機能は精神科初診時・入院時などでルーチンに測定することが多く，異常を発見する機会が多い．
- **遊離 T₃ のみ低下，TSH と遊離 T₄ 正常の場合は，甲状腺ホルモン製剤で治療しない**：摂食障害，アルコール依存などで低栄養の患者は，生理的現象として遊離 T₃ のみが低下する．
- **向精神薬の影響で体重増加・脂質異常・糖尿病などをきたしやすい**：薬物の直接的な作用や，食欲増進などが考えられる．病的な体重増加，高脂血症，高血糖などが認められた場合は薬剤の変更を考慮し，同時に生活習慣の指導も行う．
- **糖尿病に対して薬物治療を行っている患者の不穏・興奮では低血糖を除外する**：経口血糖降下薬やインスリン療法中の患者は低血糖のリスクが常にあり，低血糖による精神症状は精神科原疾患の悪化と間違われやすい．

1 甲状腺機能亢進症

甲状腺機能検査は精神科領域ではうつ病，認知症，統合失調症などの鑑別のため，初診時スクリーニング検査としてよく行われる．また入院中のアルコールや各種薬物離脱症状，セロトニン症候群，悪性症候群，悪性緊張病などの鑑別のためにも行われる．よって症状のあるなしにかかわらず，甲状腺機能異常が見つかることはまれではない．甲状腺機能亢進症のほとんどは Basedow 病で，それ以外は無痛性甲状腺炎か亜急性甲状腺炎を鑑別する(甲状腺機能亢進症に伴う精神症状と治療の詳細は症状精神病・器質性精神病の項目参照，➡ 335 頁)．

a 症状 発汗，動悸，頻脈，体重減少，頸部腫脹(甲状腺腫大)，眼球突出，精神症状(不安，焦燥，躁状態，うつ状態，幻覚妄想状態など)

6 内分泌・代謝疾患合併症　193

b 初期検査/初期治療
1) 検査
- **血液検査**：甲状腺機能〔TSH↓, 遊離 T_3(FT$_3$)↑, 遊離 T_4(FT$_4$)↑〕, TRAb(TSH 受容体抗体, Basedow 病で陽性), CRP(亜急性甲状腺炎で上昇)

  無痛性甲状腺炎の場合遊離 T_3, 遊離 T_4 の上昇は軽度であることが多い.
- **甲状腺エコー**：Basedow 病ではびまん性腫脹や内部血流の増加を認める.
- **放射性ヨード甲状腺摂取率の測定**：Basedow 病の場合, 取り込み率が高くなる. 限られた施設でしかできないので鑑別に困難をきたした場合に行う.

2) 身体所見
- **眼球突出**：側方から観察し眼窩外側縁から角膜頂点までの距離を測定する. 日本人 16 mm まで正常, 白人 20 mm まで正常, 黒人 22 mm まで正常. または 2 mm 以上の左右差で異常.
- **頸部診察**：甲状腺の触診を行う. 甲状腺正中である峡部はおよそ第 1 気管軟骨上に位置し, 両葉はそれから左右の上方に広がり甲状軟骨下端の両側面あたりまで位置している. よほど腫脹していないと専門医以外はわかりにくい. 亜急性甲状腺炎は発熱に加え甲状腺の圧痛が認められるので重要な所見になる.

3) 甲状腺クリーゼの診断
未治療の Basedow 病やコントロール不良, 感染症などを契機に致死的な甲状腺中毒症状を呈する状態(表13). 精神疾患患者で Basedow 病を合併している場合は, 甲状腺クリーゼ予防のために服薬アドヒアランスの確認とバイタルサインの確認, 定期的な甲状腺機能検査を行う. 中枢神経症状を精神科原疾患の悪化と誤診しないよう注意する.

4) 甲状腺クリーゼの治療
全身管理を含め専門医管理下での治療が望ましいので, 単科精神科病院の場合は転院を検討する. さまざまな理由でどうしても転院が難しい場合は循環管理, 呼吸管理, 電解質管理などを行い下記薬剤を投与.

> **処方例** 下記を併用する.
> 1) メルカゾール®(チアマゾール)　1 回 20 mg　1 日 3 回
> 2) メインテート®(ビソプロロール)　1 回 5 mg　1 日 1 回(頻脈が

194　Ⅱ 各科合併症の治療・管理

表13　甲状腺クリーゼの診断基準(第2版)

必須項目
甲状腺中毒症の存在(遊離 T_3 および遊離 T_4 の少なくともいずれか一方が高値)

症状(注1)
1. 中枢神経症状(注2)
2. 発熱(38度以上)
3. 頻脈(130回/分以上)(注3)
4. 心不全症状(注4)
5. 消化器症状(注5)

確実例
必須項目および以下を満たす(注6).
a. 中枢神経症状＋他の症状項目1つ以上,または,
b. 中枢神経症状以外の症状項目3つ以上

疑い例
a. 必須項目＋中枢神経症状以外の症状項目2つ,または
b. 必須項目を確認できないが,甲状腺疾患の既往・眼球突出・甲状腺腫の存在があって,確実例条件のaまたはbを満たす場合(注6).

(注1) 明らかに他の原因疾患があって発熱(肺炎,悪性高熱症など),意識障害(精神疾患や脳血管障害など),心不全(急性心筋梗塞など)や肝障害(ウイルス性肝炎や急性肝不全など)を呈する場合は除く.しかし,このような疾患の中にはクリーゼの誘因となるため,クリーゼによる症状か単なる併発症か鑑別が困難な場合は誘因により発症したクリーゼの症状とする.
　このようにクリーゼでは誘因を伴うことが多い.甲状腺疾患に直接関連した誘因として,抗甲状腺剤の服用不規則や中断,甲状腺手術,甲状腺アイソトープ治療,過度の甲状腺触診や細胞診,甲状腺ホルモン剤の大量服用などがある.また,甲状腺に直接関連しない誘因として,感染症,甲状腺以外の臓器手術,外傷,妊娠・分娩,副腎皮質機能不全,糖尿病ケトアシドーシス,ヨード造影剤投与,脳血管障害,肺血栓塞栓症,虚血性心疾患,抜歯,強い情動ストレスや激しい運動などがある.
(注2) 不穏,せん妄,精神異常,傾眠,けいれん,昏睡.Japan Coma Scale(JCS)1以上または Glasgow Coma Scale(GCS)14以下.
(注3) 心房細動などの不整脈では心拍数で評価する.
(注4) 肺水腫,肺野の50%以上の湿性ラ音,心原性ショックなど重度な症状.New York Heart Association(NYHA)分類4度または Killip 分類Ⅲ度以上.
(注5) 嘔気・嘔吐,下痢,黄疸(血中総ビリルビン＞3 mg/dL)
(注6) 高齢者は,高熱,多動などの典型的のクリーゼ症状を呈さない場合があり(apathetic thyroid storm),診断の際注意する.

〔日本甲状腺学会ホームページ(http://www.japanthyroid.jp/doctor/img/crisis2.pdf)より〕

ある場合)
3) ソル・コーテフ®(ヒドロコルチゾン)100 mg＋生食100 mL
　30分～1時間で点滴　1日3回
4) ヨウ化カリウム　1回50 mg　1日4回(通常精神科病院に在庫

はないので取り寄せる）

もし患者が双極性障害であれば，甲状腺ホルモン分泌抑制作用のある下記リチウム製剤投与を検討する．

5）リーマス®（炭酸リチウム）　1回200 mg　1日3回より開始，1,200 mg/日まで増量

c 精神身体管理

1）Basedow 病

a）診断　日本甲状腺学会のガイドラインでは表14を提案してい

表14　**Basedow 病の診断ガイドライン**

a）臨床所見
　1．頻脈，体重減少，手指振戦，発汗増加などの甲状腺中毒症所見
　2．びまん性甲状腺腫大
　3．眼球突出または特有の眼症状
b）検査所見
　1．遊離 T_4，遊離 T_3 のいずれか一方または両方高値
　2．TSH 低値（0.1 μU/mL 以下）
　3．抗 TSH 受容体抗体（TRAb，TBII）陽性，または刺激抗体（TSAb）陽性
　4．放射性ヨード（またはテクネシウム）甲状腺摂取率高値，シンチグラフィでびまん性
1）Basedow 病
　a）の1つ以上に加えて，b）の4つを有するもの
2）確からしい Basedow 病
　a）の1つ以上に加えて，b）の1，2，3を有するもの
3）Basedow 病の疑い
　a）の1つ以上に加えて，b）の1と2を有し，遊離 T_4，遊離 T_3 高値が3か月以上続くもの
【付記】
1．コレステロール低値，アルカリフォスファターゼ高値を示すことが多い．
2．遊離 T_4 正常で遊離 T_3 のみが高値の場合がまれにある．
3．眼症状があり TRAb または TSAb 陽性であるが，遊離 T_4 および TSH が正常の例は euthyroid Graves' disease または euthyroid ophthalmopathy といわれる．
4．高齢者の場合，臨床症状が乏しく，甲状腺腫が明らかでないことが多いので注意をする．
5．小児では学力低下，身長促進，落ち着きのなさなどを認める．
6．遊離 T_3（pg/mL）/遊離 T_4（ng/dL）比は無痛性甲状腺炎の除外に参考となる．
7．甲状腺血流測定・尿中ヨウ素の測定が無痛性甲状腺炎との鑑別に有用である．

〔日本甲状腺学会ホームページ（http://www.japanthyroid.jp/doctor/guideline/japanese.html）より〕

る．単科精神科病院などですべての検査をすることは不可能なので何らかの臨床症状の確認と，外注検査でも可能な TSH，遊離 T_4，TRAb を測定し所見があれば Basedow 病として治療を開始する．臨床症状と検査値の異常がそれほど著しくなければ定期的に採血と身体所見の確認を行い，経過を見ることもある．

b) 治療　下記を処方する．

> **処方例**
>
> メルカゾール®（チアマゾール）　1回 15 mg　1日1回（重症では1回 15 mg　1日2回）
>
> 無顆粒球症，肝障害が出やすいので開始数か月間は2週ごとに甲状腺機能，肝機能，血算を測定する．妊婦禁忌．
>
> 4週間ほど継続しても改善傾向がなければ増量するか，専門医の診察を検討する．
>
> 検査値が基準値内に達したら減量していく，最終的には5 mg を隔日投与にする．甲状腺機能が正常化し TRAb が陰性化した状態が半年以上経過すれば内服中止を検討する．

頻脈があるときは，下記を処方する．

> **処方例**　下記のいずれかを用いる（低血圧の場合は投与しない）．
>
> 1）メインテート®（ビソプロロール）　1回5 mg　1日1回
> 2）テノーミン®（アテノロール）　1回 50 mg　1日1回

2）無痛性甲状腺炎

a) 診断（表 15）　数か月の単位で自然軽快するため基本的に治療を行わない．Basedow 病との鑑別が重要である．Basedow 病と比べ遊離 T_3（pg/mL）/遊離 T_4（ng/dL）比が低い傾向にあるが，定まった基準値はない〔遊離 T_3（pg/mL）/遊離 T_4（ng/dL）比 3.0 未満であることが多いようである〕．

b) 治療　基本的に無治療で経過観察，抗甲状腺薬を使用してはならない．長期経過で甲状腺機能低下症に移行することがある．頻脈が強い場合は下記を処方する．

> **処方例**　下記のいずれかを用いる（低血圧の場合は投与しない）．
>
> 1）メインテート®（ビソプロロール）　1回5 mg　1日1回
> 2）テノーミン®（アテノロール）　1回 50 mg　1日1回

3）亜急性甲状腺炎

a) 診断（表 16）　感冒様症状の後に出現することが多くウイルス感

6 内分泌・代謝疾患合併症 197

表15　無痛性甲状腺炎の診断ガイドライン

a)臨床所見
　1. 甲状腺痛を伴わない甲状腺中毒症
　2. 甲状腺中毒症の自然改善(通常3か月以内)
b)検査所見
　1. 遊離 T_4 高値
　2. TSH 低値(0.1 μU/mL 以下)
　3. 抗 TSH 受容体抗体陰性
　4. 放射性ヨード(またはテクネシウム)甲状腺摂取率低値
1)無痛性甲状腺炎
　a)およびb)のすべてを有するもの
2)無痛性甲状腺炎の疑い
　a)のすべてとb)の 1〜3 を有するもの
除外規定
甲状腺ホルモンの過剰摂取例を除く.
【付記】
　1. 慢性甲状腺炎(橋本病)や寛解 Basedow 病の経過中発症するものである.
　2. 出産後数か月でしばしば発症する.
　3. 甲状腺中毒症状は軽度の場合が多い.
　4. 病初期の甲状腺中毒症が見逃され,その後一過性の甲状腺機能低下症で気付かれることがある.
　5. 抗 TSH 受容体抗体陽性例がまれにある.

〔日本甲状腺学会ホームページ(http://www.japanthyroid.jp/doctor/guideline/japanese.html)より〕

染との関連が考えられている.精神疾患の場合,甲状腺の疼痛や圧痛などの自覚所見を訴えない患者もいるため,触診時には患者が顔をしかめるなどの徴候を見逃さない.

b) 治療

　処方例

　プレドニン®(プレドニゾロン)　1回5mg　1日3回

　自覚症状も強くなく軽度であればステロイドでなく NSAID のみで経過を見てもよい.頻脈が強い場合は下記を処方する.

　処方例　下記のいずれかを用いる(低血圧の場合は投与しない).

　1) メインテート®(ビソプロロール)　1回5mg　1日1回
　2) テノーミン®(アテノロール)　1回50mg　1日1回

198   Ⅱ 各科合併症の治療・管理

表16 亜急性甲状腺炎（急性期）の診断ガイドライン

a) 臨床所見
　有痛性甲状腺腫
b) 検査所見
　1. CRP または赤沈高値
　2. 遊離 T_4 高値，TSH 低値（0.1 μU/mL 以下）
　3. 甲状腺超音波検査で疼痛部に一致した低エコー域
1) 亜急性甲状腺炎
　a) および b) のすべてを有するもの
2) 亜急性甲状腺炎の疑い
　a) と b) の 1 および 2
除外規定
橋本病の急性増悪，囊胞への出血，急性化膿性甲状腺炎，未分化癌
【付記】
1. 上気道感染症状の前駆症状をしばしば伴い，高熱をみることもまれでない．
2. 甲状腺の疼痛はしばしば反対側にも移動する．
3. 抗甲状腺自己抗体は高感度法で測定すると未治療時から陽性になることもある．
4. 細胞診で多核巨細胞を認めるが，腫瘍細胞や橋本病に特異的な所見を認めない．
5. 急性期は放射性ヨード（またはテクネシウム）甲状腺摂取率の低下を認める．

〔日本甲状腺学会ホームページ（http://www.japanthyroid.jp/doctor/guideline/japanese.html）より〕

2 甲状腺機能低下症（原発性）

　臨床症状の類似性からしばしばうつ病との鑑別に挙がる疾患である．多くが自己抗体を有する橋本病である．TSH のみ上昇している潜在性甲状腺機能低下症も精神科診断のスクリーニングの過程でしばしば見つかる（甲状腺機能低下症に伴う精神症状と治療の詳細は症状精神病・器質性精神病の項目参照，➡ 335 頁）.

a 症状
- 倦怠感，食欲不振，発汗減少，体重増加，便秘，徐脈，寒がり，甲状腺腫，浮腫（指で押してもすぐに戻る非圧痕性浮腫）
- 精神症状（意欲低下，注意困難，うつ状態，まれに幻覚妄想状態）

b 初期検査/初期治療
検査
- TSH↑，遊離 T_4↓：遊離 T_3 は初期には基準値内で保たれている

ことが多く，診断的価値が低いので測定しなくてよい．遊離 T_4 だけでなく TSH も低下している場合は，まれではあるが下垂体などに異常のある中枢性甲状腺機能低下症を考える．この場合他の下垂体ホルモンも低下していることがあり ACTH，PRL，ADH，LH/FSH などを測定する．

- 抗 TPO 抗体（抗甲状腺ペルオキシダーゼ抗体），抗 Tg 抗体（抗サイログロブリン抗体）：橋本病で陽性率が高い，ただし Basedow 病でも陽性になるので注意．
- CPK，総コレステロール，中性脂肪：上昇することがある．
- 甲状腺エコー：全体的に腫大するが進行すると萎縮する．内部エコーも当初正常で進行するとエコーレベルが下がったり不均一になったりする．

🄲 精神身体管理
1）慢性甲状腺炎（橋本病）の診断（表 17）

表 17　慢性甲状腺炎（橋本病）の診断ガイドライン

a）臨床所見
　　1．びまん性甲状腺腫大
　　　　ただし Basedow 病など他の原因が認められないもの
b）検査所見
　　1．抗甲状腺マイクロゾーム（または TPO）抗体陽性
　　2．抗サイログロブリン抗体陽性
　　3．細胞診でリンパ球浸潤を認める
1）慢性甲状腺炎（橋本病）
　　a）および b）の 1 つ以上を有するもの
【付記】
　　1．他の原因が認められない原発性甲状腺機能低下症は慢性甲状腺炎（橋本
　　　　病）の疑いとする．
　　2．甲状腺機能異常も甲状腺腫大も認めないが抗マイクロゾーム抗体およ
　　　　びまたは抗サイログロブリン抗体陽性の場合は慢性甲状腺炎（橋本病）
　　　　の疑いとする．
　　3．自己抗体陽性の甲状腺腫瘍は慢性甲状腺炎（橋本病）の疑いと腫瘍の合
　　　　併と考える．
　　4．甲状腺超音波検査で内部エコー低下や不均一を認めるものは慢性甲状
　　　　腺炎（橋本病）の可能性が強い．

〔日本甲状腺学会ホームページ（http://www.japanthyroid.jp/doctor/guideline/japanese.html）より〕

2）原発性甲状腺機能低下症の治療

> **処方例**
>
> チラーヂン®S（レボチロキシン）　1回50μg　1日1回　4週ごとに検査値を見ながら増量
> （高齢者や心疾患患者は12.5〜25μgより開始）

3）潜在性甲状腺機能低下症　TSH が上昇しているが軽度で遊離 T_4 は基準値内，臨床症状もないときは経過観察することが多い．ただうつ病を合併したりしている場合は軽度でも積極的に治療を行う価値がある．TSH が高値（10μU/mL 以上など）の場合は何らかの症状があれば遊離 T_4 が基準値内でも治療を行うことが多い．

4）遊離 T_3 のみ低下している場合　精神科領域で摂食障害患者，アルコール依存患者，食欲不振の認知症患者，自宅で昏迷状態を呈して発見された統合失調症患者などで，しばしば TSH，遊離 T_4 が正常で遊離 T_3 のみが低下している状態がみられる．これは Low T_3 syndrome（低 T_3 症候群）といい，低栄養状態の患者でエネルギー消費を抑えるため T_4 から T_3 への変換が抑制されている現象である．栄養状態の改善がまず治療として必要なことであり，チラーヂン® を投与してはならない．

5）リチウム製剤内服の確認　リチウムで治療中の双極性障害患者でないか確認する．リチウムは甲状腺機能を抑制することがある．リチウム製剤を服用している患者がなんとなく元気がないと感じた場合，うつ病相に転じた可能性，リチウム中毒の可能性と合わせて甲状腺機能低下の可能性を考える．

3　糖尿病（高血糖）

　糖尿病は精神疾患と合併することの多い疾患である．既往がわかれば対応に苦慮することはあまりないが，精神科外来通院中や長期入院で定期的な血糖検査をしていなかったりすると，突然の高血糖に遭遇することがある．脱水や意識障害などの緊急症状がなければ高血糖でもあわてて短時間で下げる必要はなく，インスリン注射とカロリーコントロール食で徐々に下げて経口血糖降下薬に移行する．臨床症状がなく食前血糖が200〜300程度であれば，食事療法や経口血糖降下薬で1か月くらいかけて下げてもよい．

a　症状

　無症状，倦怠感，口渇，多飲，多尿，体重減少，脱水，意識障害

6 内分泌・代謝疾患合併症　201

b 初期検査/初期治療

1) 著しい高血糖時の検査
血糖(↑)，HbA1c(↑)，電解質(Na, Cl, K)，ケトン体(尿または血中)，乳酸，BUN，Cr，血漿浸透圧[注]，血液ガス(アシドーシスのチェック)を検査する.

> 注)浸透圧が外注検査などで直ちに結果が出ない場合は下記で代用
> 推定血漿浸透圧 $= 2 \times Na(mEq) + 血糖(mg/dL)/18 + BUN(mg/dL)/2.8$
> (基準値 275〜295 mOsm/L)

　脱水や著しい倦怠感，意識障害などを伴う高血糖(糖尿病性ケトアシドーシス，高血糖高浸透圧症候群)があれば脱水の補正と血糖コントロールを行う.

2) 糖尿病性ケトアシドーシス
インスリン依存状態で起こり，1型糖尿病患者がインスリンを自己中断したとき，1型糖尿病患者が体調不良で食事摂取不良となりインスリン量を減量・中止したときなど1型糖尿病の診断がついている場合に多いが，2型糖尿病でも糖分豊富な清涼飲料の過量摂取(ペットボトル症候群)によっても起こる.

　高血糖(300〜1,000 mg/dL)，尿中ケトン体の陽性と血液ガス所見にてアシドーシス，血漿浸透圧は正常もしくは軽度上昇を認める.

a) 脱水補正

処方例

生食を 500 mL/時で点滴し(血圧低下があれば 1,000 mL/時で開始)，その後尿量を見ながら 200〜500 mL/時で点滴

　尿量(体重×0.5 mL/時間以上)が十分確保され，血圧や意識レベルが改善するまで脱水の補正を行う.

b) 血糖コントロール

処方例

速効型インスリン(ヒューマリン®Rなど)　0.1 単位/kg/時で持続静注
ヒューマリン®R 50 単位＋生食 49.5 mL　5 mL/時(体重 50 kg の場合)

　目標血糖まで1時間ごとに血糖チェックを行い，1時間で血糖下降の徴候がなければ倍量にする. 血糖低下速度が 50 mg/dL/時以上を目標. 血糖値が 250 mg/dL 前後になったら速効型インスリン

を1〜2単位/時の速度に減量. 血糖値が300 mg/dLを切ると急激にインスリン感受性が良くなり, 血糖が降下するスピードが速くなることがあるので注意する.

c) カリウム値補正　インスリンにより血糖が低下するとき, 同時にKも細胞内へ移動し低下する. これを予防するため尿量が確保できれば, 血清カリウム値が5.0 mEq/L未満で輸液にK製剤を追加したり, 急激な低血糖を防ぐためソリタ®T3などの糖分を含有する3号液に変更したりする. カリウム値はインスリン量が安定するまで1〜2時間ごとに測定する.

3) 高浸透圧高血糖症候群　インスリン非依存状態でインスリン欠乏は高度ではない. 2型糖尿病の患者で利尿薬やステロイドが投与されていた場合や, 感染症を契機に発症する. 未治療の2型糖尿病患者の初発症状の場合もある. 高血糖(600〜1,500 mg/dL), 血漿浸透圧は350 mOsm/L以上, 高ナトリウム. 血漿浸透圧の上昇により高度の脱水所見を認める. アシドーシスや尿中ケトンはあっても軽度.

a) 脱水の補正　糖尿病性ケトアシドーシスよりも高度な脱水になることが多いため, 心機能などに異常がなければ多めに輸液を入れる. 脱水の補正のみでもある程度血糖値が低下する.

処方例

生食を1,000 mL/時で点滴し, その後尿量を見ながら500 mL/時で点滴

　尿量(体重×0.5 mL/時間以上)が十分確保され, 血圧や意識レベルが改善するまで脱水の補正を行う.

b) 血糖コントロールとカリウム値補正　糖尿病性ケトアシドーシスの項目と同じ.

4) 意識障害, 脱水, 尿中ケトンなどはないが, 感染を起こしていたり, 手術前などで早急に高血糖を治療すべき場合

a) インスリンの持続投与(経口摂取ができない場合)　2型糖尿病患者で他の身体疾患のため経口血糖降下薬摂取不可の場合や, 高カロリー輸液中の高血糖であればインスリン持続静注で調整する.

処方例

ヒューマリン®R 50単位＋生食49.5 mL　0.5 mL/時より開始
1時間おきに血糖値を見ながら漸増

6 内分泌・代謝疾患合併症　203

b) 決め打ち（経口摂取ができる場合）　まず数日間，速効型ヒューマリン®R皮下注　朝食前3単位　昼食前3単位　夕食前3単位など決めて打つ（超速効型ノボラピッド®などは各食直前でもよい）.

　血糖が高い場合はインスリンを増量するが，例えば夕食前血糖が高い場合はその日の夕食前のインスリンを増量するのではなく，その日は多少の高血糖を許容し，翌日の昼食前のインスリンを増量する．なぜなら夕食前の高血糖をきたしている要因は昼食前に打ったインスリン（責任インスリン）の量だからである．朝の血糖が高い場合の責任インスリンは，前日夕の速効型/超速効型インスリンか，持効型を使用しているときは持効型インスリンのいずれかもしくは両方となる．

　よって例えば本日の血糖が朝食前120-昼食前150-夕食前300であれば，本日昼食前のインスリンが少ないため夕食前の血糖が高いと考え，本日朝3単位-昼3単位-夕3単位のインスリンを翌日から朝3単位-昼5単位-夕3単位と少しずつ増量していく.

c) スライディングスケールの使用（経口摂取ができる場合）　血糖値を毎食前および就前の4回測定し結果により以下の処置を行う.

血糖値（mg/dL）	ヒューマリン®R皮下注例
150以下	経過観察
151〜200	2〜4単位
201〜250	4〜6単位
251〜300	6〜8単位
301〜350	8〜10単位
351以上	10単位〜

　最初のうちはヒューマリン®R皮下注後1〜2時間で血糖を再検し，低血糖を起こしていないか確認してもよい．スライディングスケールは一時的な高血糖に限定して使用される．頻回に使用される場合は，あらかじめ決められた時間に決められた量のインスリンを打つ「決め打ち」で調整する．短期的には高血糖よりも低血糖のほうが致命的となる場合が多いので，緊急性がなければ血糖値はゆっくり下げればよい.

C 精神身体管理

1) 高血糖の原因検索と診断　精神科身体合併症患者でも高血糖を

204 Ⅱ 各科合併症の治療・管理

表18 糖尿病の診断基準

①空腹時血糖 126 mg/dL 以上
②75 g 経口ブドウ糖負荷試験で 2 時間値 200 mg/dL 以上
③随時血糖値 200 mg/dL 以上
④HbA1c≧6.5%
糖尿病の診断は上記①〜④のいずれかが別の日に行った検査で 2 回以上確認された場合(ただし④のみの 2 回以上の確認では糖尿病の診断はされない),もしくは 1 回の検査で①〜③のいずれかと④が認められた場合,もしくは 1 回の検査で①〜③が認められ,かつ 1)糖尿病の典型的な症状(口渇,多飲,多尿,体重減少)がある場合 2)確実な糖尿病網膜症が認められた場合のいずれかが認められた場合.

きたす一番の原因は糖尿病であり,中でも 2 型糖尿病の頻度が高い.他に抗精神病薬(オランザピン,クエチアピン)による高血糖もしばしば見られるが,元々メタボリックシンドロームがベースになっていることが多いのでその場合は 2 型糖尿病に準じて治療する.1 型糖尿病の除外のために初診では膵島関連自己抗体(GAD 抗体もしくは IA-2 抗体),空腹時血中 C ペプチド(インスリンが分泌されているかの指標)を測定し,膵島関連自己抗体陽性や空腹時血中 C ペプチド低値(0.5 ng/mL 未満)がみられたら専門医にコンサルトする.

糖尿病の診断には血糖値が高いことが必須となる.日本糖尿病学会による糖尿病の診断基準は**表18**のとおりである.

2) 糖尿病の治療　入院中であれば,ある程度の薬物や食事のコントロールができるが,外来通院患者の場合は難しいことが多い.介護保険が使える場合は訪問看護やヘルパーによる見守り,または自立支援医療での訪問看護の利用を検討する.

食前血糖が 200 台くらいまでであれば,食事療法と合わせ経口血糖降下薬で開始してみてよい.経口血糖降下薬が無効であったり食前血糖が 300 以上であったりすれば,インスリンの使用(単独もしくは経口血糖降下薬との併用)も検討する.食前血糖が 150〜200 程度であれば食事と運動療法のみで改善することもある.1 型糖尿病の場合,原則インスリン療法が必要である.

a) 食事療法　精神疾患患者で食事療法が十分行える者は少ない.入院中でも盗食や隠れ食いなどにより,血糖コントロールが不良と

なることがある．そのような患者に食事療法を厳密に行う場合は，行動制限が必要となる．しかし実際は患者の精神症状に合わせて，隠れ食いに目をつぶって多少緩やかな食事療法を行うことも多い．その場合でも患者に指導をきちんと行い，治療が必要であるというスタンスを医療者が取ることは大事である．

体重は患者にとって最もわかりやすい指標なので，肥満がある場合は血糖値と合わせて体重も患者にフィードバックしていく．

適正エネルギー摂取量(kcal) ＝標準体重(＝身長 m^2 ×22)kg×身体活動量[注]

注) 身体活動量
  軽労作(デスクワーク)：25〜30 kcal/kg
  普通作業(立ち仕事)：30〜35 kcal/kg
  重い労作(力仕事)：35〜 kcal/kg

入院中に食事療法により血糖コントロールがついても，退院後に不良となるケースは多い．家族がいれば家族に糖尿病教育を行ったり，独居であれば配食サービスなどを利用したりする必要がある．外来通院中の患者の中にはほぼ3食コンビニ弁当の者もおり，バランス良く多種品目の栄養摂取といった理想的な食事には程遠いことがある．せめて弁当のラベルについているカロリー値を(おやつのカロリー値も)記録させ「カロリー教育」を行う．

b) 運動療法　糖尿病治療としての運動療法は，症状の著しい精神疾患患者では非常に難しいことがある．その場合，精神症状の改善を待つか，慢性経過の患者の場合はレクレーションとして興味がもてるプログラムを組まないといけない．「運動」といってもどの程度の運動をどのくらいするかわからない患者が多いので，「散歩30分でご飯茶碗半分のカロリーを消費する，時間を節約したいならジョギング10分と同じ」などイメージしやすく指導する．血圧や動脈硬化，心機能などを評価して無理のない長続きする計画を立てる．

c) 薬物療法　精神疾患患者で了解が悪い者は，薬物によっては低血糖のリスクがあるため，経口薬でも患者教育のため入院させて導入したほうが安全である．インスリン導入であれば了解の良い患者以外は原則入院させる．

• 経口血糖降下薬(2型糖尿病のみ)

(1)ビグアナイド薬：食事・運動療法でも改善がない場合の第1選

択薬となる．肥満患者などインスリン感受性が悪い場合に良い適応となる．乳酸アシドーシスをきたすことがあるため脱水，腎障害，肝障害，心不全，高齢者，感染症，手術前後，アルコール依存症では使用を避ける．造影剤検査を行う場合は前後2日間を休薬する．

処方例

メトグルコ®（メトホルミン）　1回250 mg　1日2回より開始　2,250 mgまで増量可

(2) DDP-4阻害薬：単剤では低血糖を起こしにくく，重篤な副作用もきたしにくい．ビグアナイドが効果不十分の場合の併用薬や，ビグアナイドが禁忌の場合の第1選択薬としてもよい．週1回投与の持続性DDP-4阻害薬も発売されており，独居の精神疾患患者で服薬アドヒアランスに問題がある場合に訪問看護などで服薬確認が可能である．腎障害では減量が必要．

処方例　下記のいずれかを用いる．

1) ジャヌビア®（シタグリプチンリン酸）　1回50 mg　1日1回
2) ネシーナ®（アログリプチン）　1回25 mg　1日1回
3) ザファテック®（トレラグリプチン）　1回100 mg　週に1回
4) マリゼブ®（オマリグリプチン）　1回25 mg　週に1回

(3) α-グルコシダーゼ阻害薬：食後の血糖が高い場合に使用，腸管にガスがたまりやすくなるので嫌がる患者もいる．

処方例　下記のいずれかを用いる．

1) ベイスン®（ボグリボース）　1回0.2～0.3 mg　1日3回毎食直前
2) グルコバイ®（アカルボース）　1回50 mg　1日3回毎食直前

(4) 速効型インスリン分泌促進薬（グリニド薬）：食後の血糖が高い場合に使用，作用機序が似ているためスルホニルウレア（SU）薬と併用しない．SU薬のような強い血糖降下作用はないので，SU薬ほど低血糖のリスクは高くない．

処方例　下記のいずれかを用いる．

1) グルファスト®（ミチグリニドカルシウム）　1回5 mg　1日3回毎食直前
2) シュアポスト®（レパグリニド）　1回0.25 mg　1日3回毎食直前

(5) スルホニルウレア（SU）薬：非肥満患者に良い適応．体重増加を

起こしやすい．強い血糖降下作用があり低血糖を遷延させやすいため，希死念慮がある患者や過量服薬の既往がある患者には慎重に処方する．

処方例 下記のいずれかを用いる．1日極量の半分以上まで増量した時点でコントロール不良なので，それ以上増量するよりは教育入院かインスリン導入を考えないといけない．

1) オイグルコン®（グリベンクラミド）1回1.25 mgより開始　1日1回朝食前または食後1日1～2回に分けて1日10 mgまで増量可

2) アマリール®（グリメピリド）1回0.5 mgより開始　1日1回朝食前または食後1日1～2回に分けて1日6 mgまで増量可

(6) **チアゾリジン薬**：インスリン感受性を改善させる効果がある．浮腫や心不全をきたすことがあるので心不全患者は避ける．

処方例

アクトス®（ピオグリタゾン）1回15～30 mg　1日1回朝食前または朝食後

(7) **SGLT2 阻害薬**：肥満患者に良い適応．尿細管で糖の再吸収を抑制して排泄するので尿糖は常時陽性になる．利尿作用があるので脱水に注意する．

処方例 下記のいずれかを用いる．

1) フォシーガ®（ダパグリフロジンプロピレングリコール）1回5 mg　1日1回朝食前または食後

2) スーグラ®（イプラグリフロジン）1回50 mg　1日1回朝食前または食後

• 注射製剤

(1) **GLP-1 受容体作動薬（2型糖尿病のみ）**：DDP-4阻害薬と同様，インスリン分泌やグルカゴン抑制などに関与するインクレチンを介して血糖改善を目指す注射剤である．このため基本的にDDP-4阻害薬との併用は行わない．薬剤によっては経口血糖降下薬との併用でないと認められないものもあり，添付文書で確認する．週に1回投与の製剤もあり，アドヒアランスが不良の患者では来院時や訪問看護などで注射が可能である．肥満患者に良い適応である．インスリンの代替薬ではないので1型糖尿病は禁忌であるし，著しい高血糖の場合はインスリンでないと血糖降下は期待できない．経口血糖

降下薬よりは薬価が高めである.

処方例 下記のいずれかを用いる.

1) ビクトーザ®(リラグルチド) 0.3 mg 1日1回朝または夕皮下注より開始し，1週間ごとに0.3 mgずつ増量，0.9 mg 1日1回朝または夕皮下注で維持
単剤投与でも可能

2) トルリシティ®(デュラグルチド) 0.75 mg 週に1回皮下注
単剤投与でも可能

(2)インスリン注射：1型糖尿病ではインスリンが原則必要で，2型糖尿病でも経口薬無効例や血糖の異常高値が適応となる．統合失調症の慢性期で認知機能が低下している患者のインスリン導入は，入院して教育しながら行ったほうがよい．インスリンを開始した場合，自己血糖測定が保険適用となるので合わせて教育を行う．

食前血糖200台くらいであれば持効型インスリン単独で開始してもよい．食前血糖は高くなく，食後血糖が高い場合は速効型または超速効型を1日3回から開始する．食前も食後も高く血糖も著しく高い場合は持効型インスリン1日1回と速効型インスリン3回毎食前(超速効型の場合は食直前)の組み合わせとなる．

2型糖尿病では内服からインスリンへの完全移行する場合，インスリン治療でコントロールがついてから内服に移行する場合，内服とインスリンを併用する場合，などさまざまな組み合わせがある．内服からの移行の場合，SU薬は半量にしてインスリンを開始し最終的にSU薬を中止する．SU薬以外の経口血糖降下薬を中止するかインスリンと併用するかは治療方針により，例えばDDP-4阻害薬と持効型インスリン1回注射でコントロールがつけば，強化インスリン療法をしなくてもよいので患者の負担は減ることになるが，1日4回のインスリン強化療法を行っているのに内服も併用していれば，患者の負担は増すだけである．速効型/超速効型と中間型/持効型が混合された混合型インスリンもあり，これでうまくコントロールできれば1日1～2回の注射で済む．

処方例 持効型の1回注射の場合.

トレシーバ®注6単位 1日1回(いつでもよい)皮下注 より開始

処方例 持効型＋超速効型の4回注射の場合.

トレシーバ®注3単位 1日1回＋ノボラピッド®(朝3単位-昼3

単位-夕 3 単位）　各食直前より開始

　最初は血糖値を毎食前後と場合によっては就寝前の 6〜7 回測定，ある程度安定したら毎食前の 3 回測定し時々食後も測定する．その値を踏まえて 2〜3 日ごとにそれぞれインスリンを 2〜4 単位ずつ増量する．インスリン増量の際の考え方は「**b**-4)-b) 決め打ち」の項目と同じで，高血糖がみられた直前に注射したインスリンの量を翌日調整する．

　通常インスリンは注射前に空気を抜き，閉塞がないか確認し，針を液で満たすために針を上に向けて空打ちを毎回 2 単位行う．よってインスリンを処方する際は定期で打つインスリン量＋毎回の空打ち分の量を考慮する必要がある．

処方例

　ノボラピッド® 朝 8 単位，昼 6 単位，夕 4 単位の合計 18 単位/日の場合，1 日あたり空打ち含めて(8+2)＋(6+2)＋(4+2)＝24 単位のインスリンを実際は使用することになる．通常インスリン製剤は 1 本 300 単位なので，この場合 1 本で 12.5 日分の処方となる．

3) 糖尿病の治療目標　合併症予防のための HbA1c 値 7.0% 未満をまず目標とするが，高齢者で低血糖リスクのある薬剤(SU 薬，インスリン)を使用していたり，認知機能が低下していたりする場合はもう少し高めに設定する．

4) 低血糖時

　(低血糖の項目参照，➡ 210 頁)

5) シックデイ(感染など体調不良時)　血糖測定を頻回に行うことが重要になる．

a) 経口血糖降下薬を服用している場合　内服薬は食事量が半量であれば服用量も半量に減量する．全く食事ができない場合は内服薬を中止してインスリン治療と点滴管理とする．食事が十分にとれず尿ケトン体が陽性の場合も点滴管理としインスリン治療に変更する．

b) インスリン療法を行っている場合　インスリン量は血糖値を測定し 100 mg/dL 以下であれば普段の 10〜20% 減量する．200 mg/dL 以上であれば普段の 10〜20% 増量する．

6) 糖尿病合併症の検索と各専門医のコンサルト

a) 糖尿病網膜症　できるだけ治療開始前に眼科専門医を受診させ，

眼科で網膜症のフォローアップを行う．網膜症がある場合，急激な血糖コントロールは網膜症が増悪するため，1か月にHbA1c値0.5%程度の緩やかな低下を目標とする．網膜症がある患者に早急な血糖降下を行う必要がある場合は，コントロールが得られたのち早めに眼科専門医にコンサルトする．

眼科受診間隔の目安：正常〜単純網膜症…1回/年
前増殖網膜症…1回/3〜6か月
増殖網膜症…1回/1〜2か月

b) 糖尿病腎症　尿中アルブミンを測定し腎症のスクリーニングを行う．随時尿でアルブミン/クレアチニン比を3〜6か月に1回測定

30 mg/gCr 未満…正常アルブミン尿
30〜299 mg/gCr…微量アルブミン尿
300 mg/gCr 以上…顕性アルブミン尿

eGFR が 30 (mL/分/1.73 m^2) 以上であれば，正常アルブミン尿で糖尿病腎症第1期，微量アルブミン尿で第2期，顕性アルブミン尿で第3期となるが，eGFR 30 (mL/分/1.73 m^2) 未満であれば尿中アルブミンの量にかかわらず第4期となる．

c) その他　足の潰瘍をきたしやすいので毎日足を観察する．陥入爪，白癬は積極的に治療する．

4 低血糖

低血糖は意識レベルの低下とともに精神症状が出現する場合があるので，誤診して放置すると死亡することがある．原因不明の意識障害や精神症状の出現時にはバイタルサイン測定に加え，簡易血糖測定器で血糖を測定する習慣をつける必要がある．糖尿病治療中の低血糖は経口血糖降下薬やインスリンによるものが圧倒的に多い（高血糖の項目参照，➡ 200頁）．特に高齢者で認知機能が低下した患者は厳密な血糖コントロールは避ける．また希死念慮や自傷行為による血糖降下薬の過量服薬には注意する．糖尿病の他には摂食障害やアルコール依存症による極度の低栄養状態，また下垂体機能低下症，Addison病などの副腎機能低下をきたす疾患もまれに紛れ込んでいる．頻度は高くないが抗精神病薬による低血糖もまれにみられる．

a 症状　空腹感，あくび，不穏，動悸，発汗，頻脈，意識障害．血糖は 70 mg/dL 以下が多いが，それより高くても低血糖症状があ

6 内分泌・代謝疾患患合併症　211

れば低血糖と診断する.

b 初期検査/初期治療

緊急の低血糖に対する対症療法として, 下記を処方する.

処方例

意識レベルがある程度保たれ, 経口が可能な場合, 下記のいずれか
を用いる.

1) 砂糖・ブドウ糖 10 g 摂取
2) 砂糖入りコーヒー・ジュースの摂取

意識レベルが保たれていない場合, 下記のいずれかを用いる.

3) 50% ブドウ糖 40 mL　静注
4) グルカゴン 1 mg　筋注

c 精神身体管理

- 糖尿病治療中は薬剤の調整を行う. 服薬アドヒアランスが悪い患者の血糖は高めで許容する. 特に高齢者に厳密な血糖コントロールは行わなくてよい.

- **薬剤の確認**：糖尿病治療薬以外では精神科領域の場合, 頻度は高くないものの高血糖の副作用で知られているジプレキサ®(オランザピン)やセロクエル®(クエチアピン)による低血糖がまれにみられることがある. 中止することにより自然軽快する. 他にリスパダール®(リスペリドン), トピナ®(トピラマート)も低血糖の副作用がある. 向精神薬以外だと抗菌薬や β 遮断薬, ARB, ACE 阻害薬などありふれた薬剤でも低血糖は起こる.

- **副腎機能の確認**：下垂体機能低下症や Addison 病などの副腎機能低下は, 精神症状とともに低血糖がみられることがある. ACTH やコルチゾールの測定を行う. コルチゾールの低下により低ナトリウムや高カリウム血症がみられることもある.

- 摂食障害の低血糖に注意する. 重度の摂食障害患者は慢性的な低血糖状態で経過し, 血糖値が 50 mg/dL を下回っても意識障害を起こさず過活動であったりする. これは低血糖による死亡に至るまでの緩衝域がほとんどないという意味では非常に危険な状態である. すなわちほとんど予兆なく意識障害を起こしたり, 睡眠中の低血糖が気づかれずに心肺停止で発見されたりするのである.

5 脂質異常症

脂質異常症は高 LDL コレステロール血症または低 HDL コレステロール血症または高中性脂肪血症があれば診断される．脂質異常症は非定型抗精神病薬をはじめとする薬剤の影響，患者自身の健康への無関心な生活パターンなどから糖尿病と同様，精神疾患患者のプライマリケアとして精神科医自身も関与が必要な疾患である．また過度の飲酒は中性脂肪の合成を促進させるので，患者の飲酒習慣を把握することも重要である．肥満，糖尿病，脂質異常症，高血圧，高尿酸血症は並行して改善したり悪化したりすることが多い．

a 症状　多くは無症状

b 初期検査/初期治療

1) 検　査　T-Cho, LDL-C(140 mg/dL 以上), HDL-C(40 mg/dL 以下), TG(150 mg/dL 以上), 健康保険上は T-Cho, HDL-C, LDL-C の 3 つを同時に測定した場合は 2 つのみ算定されて減算される．LDL-C は Friedewald 式という計算法で導くことができる．

Friedewald 式 LDL-C = (T-Cho) − (HDL-C) − (TG/5)

2) 他の生活習慣病検査　脂質異常のほかに血糖，血圧，尿酸などの異常がないか確認する．

3) 動脈硬化の検索　頸動脈超音波検査や ABI(足関節上腕血圧比)などがあるが，設備のない精神科病院でも行えるのは眼底鏡による眼底血管の観察で，細動脈の反射が亢進したり動脈と静脈の交差部で静脈が圧迫されたりする所見がみられる．

c 精神身体管理

1) 食事療法　カロリー計算法は糖尿病の食事療法と同様である．野菜(葉物だけでなく根菜類やキノコ類なども)，果物を多めに摂取すること．肉類は控え，摂取する場合でも赤身の牛・豚肉よりは鶏肉にする．魚は積極的に摂取してもよい(特にサンマ，サバなどの青魚)．油は ω3 系脂肪酸が多く含まれるオリーブオイル，キャノーラ油，ごま油などを使用する．地中海食(野菜果物・全粒穀物・ナッツ類・チーズ・ヨーグルト・オリーブオイルなどを毎日摂取，魚，鶏肉，卵などを週に数回，肉を月に数回程度)は良いとされているが，食習慣の違いもあるので伝統的な日本食(魚，大豆，野菜を積極的に摂取，塩分は控えめ)でよいと思われる．

2) LDL-C の治療　基準値を超えたらすぐに薬物療法を行う必要は

6 内分泌・代謝疾患合併症 213

なく，第 1 選択はカロリーコントロールを主とした食事療法と運動療法である．食事療法・運動療法で改善がなくても，心筋梗塞や狭心症などの冠動脈疾患や糖尿病の既往がなければ多少高くても経過を見ることもある．冠動脈疾患，糖尿病などの既往があればスタチン製剤を開始する．

処方例 下記のいずれかを用いる，順に LDL-C 降下作用が強くなる．

1) メバロチン®（プラバスタチン）　1 回 10 mg　1 日 1 回（最大 20 mg まで）
2) リピトール®（アトルバスタチン）　1 回 10 mg　1 日 1 回（最大 20 mg まで）
3) クレストール®（ロスバスタチン）　1 回 2.5 mg より開始　1 日 1 回（最大 10 mg まで）

3) TG の治療　TG 高値に関しても高 LDL-C と同じく食事療法，運動療法が第 1 選択となる．飲酒がみられる場合は節酒や断酒を行う．高 TG の薬物療法が直ちに必要な場合は，TG が 1,000 mg/dL 以上などの高値のときで，急性膵炎予防のために投与する．それ以下では患者と話し合いながら方針を決める．

a) 高 LDL-C を合併している場合　下記スタチンを開始してもよい．

処方例 下記のいずれかを用いる．

1) メバロチン®（プラバスタチン）　1 回 10 mg　1 日 1 回（最大 20 mg まで）
2) リピトール®（アトルバスタチン）　1 回 10 mg　1 日 1 回（最大 20 mg まで）
3) クレストール®（ロスバスタチン）　1 回 2.5 mg より開始　1 日 1 回（最大 10 mg まで）

b) TG 上昇が軽度で患者の薬物療法の希望が強い場合

処方例 下記のいずれかを用いる．抗血小板作用があり出血傾向には禁忌．

1) エパデール S®（イコサペント酸）カプセル　1 回 900 mg　1 日 2 回
2) ロトリガ®（オメガ 3 脂肪酸）　1 回 2 g　1 日 1 回

c）TG を早急に下げる必要がある場合

処方例 横紋筋融解症のリスクがあるためスタチン製剤と原則併用しない.

ベザトール®SR（ベザフィブラート） 1回200 mg 1日2回

6 高尿酸血症

　精神科領域ではメタボリックシンドロームとの関連，飲酒との関連がある.

a 症状　無症状，腎障害，尿管結石，痛風

b 初期検査/初期治療

・検査：血清尿酸（UA）↑（7.0 mg/dL 以上），BUN，Cr

尿酸排泄率＝（尿中 UA×血清 Cr）/（血清 UA×尿中 Cr）×100（基準値 5.5〜11.1%）

基準値を下回る場合，尿酸排泄低下型，基準値以上であれば尿酸生産過剰型

簡便な方法として尿中 UA/尿中 Cr が 0.4 以下で排泄低下型，0.8 以上で産生過剰型とすることがある.

c 精神身体管理

1）食事療法　厳密な低プリン食の摂取は難しく，日常の注意としてレバーやエビ，白子などを避ける程度でよく，むしろ高カロリー摂取を是正することのほうが重要である. 食事療法は糖尿病，脂質異常症の食事療法に準じる（糖尿病，脂質異常症の項参考）. また飲酒は控える必要がある. 近年低プリン体のアルコール飲料が発売されているが，高尿酸血症にもかかわらずそのようなものを購入してまで飲酒したいという依存性のほうが問題である.

2）薬物療法

処方例 尿酸生産過剰型，もしくは排泄低下型でも腎障害（eGFR 30 以下など）がある場合は下記のいずれかを用いる.

1) フェブリク®（フェブキソスタット） 1回10 mg 1日1回より開始し漸増

2) ザイロリック®（アロプリノール） 1回100 mg 1日1〜3回，腎障害で減量

6 内分泌・代謝疾患合併症 215

> **処方例** 尿酸排泄低下型の場合，ただし，腎障害がある場合は使用しない．

> ユリノーム®（ベンズブロマロン）　1回25〜50 mg　1日1〜2回

3）痛風発作（痛風関節炎）　高尿酸血症が診断されていない場合は打撲や蜂窩織炎と誤診されやすい．片側の第1足趾基関節（足の親趾の付け根）の炎症という典型的な所見とは限らず，足背側全体的な腫脹，足関節の腫脹，まれに両側性の関節炎として出現する．症状が増悪するので痛風発作が出現している期間に新たに高尿酸血症治療薬を導入したり，すでに服用している高尿酸血症治療薬の量を変更したりすることは行わない（寛解後2週間はあける）．

　発作の前兆（関節の軽度鈍痛，違和感，しびれ感など）がある場合に下記を用いる．

> **処方例**
> コルヒチン　1回0.5 mg 内服，発作後は効果なし

　発作時には，下記を用いる．

> **処方例** 下記のいずれかを用いる．
> 1）インテバン®SP（インドメタシン）　1回25〜37.5 mg，1日2回
> 2）ナイキサン®（ナプロキセン）　初回400〜600 mg，その後1回100〜200 mg　1日3回
> 上記で効果ないか腎障害などで NSAID が使用できないとき
> 3）プレドニン®（プレドニゾロン）　1回5 mg　1日3回，改善後漸減中止

参考文献
・Bickley LS, Szilagyi PG：ベイツ診察法　第9版，メディカル・サイエンス・インターナショナル，2008
・日本甲状腺学会ホームページ
　http://www.japanthyroid.jp/
・浜田昇（編）：甲状腺疾患診療パーフェクトガイド，診断と治療社，2014
・厚生労働省　間脳下垂体機能障害に関する調査研究班　ホームページ
　http://rhhd.info/
・日本糖尿病学会（編）：糖尿病治療ガイド 2016-2017，pp 21-22，文光堂，2016
・日本痛風・核酸代謝学会：高尿酸血症・痛風の治療ガイドライン第2版　2012年追補ダイジェスト版
　http://www.tukaku.jp/wp-content/uploads/2013/06/tufu-GL2.pdf

（本田　明）

216　　Ⅱ 各科合併症の治療・管理

7 腎・泌尿器疾患合併症

POINT

- **向精神薬による尿閉や残尿は尿路感染症のリスク**：抗コリン作用やノルアドレナリン再取り込み阻害作用の強い向精神薬は，排尿困難をきたす．尿路感染症を頻回に起こす患者は，可能な限り減量・中止するか他剤に変更する．
- **定期的な尿検査が必要**：肉眼的血尿も訴えない患者がいるので注意を要する．
- **腎障害の際の向精神薬治療に注意**：場合によって薬剤の減量・中止が必要になる．
- **腎不全悪化によるせん妄，錯乱を精神科原疾患の悪化と間違えやすい**：腎機能の悪い患者は電解質・腎機能のチェックを行う．
- **熱源が不明な発熱の中に尿路感染症が紛れていることがある**：発熱以外の臨床症状がみられないことも多い．
- **精神疾患診察初診時もしくは入院時は必ず梅毒スクリーニングを行う**：精神症状の診察のみで器質性精神障害を除外することはできない．

1 尿閉

　尿が膀胱に充満しているが排出できない状態．原因はさまざまであるが，精神科領域では向精神薬(特にフェノチアジン系抗精神病薬，三環系抗うつ薬，SNRI)による薬剤性の神経因性膀胱に注意が必要である．

a 症状　腹痛，下腹部膨満(図 15)．尿意はある場合とない場合がある．

b 初期検査/初期治療

1) 腹部エコー　腹部エコーが施行可能であれば，膀胱の充満により尿閉と無尿の鑑別を行う．水腎症の有無も確認しておく．エコーでの推定尿量 mL＝横断像の左右径 cm×矢状断の上下径 cm×矢状断の前後径 cm×0.5.

2) 導尿(導尿法の項目参照，➡ 62 頁)　エコーができない場合は診断的治療で導尿を行う．自身で排尿後に導尿し，50 mL 以上の残尿が

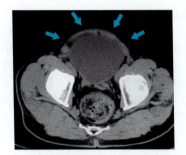

図15 尿閉CT(緊満した膀胱が体表から下腹部腫瘤として触知できることがある)

あれば排尿困難とみなす.
- **長期間の留置目的**:バルーンカテーテル 14〜20 Fr
- **一時的な導尿目的**:Nélaton カテーテル 6〜12 Fr

挿入できない場合は無理をせず,泌尿器科専門医にコンサルトする.

C 精神身体管理

- 向精神薬の減量・中止で改善しない場合や血尿を伴う場合,尿道カテーテル挿入困難な例は泌尿器科専門医にコンサルトし,前立腺肥大,腫瘍,結石,尿道狭窄などの精査をしてもらう.
- 向精神薬による尿閉の場合,まず向精神薬の減量・変更を行う.それでも改善がない場合,以下の α_1 遮断薬を処方する.低血圧に注意する.

処方例 下記のいずれかを用いる.女性であればエブランチル®しか保険適用はない.

1) エブランチル®(ウラピジル) 1回15 mg 1日2回より開始,最大90 mg

前立腺肥大がある男性の場合は以下のいずれかでもよい.

2) ハルナール®(タムスロシン) 1回0.2 mg 1日1回
3) フリバス®(ナフトピジル) 1回25〜75 mg 1日1回
4) ユリーフ®(シロドシン) 1回4 mg 1日2回

α_1 遮断薬で改善がない場合,以下のコリン作動薬のいずれかを単独または α_1 遮断薬と併用して処方する.

218 　Ⅱ 各科合併症の治療・管理

> **処方例** 　下記のいずれかを用いる.
>
> 1) ウブレチド®（ジスチグミン）　1回5mg　1日1回
>   コリン作動性クリーゼ（筋力低下，呼吸不全，発汗，気道分泌過多，下痢，徐脈，縮瞳，コリンエステラーゼ低下）に注意する．クリーゼ出現時は硫酸アトロピン®（アトロピン）0.5mgを静注，全身管理を行う．呼吸不全には人工呼吸管理とする.
> 2) ベサコリン®（ベタネコール）　1回10mg　1日3回
>   ベサコリン®もコリン作動性クリーゼを起こすことがあるが，コリンエステラーゼを阻害しない機序のため，コリンエステラーゼ低下は認めない.

- 尿道バルーンカテーテル自己抜去による尿道損傷に注意する．自己抜去のリスクが高い場合はバルーン内の蒸留水の量を最小限に減らす（導尿法の項目参照，➡ 62頁）.
- 導尿でも排尿がみられない場合，乏尿（400mL/日以下）や無尿（100mL/日以下）の可能性があり膀胱より上流に問題のあることが多い．精神科領域で多いのは腎前性で脱水や心不全などがまず挙げられる.

2 血尿

　血尿はしばしば精神疾患患者にも認める，ありふれた所見である．大雑把にいうと蛋白尿を伴う血尿の場合は内科疾患をまず検索し，血尿のみの場合は泌尿器疾患をまず検索する．導尿時にはしばしばカテーテルによる尿道損傷の結果として血尿を認めることが多く，この場合は経過観察でよい．また女性患者の月経中でも月経血と混ざり，血尿として誤診されることが多い.

a **症状** 　尿潜血陽性，顕微鏡的血尿，肉眼的血尿

b **初期検査/初期治療**

1) 緊急性の判断

- **バイタルサインの確認**：低血圧やショックがあれば急速輸液を行う.
- **Hbの確認**：急性の出血の場合は低下しないことがある．経時的に測定する.
- **腎機能と電解質の確認**：急性腎不全，電解質異常の有無をみる.

2) 採血 　血算，生化学（腎機能，電解質，CPKを含む），CH50，C3，C4，IgG，IgA，ASO，ASK

3）検尿 尿潜血定性，尿蛋白定性，尿沈渣

4）画像検査 腹部エコー，腹部CT

5）尿細胞診 膀胱癌や腎盂癌など悪性腫瘍を疑うときに行う．特異度は高いが感度はそれほど高くないので，強く疑う場合は何度も行う必要がある．腎細胞癌では通常，尿細胞診が陽性になることはないため，画像検査が基本となる．

6）膀胱鏡（肉眼的血尿が著しい場合） 泌尿器科にコンサルトする．

C 精神身体管理

- 内科疾患か泌尿器科疾患かの鑑別を行う．採血・画像検査結果により専門医へコンサルトを行う．尿試験紙で尿潜血陽性でも，尿沈渣で赤血球を認めなければ通常血尿とは診断しない．尿沈渣で変形赤血球や赤血球円柱は糸球体疾患（内科疾患）を示唆する．疝痛を伴う場合は尿管結石を，排尿時痛を伴う場合は尿路感染症を疑う．蛋白尿陽性，IgA高値の場合はIgA腎症を疑う．蛋白尿陽性，ASO，ASKが上昇しCH50，C3，C4が低下している場合は急性糸球体腎炎を疑う．急性糸球体腎炎は咽頭培養や抗原検査キットで溶連菌が陽性になることが多い．尿沈渣で白血球多数で細菌を認める場合は尿路感染を疑うが，無症候性細菌尿・膿尿は抗菌薬治療の適応とならない．また，血尿が軽度で慢性の尿路感染症と考えられた場合でも，膀胱腫瘍が発見されることもあるため，尿細胞診や，専門医へのコンサルトを検討する．

- 尿潜血陽性かつ尿沈渣で赤血球陰性では，横紋筋融解症の可能性を念頭に置く．尿試験紙にて潜血反応陽性で顕微鏡的に血尿が認められない場合は，筋痛や倦怠感などないか確認し，血中CPK，血中ミオグロビンや尿中ミオグロビン，腎機能，電解質を測定する．精神科領域では横紋筋融解症単独の場合や，悪性症候群との合併症の場合が多い．

- 貧血が著しい場合は輸血を考慮する．輸血は対症療法で一時しのぎのため，原因検索・治療も同時に行う．

- 膀胱鏡など，ある程度安静が必要な検査では鎮静を行うことが多い．ベンゾジアゼピン系などによる深い鎮静をかける場合は，膀胱鏡の処置に気をとられてSpO$_2$低下，血圧低下などに気づかないことがあるので注意する．モニターによる監視が望ましい．

- 凝血塊などで尿閉（膀胱タンポナーデ）をきたす場合，もしくはそ

の恐れがある場合は導尿し，膀胱洗浄を行う．

例)50 cc カテーテルチップで生食 50 cc の注入排液を繰り返す（体温低下に注意）.

3 急性腎不全（急性腎障害）

　数時間～数日以内の経過で急速な腎機能の低下により，体液の恒常性が維持できない状態．原因はさまざまで腎前性，腎性，腎後性に分けられる．精神科領域では悪性症候群，横紋筋融解症，脱水などで急性腎不全をきたしやすい．

a 症状

　乏尿（400 mL/日以下），無尿（100 mL/日以下），心不全，肺水腫，けいれん，頭痛，食欲不振，浮腫

b 初期検査/初期治療

- **急性腎障害の定義**：48 時間以内に血清クレアチニン値が 0.3 mg/dL 以上の上昇，または血清クレアチニン値が 7 日以内の基礎値から 1.5 倍以上増加，または尿量が 6 時間以上にわたり 0.5 mL/kg/時未満
- **採血**：電解質（特に K，Mg），BUN，Cr，血液ガス（アシドーシスの有無）など
- 脱水による急性腎不全には輸液を行う．軽度の腎不全であれば単科精神科病院でも輸液で保存的に治療可能であるが，意識レベルの低下やショックを伴う場合は高次医療機関に送る必要がある．細胞外液を使用し，尿量を 0.5 mL/kg/時以上に保つ
- 高 K 血症の補正（心電図にて T 波増高，QRS 延長，PQ 延長，P 波消失を認めた場合）（全身疾患合併症高カリウム血症の項目参照，➡ 95 頁）．
- 代謝性アシドーシスを認めた場合

  処方例 下記のいずれかを用いる．

  1) 8.4% メイロン®（1 mL におよそ炭酸水素ナトリウム 1 mEq）＝体重×不足塩基（Base Excess≒HCO_3^-−24）÷5 mL　静注
  2) 7% メイロン®（1 mL におよそ炭酸水素ナトリウム 0.833 mEq）＝体重×不足塩基（Base Excess≒HCO_3^-−24）÷4 mL　静注
     緊急時や不足塩基が不明の場合は 1 mEq/kg を投与して血液ガス所見を見ながら追加する．

- **胸部単純 X 線撮影**：肺水腫，心拡大の評価．

7 腎・泌尿器疾患合併症 221

- **腹部エコーもしくは腹部単純 CT**：尿路の閉塞部位や腎盂腎杯拡張など腎後性腎不全の鑑別のため．また，腎萎縮を確認することにより慢性腎不全の存在も推定できる．腎後性腎不全の場合は直ちに泌尿器科医にコンサルトする．
- 血液浄化が直ちに必要な状態か否か透析担当医へコンサルトする．

  急性腎不全での透析導入基準例：

  BUN 70〜100 mg/dL 以上，Cr が普段の 1.5 倍以上，K 6 mEq/L 以上，尿量減少（0.5 mL/kg/時未満），アシドーシスの進行，肺水腫，尿毒症症状などの出現．
- 肺水腫をきたしているが，利尿薬に反応がなく透析が直ちにできない状況の場合は，200〜400 mL 程度の瀉血を行うと症状が軽快することがある．

C 精神身体管理

- 向精神薬で尿中未変化体排泄率の高いものや，活性代謝物の割合が高いものを中止するか減量する．下記の薬剤を使用する際は十分注意する（腎障害時の向精神薬治療の項目参照，➡ 47 頁）．
- **抗精神病薬**：クロザリル®（クロザピン），インヴェガ®（パリペリドン），リスパダール®（リスペリドン），グラマリール®（チアプリド）
- **抗うつ薬**：イフェクサー®（ベンラファキシン），ドグマチール®（スルピリド），パキシル®（パロキセチン），レメロン®（ミルタザピン），トレドミン®（ミルナシプラン）
- **抗てんかん薬**：ミノアレ®（トリメタジオン），ガバペン®（ガバペンチン），マイスタン®（クロバザム），トピナ®（トピラマート），フェノバール®（フェノバルビタール），ラミクタール®（ラモトリギン），イーケプラ®（レベチラセタム）
- **睡眠薬**：ドルミカム®（ミダゾラム），ドラール®（クアゼパム）
- **気分安定薬**：リーマス®（リチウム）

4 慢性腎臓病

高齢化に伴い精神疾患患者でも良くみられる．若年者でもコントロール不良の糖尿病などでみられる．改善のための治療法はなく進行の防止が大事である．

a 症状　無症状，悪心・嘔吐，貧血，心不全など原疾患による

b 初期検査/初期治療

- 慢性腎臓病の定義〔下記(1), (2)のいずれか, または両方が3か月以上持続〕
  - (1) 尿異常, 画像診断, 血液, 病理で腎障害の存在が明らか. 特に蛋白尿の存在が重要.
  - (2) 糸球体濾過量(GFR) < 60 mL/分/1.73 m^2
    (GFRは年齢, 性別, 血清クレアチニンに基づいた推定糸球体濾過量であるeGFRで代用してよい. eGFRは日本腎臓病学会が作成した「CKD診療ガイド2012」の巻末早見表を参照するかインターネット上の医療計算機などで計算できる.)
- 血算, 電解質(Na, K, Cl, Ca, P), Cr, BUN, 尿酸, クレアチニンクリアランス, 血液ガス, 尿検査など
- **胸部単純X線撮影**:心拡大の評価
- **腹部エコー, 腹部単純CT**:腎萎縮, 嚢胞など形態異常の評価

c 精神身体管理

1) 原疾患の検索　原疾患が診断されていない場合は原疾患の検索を行う. 糖尿病性腎症, 慢性腎炎, 多発性嚢胞症, 腎硬化症など. 糖尿病などの場合は病歴から推測はできるが, それ以外の場合は単科精神科病院だと診断は難しい. 一般的な内科でも全例に生検などを行うわけではなく, 原因を確定せず経過を見ていることも多い.

2) 血圧の管理, 脂質異常の管理　各項目参照

3) 食事療法

a) 摂取カロリー　理想的な摂取カロリーは糖尿病や脂質異常症のときの食事療法と同じであるが, 腎臓病の場合はたんぱく質を減らし, 炭水化物と脂質でカロリーを補う.

適正エネルギー摂取量(kcal) = 標準体重(= 身長 m^2 × 22)kg × 身体活動量[注]

注)身体活動量
軽労作(デスクワーク):25～30 kcal/kg
普通作業(立ち仕事):30～35 kcal/kg
重い労作(力仕事):35～kcal/kg

b) 塩分制限　1日食塩6g未満に抑える.

c) カリウム制限　サラダなどの生野菜やわかめ, 昆布などの海藻類を避ける. 野菜はゆでてゆで汁を捨てるとカリウムが数割ほど減

少する．近年低カリウム野菜も発売されているので，その場合はサラダを楽しむこともできる．

d）たんぱく制限　GFR 60 mL/分/1.73 m^2 未満だと 0.8〜1.0 g/kg/日，GFR 30 mL/分/1.73 m^2 未満だと 0.6〜0.8 g/kg/日のたんぱく制限は必要となる．たんぱく質を減らし，その分糖質と脂質の割合を増やす必要がある．入院中は病院食で問題ないが，外来患者ではなかなかコントロールが難しいことも多い．ご飯やパン，パスタは意外とたんぱく質が多く，麺は春雨などを利用する．炭水化物は飴，清涼飲料，砂糖入りのコーヒー紅茶など砂糖が含まれる間食などでも補う．揚げ物も具材を選べば脂質とカロリーが取れて有効である．低たんぱく食品の市販品も通販などで購入できるが一般的にコストが高い．

4）尿毒症のコントロール　尿毒症による精神症状は原疾患の悪化と誤診される可能性がある．

処方例

クレメジン®（2 g/包）　1回2 g　1日3回

5）血液透析の準備　GFR（≒eGFR）が 15 mL/分/1.75 m^2 未満あたりから腎不全症候，ADLと合わせて透析の検討が必要となってくるため，腎臓内科や透析専門医にコンサルトを行う．

6）精神症状の著しい患者の血液透析　慢性腎不全の血液透析は1回数時間を週2〜3回，ほぼ一生行わなければならない．このため精神症状の著しい患者の適応については十分，本人・家族と話し合わなければならない．透析導入したとしても透析中の長時間，安静にできるかどうかは重大な問題である．透析中に安静が保てず穿刺針（特に返血側）が自己抜去された場合は大量出血をきたすため，発見が遅れると致死的となることがある．地域によっては精神疾患患者の透析受け入れ施設が極端に限られている可能性もある．単なる延命のための安易な導入は避けるべきである．逆に透析医療に対して精神症状が全く問題ないにもかかわらず，導入に慎重になる身体科医師もいる．患者の将来を左右することでもあるので，このような場合は精神科主治医として粘り強く身体科医師と話し合う必要がある．

7）透析中の薬物鎮静　下記を使用する（血圧低下や呼吸抑制に対する準備をしておく）．

224　Ⅱ 各科合併症の治療・管理

> **処方例**
>
> サイレース®（2 mg/A）注 1〜4 mg＋生食 100 mL　入眠までゆっくり点滴
> 〔上記にセレネース®（5 mg/A）注 5〜10 mg を加えるか，リスパダール® 液 0.5〜2 mL を透析前に経口投与しても良い〕

　長時間の透析の場合は持続鎮静が容易なドルミカム®を使用しても良いが，通常量より減量して開始する．

> **処方例**
>
> ドルミカム®（10 mg/2 mL/A）注 20 mg＋生食 16 mL
> 入眠に 1 mL 程度早送り，入眠後 1〜9 mL/時で維持（体重 50 kg）
> 〔上記にセレネース®（5 mg/A）1〜2 A を加えるか，リスパダール® 液 0.5〜2 mL を透析前経口投与しても良い〕

8）拘束帯　シャント造設部より末梢側へかかるように装着する．透析中にやむを得ず上肢拘束を行う際は，拘束帯がシャント造設部やそれより中枢側にかからないよう気をつける．血行障害によりシャント閉塞や血栓のリスクを高める．

9）透析性のある向精神薬　透析日の投与時間の調整が必要になることがある．薬剤によっては透析後に投与が必要であったり，透析日は増量が必要であったりする場合がある．ドグマチール®（スルピリド），ガバペン®（ガバペンチン），トピナ®（トピラマート），イーケプラ®（レベチラセタム）は透析日の投与時間と量を確認する．

---

5 尿路感染症（急性膀胱炎，急性腎盂腎炎，急性前立腺炎，急性精巣上体炎）

　腎盂腎炎をはじめとする尿路感染症は精神科領域でも頻度の高い感染症である．熱源のはっきりしない高熱ではまず尿路感染症を鑑別する．

a 症状

- **急性膀胱炎**：頻尿，排尿時痛，下腹部違和感，残尿感，血尿
- **急性腎盂腎炎**：発熱，腰背部痛，腹痛，吐気，嘔吐
- **急性前立腺炎**：発熱，頻尿，排尿時痛，排尿困難感・尿閉
- **急性精巣上体炎**：陰嚢腫大・陰嚢部痛（多くは片側），発熱を伴うこともある

7 腎・泌尿器疾患合併症 225

b 初期検査/初期治療

1) 問診 既往歴，外傷の有無，内服薬，尿路感染を繰り返しているか否か

2) 診断

- **尿検査**：白血球沈渣＞5/HPF（400倍視野）が膿尿．尿沈渣で白血球多数で細菌を認める場合は尿路感染を疑うが，無症候性細菌尿・膿尿は抗菌薬治療の適応とされず，発熱や排尿痛などの症状を有する急性増悪時にのみ抗菌薬治療を行うべきである．膀胱炎や尿路結石では血尿がみられる．

- **尿培養**（80％が *E.coli*），血液培養（腎盂腎炎・敗血症の疑いがあるとき）

- **エコー**：水腎症の有無（尿管結石嵌頓や膀胱尿管逆流症など由来の腎盂腎炎かどうか）

- **KUB，CT**：尿路閉塞機転の有無を確認するのに有用．また腎盂腎炎では腎周囲脂肪織の濃度上昇を認める．X線で写らない結石ではCT・造影CT後KUBで確認できることがある．腎機能が低下している例もあるので造影剤の使用は慎重を要する．

- **身体所見**：CVA tenderness（急性腎盂腎炎・尿管結石），下腹部圧痛・違和感（膀胱炎）発熱（急性腎盂腎炎，急性前立腺炎，急性精巣上体炎．38℃以上は原則入院治療．膀胱炎の発熱はまれ），排尿時痛・頻尿（膀胱炎，急性前立腺炎）

- **血液検査所見**：白血球数1万/mm^{3}以上（腎盂腎炎，前立腺炎，精巣上体炎）

c 精神身体管理

1) 向精神薬による尿閉や膀胱収縮障害 排尿障害は尿路感染のリスクファクターである．抗コリン作用の強い向精神薬（特に三環系抗うつ薬，フェノチアジン系抗精神病薬など）や膀胱収縮作用を障害する抗うつ薬であるSNRIは排尿障害のある患者に対しては，減量や中止が望ましい．

2) 急性膀胱炎

> **処方例** 下記のいずれかを用いる．
>
> 第一～三世代セフェム，ニューキノロンを3日間用いる
> 1) フロモックス®（セフカペンピボキシル）　1回100mg　1日3回
> 2) クラビット®（レボフロキサシン）　1回500mg　1日1回

（ニューキノロン耐性菌も存在するので注意）

3）急性腎盂腎炎

> **処方例**
>
> モダシン®（セフタジジム）0.5〜1g＋生食100mL　1日2回
> 点滴で7日，解熱後さらに経口セフェム7日程度内服

　敗血症など重症例ではセフォタックス，ゲンタマイシンで治療．DICの治療についてはDICの項目参照（➡107頁）．

4）急性前立腺炎　残尿が増加したり，尿閉になっていることがあり，感染コントロールの妨げとなるため，残尿が50〜100mLを超える場合には尿道カテーテル留置の検討が必要である．コントロールがつかない場合は泌尿器科にコンサルトする．

> **処方例**
>
> クラビット®（レボフロキサシン）　1回500mg　1日1回
> 内服で14日間（ニューキノロン耐性菌も存在するので注意）
> 重症の場合
> モダシン®静注用1g（セフタジジム）　1回1g　1日2〜4回　3〜7日間

- **急性精巣上体炎**：抗菌薬で改善しない場合や，痛みのない陰嚢腫大の場合は精巣腫瘍の可能性があるため，直ちに専門医にコンサルトする．

> **処方例**
>
> クラビット®（レボフロキサシン）　1回500mg　1日1回
> 内服で14日間（ニューキノロン耐性菌も存在するので注意）
> 重症の場合
> モダシン®静注用1g（セフタジジム）　1回1g　1日2〜4回　3〜7日間

6 梅毒

　1953年の統計によると，当時の精神科入院患者のおよそ1割が進行麻痺および脳梅毒であった．近年，神経梅毒患者の精神科入院はまれではあるが皆無ではなく，精神科急性期の治療を担当していると時々遭遇することがある．精神症状のみで神経梅毒を除外することは不可能であるため，精神科初診時や入院時には必ず梅毒スクリーニングが必要になる．スクリーニングを行うと，今度は神経梅

毒に限らず梅毒感染を見つけることになる.

a 症状

1) 第Ⅰ期梅毒(感染後数週間)　主に感染後3週間ほどで出現. 性行為などでトレポネーマが侵入した部位(陰茎, 外陰部, 子宮頸部, 肛門, 直腸, 口唇, 咽頭など)の局所症状が出現する. 無痛性の数cmの硬結(初期硬結)が出現し, 無痛性の潰瘍(硬性下疳)に移行する. 所属リンパ節腫脹も見られる. 無治療でも数週間で自然軽快する.

2) 第Ⅱ期梅毒(感染後数か月)　全身症状が出現する. 丘疹, 膿疱, バラ疹, 扁平コンジローマ, 乾癬などさまざまな皮疹がさまざまな部位に出現する. 皮疹は手掌, 足底に出現することが多い. 扁平コンジローマは陰嚢, 陰唇, 肛門に出現することが多い. 他に発熱, 関節痛, 倦怠感などの症状がみられることもある. 無治療でも数週間で軽快する.

3) 潜伏(無症候)梅毒(主にⅡ期とⅢ期の間)　無症候

4) 第Ⅲ期梅毒(感染後数年以降)　ゴム腫(非特異的な肉芽腫が皮膚や粘膜に出現).

5) 第Ⅳ期梅毒(感染後10年以降)　心血管梅毒(動脈炎, 大動脈瘤), 進行麻痺, 脊髄癆.

6) 神経梅毒(感染後いつでも)　認知障害から不安, 性格変化, 幻覚妄想状態, けいれんなどあらゆる精神神経症状を呈する. 身体所見として瞳孔左右不同, 縮瞳, Argyll Robertson 瞳孔(対光反射消失, 輻輳反射正常), Romberg 徴候(立位閉眼でふらつきがある場合陽性, 脊髄後索の障害)などがみられることがある.

b 初期検査/初期治療

1) 採血検査　梅毒スクリーニングにはSTS法/カルジオリピン抗原検査法(RPR)とトレポネーマ抗原法(TPHA, FTA-ABS)の2種類を測定する. STS法は梅毒に対して特異性は低いが活動性をあらわし, トレポネーマ抗原法は活動性を反映しないが梅毒の感染もしくは既往を特異的に示す. STS法で抗体価が32倍(32RU)以上など, 特に高い場合は神経梅毒も積極的に疑う.

　STS法では感染後3〜6週で陽性を示す. トレポネーマ抗原法ではそれからさらに2〜3週後に陽性を示す. よって感染後6週まではいずれの検査も偽陰性を示す可能性がある.

表19 **梅毒の血清学的検査**

STS法	トレポネーマ抗原法	
−	−	梅毒感染なし 梅毒ごく初期
−	+	梅毒既感染 梅毒治療後
+	−	梅毒感染初期 生物学的偽陽性(STS法の抗体価は通常8倍以下)
+	+	梅毒感染 梅毒治療後(STS法の抗体価は通常8倍以下)

生物学的偽陽性は膠原病，肝疾患，結核，妊娠などで認められる．通常STS法で抗体価は梅毒感染の場合16倍(16RU)以上の高値を示すことが多いのに対し，生物学的偽陽性では8倍(8RU)以下であまり上がらないことが多い(表19)．

2)髄液検査　神経梅毒を疑う場合は必須である．一般髄液所見で特異的なものはなく，細胞数の軽度上昇(細胞数5/mm³以上)，蛋白上昇(45 mg/dL以上)がみられることがある．髄液中のRPRは特異度が高いので，陽性であれば神経梅毒と診断する．一方髄液中RPRは感度が低いので，陰性であっても神経梅毒を否定できない．髄液中RPR陰性の場合は髄液中のFTA-ABSを測定する．髄液中FTA-ABSは感度が高いので陰性であれば神経梅毒を否定できる．髄液中FTS-ABSが陽性(特異度は低い)であれば，神経所見や一般髄液所見などと総合して判断するが，何らかの精神症状があれば治療を開始してもよい．

🄲 精神身体管理

1)治療　日本性感染症学会による性感染症診断・治療ガイドライン2016によると，抗菌薬は第Ⅰ期で2〜4週間，第Ⅱ期で4〜8週間，第Ⅲ期と潜伏梅毒で8〜12週間の投与を推奨している．神経梅毒では10日〜2週間投与する．治療開始24時間以内に抗菌薬によるトレポネーマ破壊で免疫反応が起こり，発疹，高熱，筋肉痛などのJarisch-Herxheimer現象を呈することがあるが，解熱薬で改善する．

a) 神経梅毒がない場合

処方例

サワシリン®(アモキシシリン)　1回500 mg　1日3回

b) ペニシリンアレルギーがある場合

処方例　下記のいずれかを用いる.

ミノマイシン®(ミノサイクリン)　1回100 mg　1日2回

ビブラマイシン®(ドキシサイクリン)　1回100 mg　1日2回
(保険適用外)

c) 神経梅毒の場合

処方例

ペニシリンGカリウム®(ベンジルペニシリン)注200〜400万単位
＋生食100 mL　1日6回

2) 治療効果判定　STS法の抗体価低下で判定する. 治癒で陰性化するといわれているが, 陰性化まで1〜2年かかることも多い. よって低下傾向があるか否をフォローし, 8倍(8RU)以下もしくは治療前の1/4まで低下した場合は治癒と判断する. 半年以上経過しても低下が不十分もしくは16倍(16RU)以上の場合, 再度治療を試みる.

3) 他の性感染症の合併　梅毒は他の性感染症と重複感染している場合がある. 特にHIVと梅毒の合併がある場合は専門医に治療を依頼する. また患者にパートナーがいる場合は, パートナーの感染症検査も必要である.

7 尿路結石

　やせ目的の利尿薬乱用が尿路結石のリスクを高めることがある. また下剤乱用が酸性尿酸アンモニウム結石など特定の尿路結石と因果関係があるとの報告がある.

a 症状　血尿, 下腹部違和感・頻尿(膀胱結石), 腰部痛(腎・尿管結石), 放散痛(上部尿管結石は陰部, 中部は下腹部に放散する)

b 初期検査/初期治療

1) 検査

・**腹部エコー**：水腎症の有無をみる

・**KUB**：X線透過性の結石も2割程度存在する

・**腹部単純CT**：小さい結石は見逃すこともあるが, KUBで写らない結石の診断に有用.

腎梗塞，膵炎，大動脈解離などでも類似の症状を呈することがあるため，それらを疑う場合は造影 CT を施行する．

- **尿検査**：血尿が大半の症例で存在する．
- **その他**：結石分析（尿・血液中の尿酸，Ca，Mg，P，シュウ酸，尿酸，クエン酸などの検査し，原因を検索し治療する）．

2) 対症療法

処方例 以下を併用する.

1) ブスコパン®（ブチルスコポラミン）　1回 10〜20 mg を1日3〜5回経口服用あるいは点滴静注する．
   緑内障禁忌，心疾患注意
2) ボルタレン®（ジクロフェナクナトリウム）　坐剤　1回 50 mg 1日3回まで
   腎機能障害に注意

C 精神身体管理

- 水腎症を呈した場合，痛みの強い急性期に大量の輸液や飲水を行うと，かえって痛みは増悪し鎮痛薬が無効となるので，過剰な水分負荷は行わない．
  急性期を過ぎたら1日2L 程度の飲水を勧める．
- 繰り返す例など，経過の長い症例では片側あるいは両側の腎萎縮をもたらし腎機能が悪化することもある．おおむね5 mm 以上の結石は自然排石困難なため，泌尿器科専門医にコンサルトする．

参考文献
- 社団法人日本泌尿器科学会血尿診断ガイドライン検討委員会：血尿診断ガイドライン日本泌尿器科学会雑誌 97：1-35，2006
- KDIGO Clinical Practice Guideline for Acute Kidney Injury. Kidney Int Suppl. 2：1-138, 2012
- CKD 診療ガイド 2012
  https://www.jsn.or.jp/guideline/ckd2012.php
- 日本透析医学会：維持血液透析ガイドライン　血液透析導入．透析会誌 46：1107-1156，2013
- JAID/JSC 感染症治療ガイドライン 2015—尿路感染症・男性性器感染症—日本化学療法学会雑誌 VOL. 64 NO. 1
  http://www.chemotherapy.or.jp/guideline/jaidjsc-kansenshochiryo_nyouro.html
- 国立精神・神経医療研究センターホームページ，国立精神衛生研究所，精神衛生資料（昭和 28 年）
  http://www.ncnp.go.jp/nimh/pdf/material01.pdf
- 日本性感染症学会，性感染症診断・治療ガイドライン 2016
  http://jssti.umin.jp/pdf/guideline-2016.pdf
- 加藤祐司，芳生旭康，佐賀祐司，他：緩下剤の長期乱用による酸性尿酸アンモニウム結

石の 1 例. 泌尿紀要 50：799-803, 2004
・松崎敦, 小林裕, 熊丸貴俊, 他：酸性尿酸アンモニウム結石の 2 症例. 臨床泌尿器 55：5063-5566, 2001

（本田真理子）

8 外傷・整形外科疾患合併症

POINT

- **精神科領域では自殺企図による墜落・転落が見られる**：外傷の初期診療ではまず生命にかかわる重大な病態が発生，進行していないかを最優先する．

- **身体的訴えの乏しい患者やわかりにくい患者は，損傷を見落としやすい**：客観的な情報を得るための検査が必要となるが，精神症状のため，その施行が難しいことがある．特に状況から強い物理的エネルギー（高エネルギー外傷）を受けたと思われる場合は，隠れた臓器損傷に注意し慎重に経過観察を行う必要がある．

- **意識障害がなくても，精神疾患患者は『意識障害』と誤診されやすい**：家族・付き添いの者からふだんの精神症状はどうであったかを尋ねる．

- **頸椎骨折や頸髄損傷を強く疑う場合は特に頸部の固定による絶対安静が必要である**：精神症状のため安静の保てない患者では，薬物による鎮静が必要なことがある．

- **ショックや低酸素血症，頭蓋内出血による不穏を精神科原疾患の悪化と誤りやすい**：各種モニタリング，バイタルサイン，その他理学所見に異常がないか確認する．

- **病棟内ではふらつき，転倒による骨折が多い**：向精神薬による筋弛緩作用，起立性低血圧，鎮静の影響も考慮する．特に多剤併用の場合，服薬内容を再検討する．居住環境の改善が必要な場合もある．また日頃からロコモティブシンドロームの予防も念頭に置く．

- **治療中の安静が守れないことがある**：骨折治療中の身体拘束，深い薬物鎮静は深部静脈血栓症や褥瘡のリスクを高める．安静が必要な場合は下肢の拘束を可能な限り避け，少し体動が可能な位の浅めの薬物鎮静を行う．ただし頸椎損傷の患者では体動による頸髄の二次的損傷で呼吸停止も起こりえるため深い鎮静も考慮する．

- **骨粗鬆症の潜在的リスクの高い患者が多い**：向精神薬，特に抗精神病薬によるドーパミン D_2 遮断作用は高プロラクチン血症をきたし，長期的には骨密度低下の要因となる．

1 外傷初期診療

精神疾患を有する患者の外傷はその精神症状によっては，診察の

進行がスムーズにいかないことがある．他院からの転院の場合，前医で十分な身体的検査や治療が行われていないことも多く，骨折や臓器損傷の見逃しが生じるリスクが高い．患者が外傷受傷後間もない場合は，初診と同様の系統的な初期診療を行うことにより，重大な損傷を見逃すリスクを軽減できる．また自院で発生した外傷患者を他院に搬送する場合でも搬送するまでの間，初期蘇生を行い全身状態の安定を図る必要がある．

a 症状 疼痛，意識障害，ショックなど部位と程度によりさまざま．

b 初期検査/初期治療 外傷初期診療は primary survey → secondary survey の順に行われる．

1）primary survey primary survey は生理学的な異常から緊急を要する致死的な外傷を早期に発見する手順であり，その手順に従い，同時に生命危機を回避する処置である蘇生を行う．全身状態が不安定なまま secondary survey に進んではいけない．

a）気道の評価と頸椎保護

- 酸素投与（リザーバーマスク 10 L/分），気道閉塞・意識レベル低下があれば直ちに気管挿管などの気道確保を行う．
- 外傷患者は完全に否定できるまで，頸椎損傷があるものとして扱う（頸椎カラーによる固定を行う）．頸椎カラーがない状態で患者を移動させる場合は，図 16 のように両前腕を患者の背側に入れ，両前腕の上に患者の頭部を乗せて頸部が屈曲・伸展しないように移動する．

b）呼吸状態の評価

- SpO_2 の確認．

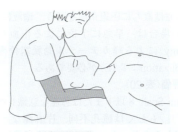

図 16 外傷頸椎保護

- 胸壁運動・呼吸音の左右差の確認. この時点で左右差を認め, ショック, 頸静脈怒張を呈している場合, 緊張性気胸を疑う. 画像撮影の結果を待たずに, 18 G 以上の静脈留置針を第 2 肋間鎖骨中線上に穿刺して脱気を行い, 器材の準備ができ次第, 迅速に胸腔ドレナージを行う(ドレーン挿入位置は第 4～5 肋間中腋窩線:乳頭より中腋窩線へ垂直におろした場所が第 4 肋間).

c) 循環状態の評価

- なるべく太い径の留置針で損傷のない上肢に 2 か所, 39℃ に加温した糖を含まない細胞外液で静脈路を確保する. 細胞外液の種類として, ショック時は乳酸リンゲル液または酢酸リンゲル液が望ましい(例:ラクテック®, ヴィーン F® など). それらがない場合は生理食塩水でもよいが, 高 Cl 性アシドーシスに注意する. ショック時の初期輸液量は成人の場合まず 1～2 L を急速投与し血圧の反応を見る.

- ショックの除外を行う. 初期の出血性ショックでは血管収縮, 頻脈などの代償機転により血圧が低下しないため, ショックの徴候(皮膚蒼白, 冷汗, 微弱な頻脈など)があれば急速輸液を行いつつ出血源を検索する. 外傷によるショックの 90% が出血性ショック(hypovolemic shock)である. 出血性ショックでは血管内の脱水, 末梢血管の収縮が見られるが, カテコールアミンなどの昇圧薬は末梢血管収縮を助長させ, 臓器血流障害をきたすため原則禁忌である. 出血性ショックでは輸液・輸血と同時に確実な止血を優先する. その他外傷時のショックの原因としては緊張性気胸, 心タンポナーデなどの閉塞性ショック(obstructive shock)や脊髄損傷に伴う神経原性ショック(neurogenic shock)などが挙げられる.

- 体表からの出血は直ちに圧迫止血を行う. 輸液に反応しない出血性ショックの場合は, 早急に手術による止血か IVR(interventional radiology)による経カテーテル動脈塞栓術(transcatheter arterial embolization:TAE)が必要である.

d) 中枢神経の評価(表 20)

- Glasgow Coma Scale 8 以下または急速な意識レベルの悪化(GCS 2 以上の低下), もしくは瞳孔不同, 片麻痺などが出現したら, 重症頭部外傷とみなし primary survey 終了後(A・B・C の安定

8 外傷・整形外科疾患合併症　235

表20　GCS（Glasgow Coma Scale）

開眼反応（Eye opening）	
自発的に開眼	E4
呼びかけて開眼	E3
痛み刺激で開眼	E2
開眼しない	E1
最良言語反応（Verbal response）	
見当識有り	V5
混乱した会話（質問に正答できない）	V4
不適当な発語（会話が成り立たない）	V3
理解不能な声	V2
発語なし	V1
最良運動反応（Best motor response）	
命令に従う	M6
痛み刺激部位に手足を持ってくる	M5
逃避反応がある	M4
異常屈曲（除皮質硬直）がある	M3
異常伸展（除脳硬直）がある	M2
動かない	M1

E＋V＋M の合計で点数をつける．
気管挿管時の V 評価は VT と記載し 1 点とする．
脊髄損傷時の疼痛刺激は顔面で行う．脊髄損傷時の M 評価
は眼球運動で行い，開眼などの指示に従えば M6，従わな
ければ M1 とする．

化を優先）に頭部 CT 撮影を行い脳神経外科専門医にコンサルト
する．
• GCS や JCS の意識レベル評価では，意識レベルの低下がなくて
も認知症など元々見当識障害をもっている患者や，うつ病の思考
制止，統合失調症の支離減裂，発動性低下が前景にある患者では
意識障害と誤診されることが多い．患者の家族や普段接している
スタッフにいつもと違うかを尋ねる．

e）脱衣・体温管理
• 患者が着衣のままであればすべてとり除き，体表面より観察が可
能な出血や打撲痕など損傷の有無を観察する．

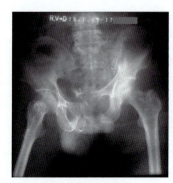

図17 骨盤骨折単純X線像

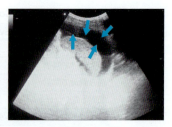

図18 脾周囲腹水エコー像

- 低体温は予後を悪化させるため，ブランケットや前出のごとく初期輸液を加温することにより積極的な保温を行う．

f) 画像検査

- 出血性ショックをきたす内出血の部位は主に胸腔内，腹腔内，後腹膜の3か所であり，出血源の検索は心囊液貯留，大量血胸，腹腔内出血の有無に的を絞ったエコー(focused assessment with sonography for trauma：FAST)および胸部単純X線により胸腔内出血を，骨盤単純X線により骨盤骨折による後腹膜出血を推定する(図17)．FASTはまず，心窩部より心臓に当て，心タンポナーデの有無を検索し，次に右胸腔内，Morrison窩，左胸腔内，脾周囲，膀胱周囲の順にプローブを当て，胸腔内・腹腔内出血を検索する(図18)．

2) secondary survey　secondary surveyはprimary surveyにより生命危機を回避した後に，全身の損傷を系統的に検索し根本治療の必要性を判断することである．

a) 病歴の聴取　アレルギー歴，内服薬(抗凝固薬や向精神薬など)の有無，既往歴，妊娠の有無などを尋ねる．

b) 損傷部位の確認　頭部から足の爪先に至るまで，背側も忘れずに損傷部位の確認を行う．各部位の診察では視診，触診のほかに必要な部位では聴診，打診も行う．

(1) 頭部：頭蓋骨陥没骨折，頭蓋底骨折(パンダの目徴候，Battle's sign，髄液漏)，特に気道閉塞をきたすような顔面骨骨折，眼外傷

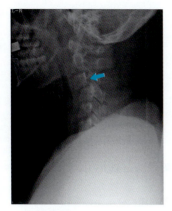

図19 頸椎骨折
C3脱臼骨折，椎骨の並びの連続性が途切れてズレが生じている

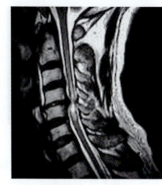

図20 頸髄損傷

など．鼻出血や髄液鼻漏など頭蓋底骨折を疑う場合の経鼻挿管や経鼻胃管挿入は，頭蓋内感染や頭蓋内に誤挿入される恐れがあり禁忌であり，経口的に行う．

画像…頭部単純CT，頭部単純X線撮影(正面，側面，Towne《後頭部打撲時》，Waters《顔面打撲時》)

(2) 頸部：皮下気腫(気管損傷，外傷性気胸)，血腫，気管偏位(緊張性気胸)，頸静脈怒張(緊張性気胸，心タンポナーデ)など．頸部の診察では頭部を用手で正中中間位に固定・保持し，頸椎カラーを外し診察する．緊張性気胸・心タンポナーデを診断したら直ちに解除の処置を行う．

画像…胸部単純X線撮影(正面)，頸部単純・造影CT

(3) 脊椎・脊髄：圧痛，運動・知覚麻痺，肛門反射消失，腹式呼吸，神経原性ショック(血圧低下・徐脈)

画像…頸部単純X線撮影〔正面，側面(図19)，開口位正面〕，頸部CT・MRI(図20)

(4) 胸部：呼吸困難，胸痛，胸郭運動・呼吸音左右差，皮下気腫，フレイルチェスト，開放性・緊張性気胸，心タンポナーデ，血胸．

画像…胸部単純X線撮影(正面)，胸部単純・造影CT，胸部エコー

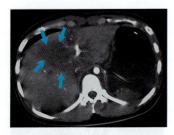
図21 肝損傷CT(造影)

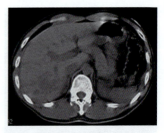
図22 肝損傷CT(単純)

　　　胸部単純X線撮影で上縦隔の8cm以上の拡大は大動脈損傷を疑う.
(5) **腹部**：腹痛,腹膜刺激症状,腹部膨隆
　画像…腹部エコー,腹部単純・造影CT
　　　単純CTで臓器損傷が検知できず,造影CTで明らかとなることは多い(図21, 22).消化管穿孔や体表からの穿通によるfree airはCTのwindow levelをair条件(肺野条件)として診断する.
(6) **骨盤**：骨盤の動揺性,疼痛,血尿,直腸診による前立腺高位浮遊感(後部尿道損傷),脚長差
　画像…骨盤単純X線撮影(正面),骨盤単純CT〔特に3D構築するとわかりやすい(図23)〕
(7) **四肢**：変形,腫脹,疼痛,開放骨折,関節脱臼,脚長差
　画像…単純X線撮影(2方向)

C 精神身体管理

1) 不穏の見極め　身体的問題(低酸素,低血糖,ショック,頭蓋内出血,疼痛など)からのせん妄・錯乱などによる不穏か,精神科原疾患による不穏か,判断が難しいことがあるが,身体的問題からの不穏は治療により改善する可能性があるので,不穏がある場合はまず身体疾患に起因するものとして検索を行う.

2) 頸椎カラーの使用　頸椎骨折が疑わしい場合は専門医により否定できるまで,頸椎カラーによる固定を継続する.頸椎カラーを装着していても完全な固定は難しい(フィラデルフィアタイプで屈曲・伸展は正常可動域の約30%が可動).頸椎骨折があるにもかかわらず,精神症状により興奮が著しく頸部の安静が保てない場合,

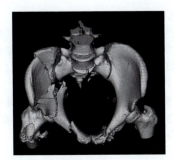

図23　骨盤骨折 3DCT

2次的に頸髄損傷をきたすことがあり，高位頸髄の損傷であれば呼吸停止をきたす．もし脊椎骨折や脊髄損傷が強く疑われるなら，持続的な鎮静が必要である．ただし鎮静により意識レベルの経過が確認できないと，頭蓋内出血などの病変を見落とすリスクも生じるので十分検討して使用する．

> **処方例** 下記のいずれかを用いる．
>
> 1) セレネース®（ハロペリドール，5 mg/A）注5 mg＋生食50 mL
>   1日3～5回　点滴静注
> 2) ドルミカム®（ミダゾラム，10 mg/A）注50 mg＋セレネース®
>   （ハロペリドール，5 mg/A）15 mg＋生食100 mL　入眠まで
>   3～10 mL 早送り，3～18 mL/時で維持
>   ドルミカム®は呼吸抑制をきたすことがあるので，気道の確保など注意を要する．

3) 経時的な身体検索　初期診療では検知されなかった臓器損傷が，時間経過とともに明らかになってくることは多い．バイタルサインの変化のほか血液検査や患者の訴えにより，繰り返し身体的な診察を行う．エコーは侵襲もなく，ベッドサイドで行えるため，胸腔内，腹腔内出血のフォローに適した検査であり，急性期は数時間単位で行う．CTもエコーほど頻回に行えないが，フォローアップに利用する．また指や肋骨の骨折も後日発見されることが多いので，患者の執拗な疼痛の訴えも精神的なものと決め付けず，必要があれば画像検索を行う．

4) 疼痛対策　鎮痛薬物による精神症状の悪化や依存に注意する．

240 　Ⅱ 各科合併症の治療・管理

処方例 下記のいずれかを用いる.

1) ソセゴン®(ペンタゾシン, 15 mg/A)　15 mg　筋注
2) レペタン®(ブプレノルフィン, 0.2 mg/A)　0.2 mg　筋注

　これらの薬剤は頭蓋内圧を上昇させることがあるので頭部外傷患者では注意を要する.

　アルコールや薬物に依存傾向がある患者は, 非麻薬性鎮痛薬であっても依存をきたすことがあるので, このような患者には1日4回までなど, 投与回数を厳密に制限する.

❷ 骨折

　精神科領域では高齢化に加え, 薬剤によるふらつき・転倒が原因の大腿骨頸部骨折が多い. また自殺企図の転落・墜落による骨折もしばしば見られる.

a 症状　疼痛, 変形, 腫脹, 異常可動, 出血

b 初期検査/初期治療

- 骨折が疑われる部位の単純X線撮影(基本は2方向).
- 開放骨折であれば, 清潔ガーゼで開放創を保護して直ちに整形外科または外傷外科専門医にコンサルトする(pin hole でも創が骨折部に通じていることがある).
- 骨盤骨折は相当量の出血(1,000〜4,000 mL)が生じているものとして扱い, 直ちに整形外科または外傷外科専門医にコンサルトする.

c 精神身体管理

- 固定が可能であればシーネで固定する. シーネ固定の際は血管・神経圧迫による血行障害・神経障害に気をつけ, 包帯などを強く締めすぎないようにする. 患部の冷感, 皮膚色調の変化, 運動障害, 疼痛が生じていないか経時的にチェックする. 特に自覚症状を訴えない患者は他覚所見を重視し, 頻回の観察を行う.
- 経時的に貧血をチェックする. 大腿骨頸部骨折, 骨盤骨折などは出血に対する経時的な観察が必要であり, 血算, 血圧のモニタリング以外にも脈拍, 皮膚の色調, 冷汗などの身体所見を参考にする.
- 安静が必要な場合が多いが, 安静が保てない場合は薬物鎮静を行う(全く体動がないくらいの深い鎮静は避ける). 身体拘束は深部静脈血栓症のリスクが高まるため, できるだけ避ける(特に下肢

8 外傷・整形外科疾患合併症 　241

拘束）．術後の深部静脈血栓のリスクが高い場合は整形外科医と
連携し抗凝固療法を検討する（深部静脈血栓症の項目参照，➡ 166
頁）．

- ロコモティブシンドロームの予防につとめる．ロコモティブシン
ドロームは日本整形外科学会が 2007 年に提唱した，筋肉，骨，
関節などの運動器に障害が起こり，立ったり歩いたりする機能が
低下し，要介護になるリスクの高い状態になることを指す．これ
は個々の疾患で言うと骨折，骨粗鬆症，変形性関節症，サルコペ
ニアなどがベースになるが，疾患の治療のみならず，栄養の改
善，運動の継続などが必要となる．向精神薬の一部，陰性症状や
うつ状態が主体の精神疾患はこのロコモティブシンドロームを促
進する方向に向かわせる．このため精神科としても入院・外来に
かかわらずすべての年齢の患者に対して介入を必要とする．具体
的にはふらつき，代謝異常をきたしやすい薬剤の減量や中止，精
神症状の改善を目的とした薬剤調整，肥満，やせ，代謝異常に対
する適切な食事指導，運動量の増加を目的とした作業療法，理学
療法などである．

3 骨粗鬆症

　主に骨密度が低下する骨粗鬆症は，加齢や閉経などがその危険因
子として知られているが，抗精神病薬や抗うつ薬による長期にわた
る高プロラクチン血症は，骨吸収が骨形成より優位となるため骨粗
鬆症をきたす可能性がある（高プロラクチン血症の項目参照，➡ 312
頁）．

a 症状

　疼痛，骨密度低下，骨折（特に椎骨，大腿骨，上腕骨，橈骨）

b 初期検査/初期治療

- **骨密度の測定**：施設によって使用される測定装置が異なる．骨密
度は若年者の平均値（YAM：Young Adult Mean）との比較で表
される．YAM 70% であれば大まかに「骨密度が若年者の 70% で
ある」ということになる．
- **RA 法**：中手骨の X 線撮影を行い，フィルム画像の濃淡から骨塩
量を推定．単純 X 線の設備があればよいので，精神科病院や小
規模病院に多い．腰椎や大腿骨の測定は基本的にできない．
- **超音波測定法**：踵骨を超音波で測定．被曝はしないが専用の装置

が必要.

- **DXA 法**：X 線を照射し吸収率を測定. 骨粗鬆症を多く扱う病院に設置していることが多い. 装置によっては腰椎や大腿などの骨密度が測定可能.

- **単純 X 線撮影**：骨密度の測定と併用して撮影することもあるが, 骨密度が測定できず精神症状などにより他院への紹介も難しい場合は単純 X 線を撮影する. 腰椎の撮影（正面, 側面）が比較的わかりやすく, 透過性の低下, 椎体上縁・下縁の硬化像, 椎体変形（椎骨の真ん中が窪んだり, 全体がつぶれたりする）がみられる. もちろん骨折が疑われる部位は必ず行う.

- **診断**：日本骨代謝学会などによる 2012 年度改訂版原発性骨粗鬆症の診断基準によると, 他の疾患が除外でき, 下記の条件を満たすと診断される.

  I. 脆弱性骨折[注1] がある場合
     椎体骨折または大腿骨近位部骨折がある. またはその他の脆弱性骨折があり骨密度が YAM の 80% 未満.
     〔注1：脆弱性骨折は軽微な外力（立った状態からの転倒も含む）で発生する骨折のこと〕

  II. 脆弱性骨折がない場合
     YAM の 70% 以下または −2.5 SD[注2] 以下.
     〔注2：WHO の骨密度による診断カテゴリーは SD（標準偏差）を指標とする.〕

- **FRAX® の使用**：FRAX® は WHO が開発した骨折リスクの評価ツールである. インターネット上で年齢, 性別, 身長, 体重, 骨折歴などの情報を入力すると, 今後 10 年間の骨折確率が算出される. 骨密度測定の有無を問わないため, 測定できない精神科病院などでは有用である. 骨折確率 15% 以上で薬物療法開始が推奨される.
  （FRAX® 骨折評価ツールホームページ　http://www.shef.ac.uk/FRAX/?lang=en）

C 精神身体管理

- 向精神薬の変更が可能か検討. アリピプラゾールなど比較的プロラクチン上昇をきたしにくい薬剤に変更可能か検討する.
- 骨粗鬆症の内服を検討する.

8 外傷・整形外科疾患合併症 243

処方例 下記を併用する.

1) ボナロン®錠 35 mg 週に1回1錠, 起床時
2) アルファロール®カプセル 0.5 μg 1C 1日1回 朝
経口投与が困難な場合はボンビバ®注 1 mg シリンジを月1回投与する.

参考文献
・日本外傷学会・日本救急医学会監修：改訂第5版外傷初期診療ガイドライン JATEC, へるす出版, 2016
・骨粗鬆症の予防と治療ガイドライン作成委員会（編）：骨粗鬆症の予防と治療ガイドライン 2015年版
・http://www.sheffield.ac.uk/FRAX/?lang=jp

（大槻穣治・本田　明）

9 産婦人科疾患合併症

POINT

- **妊娠・出産・授乳には，さまざまな医療的・社会的問題が付随する**：統合失調症などの精神疾患患者の妊娠・出産に関する幅広いトラブルに対処するため，主治医は正しい知識をもっておく必要がある．しかし，精神疾患合併妊娠の確立されたストラテジーがあるわけではなく，医療機関や本人と家族の状況によりケースバイケースで，現実的に可能な対応をとらざるをえないのが現状である．

- **妊娠・出産に関するすべての意思決定は，最終的に本人がパートナーとともに行うべき**：本人およびパートナーは，薬物療法によるリスクとベネフィットについて十分な説明を受けるべきである．

- **精神科合併妊娠では，出産から育児まで家族の協力が不可欠である**

- **出産を目指す場合，精神症状の悪化時には，薬剤の使用を躊躇しない**：精神症状の悪化により，母体だけでなく，胎児にも悪影響を及ぼすことがある．

- **出産を精神科病棟でするか一般病棟でするかは，精神科医と産科医が共同で決定すべき**：軽症例のほとんどは一般病棟での出産が可能である．

- **向精神薬の投与の可否は，リスクとベネフィットを考慮し，総合的に判断する**：向精神薬の服用による母体と胎児へのリスクと，向精神薬の中止によってもたらされるリスクを検討する．

- **向精神薬投与時は，常に国内および海外の危険度評価分類や安全基準を参照する**

- **最も安全とされる薬剤を，可能な限り多剤併用を避け，最小用量で投与する**

- **定期的なスクリーニング**：妊婦に対して向精神薬を投与する場合には，定期的なスクリーニングを行う．

- **インフォームドコンセントを行い，すべての意思決定プロセスを文書化する**

- **向精神薬によって生じる薬剤性高プロラクチン血症は少なくない**：高プロラクチン血症によって短期的には乳汁分泌，月経不全，不妊，性機能障害が生じ，長期的には骨粗鬆症，乳がんのリスク増大などが推定されている．

- **高プロラクチン血症の際の向精神薬使用は十分に注意**：向精神薬の減量や変更，ブロモクリプチンの併用には，精神症状の増悪の危険があり十分注意しなければならない．

1 精神疾患合併妊娠

　近年の薬物療法の発展による社会復帰の推進やノーマライゼーションなどの社会的潮流により，精神疾患に罹患した患者であっても妊娠し，出産に至るケースは珍しくない．しかし，精神疾患合併妊娠を専門に取り扱うことのできる医療機関は非常に限られている．むしろ多くの患者は，一般病院の産科に通院しており，そこで出産に至るものと考えられる．そのなかには精神科の常勤医がいない病院も多いだろう．主治医が妊娠から産褥期までの身体的・精神科的管理について正しい知識をもち，産科と精神科で連携しながらサポートしていくことが必要である．

a 精神疾患合併症妊娠の特徴

- 精神疾患合併症妊娠における主要な問題点を**表21**に示した．
- 妊娠すれば精神症状が安定するという臨床経験がしばしば語られることがあるが，これまでにそのような推測を支持するエビデンスはない．むしろ，向精神薬の減量などによって精神症状の悪化や再燃に至るケースが多いというのが，当事者の印象である．
- 精神疾患合併症妊娠において，確立されたストラテジーがあるわけではない．本人や家族の希望と，それぞれの医療機関の体制や方針に合わせたかたちで，現実的に可能な対応をとらざるをえないのが現状である．本項では，立川共済病院 MPU での対応を中心として，これに文献的事実を重ね合わせながら概説する．

表21　精神疾患合併妊娠管理上の問題点

1. 妊娠中の精神症状のコントロール，向精神薬の服用継続の必要性
2. 向精神薬の催奇形性・胎児毒性の問題
3. 精神症状の悪化時の対処の問題
4. 妊娠・分娩・産褥の管理
5. 新生児の管理，特に sleeping baby，離脱症候群の管理
6. 母乳栄養の可否
7. 家庭環境・養育の問題，特にパートナーや親によるサポート体制

b 妊娠から出産，産褥までの流れ

1）妊娠継続の決定

- 患者は妊娠が成立した後になって，精神科あるいは産科を受診することがほとんどである．すでに何週も経過し，催奇形性が問題となる薬剤をそのまま服用し続けていた例もあれば，自己判断ですべての薬剤を中断していた例もある．その多くの場合で，患者自身は，妊娠によるリスクについて把握していないことがほとんどである．

- 妊娠を継続した場合のリスク，薬物療法が本人の精神症状および妊娠に与えるメリットとデメリットについて十分に説明しなければならない．薬剤の減量や変更によって精神症状の悪化が高率に予想されるケースや，パートナーや家族の協力が得られないケースでは，しばしば妊娠を中断するよう説得せざるをえない場合もある．表 21 の諸問題に対して何らかの対応が保証されてはじめて，妊娠は継続されるべきであると考えられる．妊娠を継続するかどうかの最終的な決定は，必ず本人がパートナーとともにすべきである．

- 妊娠を継続する場合でも，薬物療法の中止が可能であることは少ない．むしろ，妊娠中の安易な減量，中断は精神症状の悪化を招き，妊娠経過や胎児の発育に悪影響を与えてしまうので，慎むべきである．薬物療法の継続については，本人およびパートナーにインフォームドコンセントを行い，できれば文書で同意をとっておくことが重要である

- 精神科，産科，家族，保健所などの地域支援体制と密な連携を維持することが重要である．例えば，精神科外来と妊婦健診を同じ日に合わせるのもよい．また，受診の際には，夫や家族などを付き添わせる．

2）受精（妊娠 2 週 0 日）〜妊娠 3 週 6 日まで

- 受精から約 2 週間の時期は all or none の法則がはたらくため，薬物の曝露があっても流産に至るか，後遺症を残さずに妊娠が継続されるかのどちらかである．したがって，ほとんどの場合，この時期に投与された薬剤の影響が胎児に残ることはないとされている．

3) 妊娠 4 週 0 日〜15 週 6 日まで

- この時期は，器官形成期に当たり，種々の薬剤に対する感受性が高く，形態学的催奇形性が最も問題となる時期である．理論的には，器官形成期とされる妊娠 12 週までが最も危険性が高い．
- この時期は，向精神薬を可能な限り減量あるいは中止することが推奨される．そもそも薬剤の減量が困難であるほどに精神症状が不安定なケースや，薬剤の減量や変更によって再燃することが明らかなケースでは，妊娠・出産を延期するよう説得する必要がある．妊娠および薬物療法の両方を継続せざるをえない場合は，多剤併用や大量投与を避け，必要最小限の処方内容に調整しなければならない．これらは，薬剤によるリスクとベネフィットを評価したうえで判断すべきである．
- 薬物療法によって胎児・新生児に起こりうる有害事象(表 22)についてインフォームドコンセントを行い，できるだけ文書で同意を取るべきである．

4) 妊娠 16 週 0 日〜36 週まで

- 妊娠 5 か月に入ると，例外を除いて薬剤投与による形態学的異常が誘発されることは少ない．この時期に問題となるのは，胎児毒性である．
- この時期は産科医に胎児の発育状態を観察・管理してもらいながら，薬物調整によって精神症状の積極的な管理を行うことが可能である．
- 妊娠後期には，入院病棟を産科病棟にするか，精神科病棟にするかをあらかじめ決定しておく必要がある．軽度のうつ病や不安障害，パーソナリティ障害などをもつ妊婦は一般病棟でも十分に対応可能なことがほとんどである．一方で，統合失調症のなかでも

表 22　妊娠期の向精神薬によって胎児，新生児に起こりうる有害事象

(1) 子宮内胎児死亡
(2) 形態学的催奇形性
(3) 神経行動学的発達異常
(4) 胎児毒性(子宮内環境の悪化，発育抑制，動脈管収縮)
(5) 薬物中毒性障害，新生児の sleeping baby
(6) 分娩後の離脱症状

248　Ⅱ 各科合併症の治療・管理

表23　精神科病棟入院の判断基準

1. 精神症状が増悪・再燃し，積極的な精神科的治療の必要性がある場合
2. 治療上，何らかの行動制限が必要な場合
3. 拒絶や暴力のために必要な検査や処置が行えない場合(例えば内診や超音波検査など)
4. 自殺企図や無断離院などの衝動行為の危険性が高い場合
5. 前回出産時に，精神症状に関連したトラブルがあった場合

　認知機能障害が顕著な症例では，一般病棟での対応が困難な場合が少なくない．さらに，出産前後は普段以上に慎重な精神科的管理が必要となるのも確かである．一般病棟に入院するか，精神科病棟へ入院するかの判断は各施設の事情により異なると考えられるが，参考までに立川共済病院 MPU における精神疾患合併妊娠症例の精神科病棟への入院基準(表23)を示した．精神科病棟への入院の可否の判断は，最終的に精神科医が決定すべきである．

5) 妊娠36週から出産まで

- この時期になると，いつ陣痛が発来しても不思議ではない．また，妊婦の不安も高まりやすい時期である．産科だけでなく，緊急時の精神科対応について十分に協議しておくことが重要である．
- 精神疾患合併妊娠であっても，自然経腟分娩が可能であることが多い．しかし，出産に絶対はない．特にハイリスクのケースや産科的適応がある場合には，陣痛促進薬や帝王切開などによる計画分娩を躊躇しない．分娩方法は最終的に産科医が決定する．
- 出産までに，新生児の過鎮静や離脱症状を生じる可能性のある向精神薬を可能な限り減量するべきである．特にベンゾジアゼピン系や SSRI などの薬剤を高用量で服用している場合には，sleeping baby や離脱症候群などが発生する可能性があり，これらの薬剤は出産までに中止していることが望ましい．減量・中止が困難な場合には，小児科医立ち合いの出産となることが多い．
- **入院中の管理**：出産前後の敏感な時期は，些細な刺激に反応して精神症状が顕在化することも多く，可能であれば個室などの静かな環境を用意するとよい．個室であれば，家族の付き添いにも便利である．一方，目の届かない場所での自傷行為や衝動行為に注

意しなければならない.

6) 出産後から授乳期

- 出産後は,食事開始とともに服薬を再開する.
- 出産後の新生児との面会は,できるだけ家族の付き添いのもとで行う.また,育児指導や授乳指導なども,家族とともに参加することが望ましい.
- 出産後は精神症状の悪化,再燃のリスクが高まる時期である.この時期には妊娠中に減量・中止していた向精神薬を再び開始・増量することが多い.向精神薬を服用している場合,新生児への母乳栄養は禁止することが多い.しかし,初乳を与えることを強く希望する妊婦は多く,その場合は母乳への薬剤の移行について十分に調査して,授乳の可否を判断する.
- 授乳を禁止する場合には,乳腺炎の予防のためにブロモクリプチン(パーロデル®)を1~2週間程度投与する.

7) 育児

- 産科施設と患者との関係は1か月健診で終わることが多く,その後の育児や乳児の発育などについては精神科外来で確認することになる.
- 患者のパートナーや両親などには,児の生後1年間は,患者に対する育児のサポートが必要であることを伝える.これが無理ならば,事前に乳児院などを予約させておく必要がある.

2 妊娠中の精神疾患に対する薬物療法

　現状では,妊娠中に使用した向精神薬によって母体や胎児に引き起こされる有害事象の危険率を正確に予測することはできない.しかし,精神疾患の多くは出産年齢で発症するため,精神科医も向精神薬の妊娠・出産に及ぼす危険度を常に把握しておく必要がある.現在参照可能な国内および海外の妊娠中の薬剤の危険度分類基準を表24に示した.まず,添付文書は国内の公的評価基準であるた

表24 妊娠・産褥期の薬剤の危険度評価基準

1. 薬剤添付文書
2. オーストラリア基準(https://www.tga.gov.au/prescribing-medicines-pregnancy-database)
3. Medication and Mothers' milk(http://medsmilk.com)

250   Ⅱ 各科合併症の治療・管理

め，最も重視する必要がある．しかし，安全性が確認されている薬剤であっても，薬剤添付文書では禁忌あるいは授乳中止となっていることが多く，実用的とはいい難い．国内では，虎の門病院がより詳細かつ現実的な危険度分類を公表しているが，やや古い内容ですべての向精神薬を網羅しているわけではない．したがって，国内に確立した基準が存在しない現在は，添付文書だけを参照するのではなく，海外の分類基準や臨床報告をも常に参照する姿勢が必要である．最も一般的なオーストラリア基準では，各種薬剤の危険性が5

表25 オーストラリア分類

カテゴリー	評価基準
A	このカテゴリーの薬剤は多数の妊婦および妊娠可能年齢の女性に使用されてきたが，奇形の頻度や胎児に対する直接・間接の有害作用の頻度が増大するといういかなる証拠も観察されていない．
B1	妊婦および妊娠可能年齢の女性への使用経験は限られているが，このカテゴリーの薬剤によって奇形やヒト胎児への直接・間接的有害作用の発生頻度が増加することは観察されていない．動物を用いた研究では，胎仔への障害の発生が増加したという証拠は示されていない．
B2	妊婦および妊娠可能年齢の女性への使用経験はまだ限られているが，この薬による奇形やヒト胎児への直接・間接的有害作用の発生頻度が増加することは観察されていない．動物を用いた研究は不十分または欠如しているが，入手可能なデータでは，胎仔への障害の発生が増加したという証拠は示されていない．
B3	妊婦および妊娠可能年齢の女性への使用経験はまだ限られているが，この薬による奇形やヒト胎児への直接・間接的有害作用の発生頻度が増加することは観察されていない．動物を用いた研究では，胎児への障害の発生が増えるという証拠が得られている．しかし，これがヒトに関してどのような意義をもつかは不明である．
C	催奇形性はないが，その薬理学的効果によって，胎児や新生児に有害作用を引き起こす薬，またはその疑いのある薬．これらの効果は可逆的なこともある．詳細は付記した本文を参照のこと．
D	ヒト胎児の奇形や不可逆的な障害の発生頻度を増加させる薬剤，または，増加させると疑われる薬，またはその原因と推測される薬．これらの薬にはまた，有害な薬理作用があるかもしれない．詳細は付記した本文を参照のこと．
X	胎児に永久的な障害を引き起こす危険性が高い薬であり，妊娠中あるいは妊娠の可能性がある場合は使用するべきでない．

9 産婦人科疾患合併症　251

表26　Medications and Mothers' Milk 2017

カテゴリー	評価基準
L1	適合：compatible
	多数の授乳婦が使用するが、乳児への有害報告はない。対照試験でも乳児に対する危険性は示されず、乳児に害を与える可能性はほとんどない。または、経口摂取しても吸収されない
L2	概ね適合：probably compatible
	少数例の研究に限られるが、乳児への有害報告なし。危険性の可能性がある根拠はほとんどない
L3	概ね適合：probably compatible
	授乳婦の対照試験はないが、乳児に対して不都合な影響が出る可能性がある。または対照試験でごく軽微で危険性のない有害作用しか示されていない。潜在的な有益性が乳児の潜在的な危険性を上回る場合のみ投与する（論文でのデータがない新薬は安全と考えられていても自動的にL3に分類）
L4	悪影響を与える可能性あり：possibly hazardous
	児や乳汁産生に危険性があるという明らかな証拠があるが、授乳婦への有益性が乳児への危険性を上回る場合は許容される
L5	危険：hazardous
	授乳婦の研究で児に重大で明らかな危険性がヒトでの使用経験を基に示されている。したがって児に重大な障害を引き起こす危険性が高い。母乳育児の女性は禁忌である

段階にカテゴリー化されている（表25）。米国のFDAもオーストラリア基準と同様のカテゴリー分類による危険度を公表していたが、実情に見合わなくなってきたため、2015年に廃止され、添付文書への個別の記述に切り替えられている。授乳婦への薬剤投与の危険性については、Medications and Mothers' Milkが参考となる（表26）。これらの危険度は妊婦や胎児への影響だけでなく、治療上の有用性も考慮されたうえで評価されていることを忘れてはならない。

a　妊娠中の薬物動態の変化　妊娠中は、表27のように母体側および胎児側のさまざまな要因によって薬物動態が変化する。

b　妊娠中の薬物療法の一般原則　以下に、主な妊娠中の向精神薬の服用に伴う注意点について述べる。あくまで現時点におけるデータであり、比較的新しい薬剤については不明な点も多く、長期的な

表 27　妊娠による薬物動態の変化

母体側の要因
1. 消化管運動の低下による吸収パターンの変化
2. 体液量の増加（妊娠 8 か月で 50% 以上に及ぶ）による薬物の体内分布の変化
3. アルブミン濃度の低下
4. 肝代謝の亢進
5. 腎機能の亢進，GFR の上昇

胎児側の変化
1. 血清蛋白の結合能の低下
2. 不十分な肝代謝能
3. 心拍出量の相対的上昇
4. 血液脳関門の通過性の亢進

表 28　妊娠中の薬物療法の一般原則

1. 妊婦に対する薬物療法は必要な場合に限って行う．しかし，精神疾患に罹患した患者が妊娠した場合，これまで以上に慎重な治療を必要とすることが多い．
2. 向精神薬を中止する場合には，常に精神症状が再燃する可能性を考慮する必要がある．精神症状の悪化による母親および児への有害事象は，効果的な薬物療法の継続によってもたらされる有害事象よりも深刻であることが多い．
3. 妊娠第 1 期には，すべての薬剤を避けるのが望ましい．
4. 有効な薬剤を，最小用量で使用する．
5. 可能な限り，多剤併用を避ける．
6. 一般に，胎児への影響は静脈内投与＞経口投与＞局所投与の順になる．
7. 妊娠により薬物動態が変化するため，適宜薬剤の血中濃度を測定する．
8. 一般に，ほとんどの薬剤は胎盤を通過し，したがって母体に投与された薬剤は胎児にも投与されたと考えるべきである．胎児の定期的なスクリーニングを十分に行う必要がある．
9. 新生児の離脱症候群に注意する．
10. 児の両親あるいは保護者となるものが，妊娠期の治療におけるすべての意思決定に関与するべきである．また，すべての治療的プロセスを，文書化する．

影響については十分なデータを欠いているのが現状である．一般人口においても，2〜4% の危険度で胎児奇形が生じ，薬剤全体による胎児奇形の危険度はこれよりもはるかに小さいが，投薬による危険度はしばしば過剰に評価される．精神症状の重症度，投薬によっ

て得られるリスクとベネフィットについて検討し，適宜薬剤情報などを確認しながら，総合的に決定していくよりほかにない．表28に妊娠中の薬物療法の原則を示した．

c 妊娠中の薬物療法：各論（表29）

1）抗精神病薬

- 定型抗精神病薬（フェノチアジン系，ブチロフェノン系）は，妊娠期の使用に関する報告が豊富で，危険度の評価が比較的確立されている薬剤である．フェノチアジン系抗精神病薬は催奇形性を一般人口に比し 0.6％ 上昇させるが，神経行動学的障害に関する報告はない．ブチロフェノン系，特にハロペリドールによる催奇形性を示唆する症例報告が少数存在するが，因果関係は確認されていない．これを受けて，国内の添付文書では妊娠中のブチロフェノン系抗精神病薬（ハロペリドールなど）の投与は禁忌とされているが，海外の評価基準における危険度はそれほど高くない．精神病症状の悪化による胎児への影響は薬剤による催奇形性，毒性以上に深刻であり，服薬継続によるベネフィットがリスクを上回ることがほとんどである．実際に，妊娠を契機に抗精神病薬を中止することは非常に少なく，より安全な薬剤に切り替えることが多い．長年にわたる報告が蓄積した定型抗精神病薬の安全性データへの信頼性は高く，比較的データの少ない非定型抗精神病薬から定型抗精神病薬への切り替えが近年までしばしば行われていた．
- 非定型抗精神病薬の妊婦への投与に関する安全性を調査した報告はいまだ不足しているが，徐々にその相対的安全性が確認されつつある．したがって，現在では必ずしも非定型抗精神病薬から定型抗精神病薬へ切り替える必要はないと考えられる．不十分なデータながら，オランザピンは胎児奇形との相関はないとされ，海外では妊婦に対して比較的頻繁に用いられている．
- **虎の門病院の基準**：虎の門病院の基準では，0～5点までの6段階で評価された薬剤の危険度とともに，服用時期による危険度も0～5までの6段階で評価されており，これらを掛け合わせたものが総合点数となる．

算出式：薬剤危険度点数（表）×服用時期危険度点数（表）
　　　　＝危険度総合点数

表29 主要な向精神薬の妊婦・授乳婦に対する危険度分類(2017年)

分類	一般名	商品名	添付文書		海外の危険度分類	
			妊婦	授乳婦	妊婦	授乳婦
フェノチアジン系抗精神病薬	クロルプロマジン	コントミン	▲	▲	C	L3
	レボメプロマジン	レボトミン	▲	▲	—	—
プチロフェノン系抗精神病薬	フルフェナジン	フルメジン	▲	—	C	L3
	ペルフェナジン	ピーゼットシー	▲	—	C	L3
	ハロペリドール	セレネース	禁忌	授乳中止	C	L3
	ブロムペリドール	インプロメン	禁忌	授乳中止	—	—
ベンザミド系抗精神病薬	スルピリド	ドグマチール	△	■	—	L3
	スルトプリド	バルネチール	△	■	—	L3
	チアプリド	グラマリール	△	■	—	L3
デポ剤	デカン酸ハロペリドール	ハロマンス	禁忌	授乳中止	—	L3
	フルフェナジン	フルデカシン	禁忌	授乳中止	—	L3
	パリペリドンパルミチン酸	ゼプリオン	△	授乳中止	—	L3
非定型抗精神病薬	リスペリドン	リスパダール	△	授乳中止	C	L2
	オランザピン	ジプレキサ	△	授乳中止	C	L2
	クエチアピン	セロクエル	△	授乳中止	C	L2
	ペロスピロン	ルーラン	△	授乳中止	—	—
	アリピプラゾール	エビリファイ	△	授乳中止	C	L3

9 産婦人科疾患合併症　255

分類	一般名	商品名				
その他の抗精神病薬	ブロナンセリン	ロナセン	△	授乳中止	—	—
	アセナピン	シクレスト	△	授乳中止	C	L3
	パリペリドン	インヴェガ	△	授乳中止	C	L3
	ゾテピン	ロドピン	△	■	—	—
	クロザピン	クロザリル	△	■	C	L3
三環系抗うつ薬	アミトリプチリン	トリプタノール	△	授乳中止	C	L2
	イミプラミン	イミドール	◀	■	C	L2
	クロミプラミン	アナフラニール	◀	■	C	L2
	アモキサピン	アモキサン	△	△	—	L2
	ノルトリプチリン	ノリトレン	△	—	C	L2
四環系抗うつ薬	マプロチリン	ルジオミール	◀	—	—	L3
	ミアンセリン	テトラミド	△	■	B2	—
SSRI	パロキセチン	パキシル	△	■	D	L2
	フルボキサミン	ルボックス	◀	■	C	L2
	セルトラリン	ジェイゾロフト	△	■	C	L2
	エスシタロプラム	レクサプロ	△	■	C	L2
SNRI	ミルナシプラン	トレドミン	△	■	B3	L3
	デュロキセチン	サインバルタ	△	■	B3	L3
	ベンラファキシン	イフェクサーSR	△	■	B2	L2

（次頁につづく）

表29 (つづき) 主要な向精神薬の妊婦・授乳婦に対する危険度分類(2017年)

分類	一般名	商品名	添付文書		海外の危険度分類	
			妊婦	授乳婦	妊婦	授乳婦
NaSSA	ミルタザピン	リフレックス	△	■	B3	L3
その他の抗うつ薬	塩酸トラゾドン	レスリン	△	■	—	L2
気分安定薬	炭酸リチウム	リーマス	禁忌	授乳中止	D	L4
	バルプロ酸ナトリウム	デパケン	単剤投与が望ましい。	■	D	L4
	カルバマゼピン	テグレトール	単剤投与が望ましい。	△	D	L2
	ラモトリギン	ラミクタール	△	■	D	L2
ベンゾジアゼピン系抗不安薬	ジアゼパム	セルシン	△	■	C	L3
	ロラゼパム	ワイパックス	△	■	C	L3
	アルプラゾラム	コンスタン	△	■	C	L3
	クロチアゼパム	リーゼ	△	■	—	—
	エチゾラム	デパス	△	■	—	—
	ブロマゼパム	レキソタン	△	■	C	—
	ロフラゼプ酸エチル	メイラックス	△	■	C	—
	クロナゼパム	リボトリール	△	■	B3	L3

9 産婦人科疾患合併症　257

	一般名	商品名				
その他の抗不安薬	クエン酸タンドスピロン	セディール	△	■	—	—
ベンゾジアゼピン系睡眠薬	トリアゾラム	ハルシオン	△	■	C	L3
	ブロチゾラム	レンドルミン	▲	■	—	—
	リルマザホン	リスミー	△	■	—	—
	ニトラゼパム	ベンザリン	△	■	C	L2
	フルニトラゼパム	サイレース	▲	■	C	L4
	エスタゾラム	ユーロジン	△	■	—	L3
	クアゼパム	ドラール	△	■	—	L2
	ゾピクロン	アモバン	△	■	C	L2
	ゾルピデム	マイスリー	△	■	B3	L3
メラトニン受容体作動薬	ラメルテオン	ロゼレム	△	授乳中止	—	L3
オレキシン受容体拮抗薬	スボレキサント	ベルソムラ	△	授乳中止	—	L3
その他の睡眠薬	アモバルビタール	イソミタール	(慎重投与)	—	C	—
	ペントバルビタール	ラボナ	△	■	C	L4
	フェノバルビタール	フェノバール	▲	■	C	—
	ブロムワレリル尿素	ブロバリン	▲	—	—	—
中枢神経刺激薬	メチルフェニデート	リタリン/コンサータ	▲	授乳中止	B2	L2
	モダフィニル	モディオダール	▲	■	B3	L4

（次頁につづく）

表29 (つづき)主要な向精神薬の妊婦・授乳婦に対する危険度分類(2017年)

分類	一般名	商品名	添付文書		海外の危険度分類	
			妊婦	授乳婦	妊婦	授乳婦
選択的ノルアドレナリン再取り込み阻害薬	アトモキセチン	ストラテラ	△	■	B3	L4
抗てんかん薬	フェニトイン	アレビアチン	△ 単剤投与が望ましい	—	D	L2
	ゾニサミド	エクセグラン	△	■	D	L4
	エトスクシミド	エピレオプチマル	△	■	D	L4
	プリミドン	プリミドン	△ 単剤投与が望ましい	□	D	L4
	トリメタジオン	ミノ・アレビアチン	禁忌	—	—	L4
	クロバザム	マイスタン	△	■	C	L3
	ガバペンチン	ガバペン	△	■	B1	L2
	トピラマート	トピナ	△	□	D	L3
	レベチラセタム	イーケプラ	△	■	B3	L2
	ペランパネル	フィコンパ	△	授乳中止	B3	—
抗パーキンソン薬	ビペリデン	アキネトン	▲	▲	B2	—
	トリヘキシフェニジル	アーテン	▲	■	B1	L3

			△	禁忌	A（経口）B2（注射）	L5
	プロモクリプチン	パーロデル	△	禁忌	B3	L5
認知症治療薬	アマンタジン	シンメトレル	禁忌	禁忌	B3	L3
	ドネペジル	アリセプト	△	■	B3	—
	ガランタミン	レミニール	△	■	B1	—
	リバスチグミン	イクセロン	△	■	B2	—
	メマンチン	メマリー	△	■	B2	L3
過敏性腸症候群治療薬	ポリカルボフィルカルシウム	コロネル	△	—	—	—
	ラモセトロン	イリボー	△	授乳中止	—	—
	リナクロチド	リンゼス	△	■	—	L3

薬剤添付文書の危険度の表現法について
禁忌：投与しないこと
△：投与しないことが望ましい
▲：治療上の有益性が危険性を上回ると判断される場合にのみ投与
授乳中止：授乳を中止させること
■：本剤投与中は授乳を避けさせること
□：授乳中における服薬の記載なし

2) 抗うつ薬

- 近年は，抗うつ薬を中止せずに妊娠・出産に至るケースが増加している．うつ病の罹患歴があり，妊娠中に抗うつ薬の服用を中断した妊婦は，抗うつ薬を継続した妊婦よりも，うつ病の再発率が5倍程度高くなると見積もられている．また，妊産婦におけるうつ病の発症・再燃は，出生児低体重や早産の主要因となりうる．したがって，妊娠中の抗うつ薬の安易な減量・中止は慎むべきである．

- 三環系抗うつ薬は，妊娠中の使用に関するデータが豊富である．形態学的催奇形性，行動学的催奇形性の危険度を増加させず，相対的な安全性が確認されている．特に妊娠中のアミトリプチリン，イミプラミンの投与に関する報告が豊富であるが，便秘や鎮静などの副作用が問題となることが多い．三環系抗うつ薬のなかでは，抗コリン作用と起立性低血圧の頻度が少ないことからノルトリプチリンが推奨されている．

- 妊婦に対するパロキセチンやその他の抗うつ薬の投与が新生児遷延性肺高血圧症(PPHN)の発生率を上昇させたとの報告があり，2006年5月に添付文書の改訂がなされた．また，SSRIと，頭蓋骨癒合症，臍帯ヘルニア，心血管奇形の発生率の上昇の関連が示唆されているが，最近行われた海外の大規模な新生児研究では，このような関連は再現されなかった．2005年に妊娠初期におけるパロキセチンの服用が胎児の心奇形のリスクを増加させるという報告がなされFDAの危険度分類がD)(危険性を示す確かな証拠がある)に引き上げられたが，その後の大規模調査で否定されており結論は出ていない．SSRIが重大な新生児奇形をもたらす頻度は低いものの，現時点では慎重な投与が必要である．

- SNRIについては，妊娠期の投与に関する報告が不十分である．

3) 気分安定薬(リチウム製剤)

- 妊娠中にリチウム製剤を服用することにより，1,000人に1人の頻度でEbstein奇形が発症する．これは，一般人口に比較して20〜40倍の高さとなるため，わが国の添付文書では妊娠中の投与は禁忌とされている．また，リチウム製剤による胎児奇形の危険度は4〜12%であり，一般人口の危険度に比し明らかに高い．リチウム製剤服用による心奇形の危険度が最大となるのは，受精

後 2〜6 週である．そのため，リチウム製剤を服用中の女性が妊娠した場合には，妊娠が発覚してから直ちにリチウム製剤を中止したとしても，それ以前のリチウム製剤への曝露が問題となる．したがって，妊娠を予定している女性患者においては，リチウム製剤の投与をあらかじめ避けるのが望ましい．やむをえずリチウム製剤の投与を続ける場合には，心奇形の早期発見のために妊娠 16〜18 週に超音波検査を行う．

- リチウム製剤のクリアランスは妊娠中に増加し，分娩後に低下する．したがって，妊娠中はリチウムを増量し，分娩後には減量する必要がしばしば生じる．リチウム製剤の投与を継続する場合には，妊娠中と産褥期にリチウムの血中濃度を定期的に測定する．
- リチウム製剤を服用しながら分娩に至った場合，floppy infant 症候群を生じることがある．

4）抗てんかん薬

- 抗てんかん薬の多くが高い催奇形性をもつことが確認されている．抗てんかん薬全体では，妊娠第 1 期に抗てんかん薬を服用した場合の平均奇形危険度は，11.1％ である．また，単剤ではプリミドン 14.3％，バルプロ酸 11.1％，フェニトイン 9.1％，カルバマゼピン 9.1％，フェノバルビタール 5.1％ である．
- 単剤よりも多剤併用のほうが催奇形性が高くなることが確認されている．また，バルプロ酸，フェニトインなどは，投与量依存的に催奇形性が高くなる．したがって，必要最小限の処方とすることが最重要である．
- 単剤での投与量は，バルプロ酸 1,000 mg/日，カルバマゼピン 400 mg/日，フェニトイン 200 mg/日以下を目安とする．
- 多くの抗てんかん薬は，母体の葉酸を低下させる．したがって，定期的な葉酸値のモニタリングと，葉酸を定期的に摂取させることが推奨される．

処方例

フォリアミン®（葉酸，5 mg） 1回1錠 1日1回

- 授乳は原則的に可能であるが，バルビツール系やベンゾジアゼピン系の抗てんかん薬を大量に服用している授乳婦の場合は，人工栄養のほうが安全である．

5) 抗不安薬，睡眠薬

- 妊娠第1期における抗不安薬の投与は，口蓋裂，中枢神経形成異常，尿管奇形などの胎児奇形のリスクをわずかに上昇させるというデータがあるものの，その絶対的危険度はきわめて低く，因果関係は確認されていない．しかし，治療上必ずしも必要でない場合が多いことから，海外では妊産婦に対するベンゾジアゼピン系の投与に対して厳しい評価がなされている．

- 一般的には，妊娠中の抗不安薬の使用は避けるのが望ましい．使用する場合でも，高用量の投与は慎み，最小用量にとどめるべきである．出産前までには漸減，可能であれば中止しておくことが望ましい．

- 抗不安薬の使用は，新生児に離脱症候群を引き起こす可能性がある．また，中毒症状として筋脱力，呼吸抑制などが見られ，sleeping baby と診断されることがある．

- 母乳に移行し，新生児に傾眠，体重減少などを引き起こす可能性があり，授乳婦に投与する場合には，授乳を控えさせる．

6) 抗コリン系薬，β遮断薬

- 抗コリン薬は，抗精神病薬と併用されることが多いが，妊娠に対する影響は明らかではない．これまでに催奇形性に関する報告はないものの，中止あるいは可能な限り減量することが望ましい．

- β遮断薬が，妊娠や児に対して有害な作用をもたらすという報告はほとんどない．

参考文献
・Hale TH, Rowe HE：Medications and Mothers' Milk 2017. Springer, 2017

（高畑圭輔）

10 皮膚・形成外科疾患合併症

POINT

- **薬疹は基本的にすべての薬剤で起こる**：抗てんかん薬は特に注意を要する.
- **疥癬は精神科病棟で集団発生することがある**：瘙痒感を訴える患者は常に警戒しておく.
- **褥瘡は予防が大切である**：身体拘束や薬物過鎮静で褥瘡を発生させないよう，体位変換や背部の観察を怠らない.
- **精神疾患患者の頭痛や胸痛の訴えのなかに，たまに帯状疱疹が紛れている**：頭痛や胸痛につられて皮膚所見を見落とすことがある.
- **興奮著しい患者の食事提供の際は十分冷ましてから行う**：高温のスープ・味噌汁・茶などを自らかけたり，スタッフにかけたりして熱傷を受傷することがある.

1 薬疹

すべての薬剤で起こり得るが，向精神薬のなかで抗てんかん薬は薬疹との関連が特に深い. 慢性期の統合失調症患者などでは，瘙痒感を訴えないことがあり，薬疹の発見が遅れる原因となる.

a 症状 発疹（あらゆるタイプの発疹をきたす），発熱，粘膜びらん，結膜炎

b 初期検査/初期治療

1) 薬歴の検索 薬剤投与から発疹が出現するまでの期間はさまざまで，以前に投与して感作された薬剤であれば数時間～1日程度で出現する. それ以外では投与開始後数日～1週間ほどが多い. しかし抗てんかん薬などは投与開始後数週間～数か月後，まれに半年後に出現することがある. このため直近に開始された薬剤ばかりでなく，数か月前から開始された薬剤も原因薬の候補となる.

2) 重症薬疹の診断と専門医への受診 結膜炎や口腔粘膜のびらんを伴う症例，全身の皮膚の水疱やびらんを伴う症例，臓器障害がある症例は専門医による治療が必要になる. 粘膜病変は重症の指標の1つであるため，薬疹を疑う場合は必ず結膜と口腔内の診察を行

う．重症の薬疹では特にStevens-Johnson症候群(SJS：Stevens-Johnson syndrome)，中毒性表皮壊死症(TEN：toxic epidermal necrolysis)，薬剤性過敏性症候群(DIHS：drug induced hypersensitivity syndrome)の3つが重要である．SJSとTENの境界に明確な差はなく同一スペクトラム上の疾患としたほうが理解しやすい．わが国での診断基準では皮膚の水疱やびらんが，10%未満がSJS，10%以上をTENとしている．DIHSは抗てんかん薬で高頻度に出現するが，投与開始後数週間，数か月後の段階で出現することが多く，原因薬を見落としやすい．またDIHSは原因薬中止後も症状が持続し，むしろ悪化することさえある．

それぞれの診断基準は表30〜32のとおりであるが，SJS/TENは除外が必要な皮膚疾患が多く，特にSJSの場合は病理診断が必須項目になる．このため単科精神科病院で発生した場合，確定診断は必要なく，疑いの段階で高次医療機関に送ってよい．結膜病変がある場合は眼科医による治療が必要なことがある．

ⓒ 精神身体管理

1) 薬剤の中止　確定診断していなくても，疑った時点で被疑薬を中止する．重症であれば向精神薬を含めてすべての薬剤を中止する．向精神薬で特に薬疹に注意を要する薬物は，テグレトール®(カルバマゼピン)，アレビアチン®(フェニトイン)，フェノバール®(フェノバルビタール)，ラミクタール®(ラモトリギン)，エクセグラン®(ゾニサミド)，バルビタール，コントミン®(クロルプロマジン)，シアナマイド®(シアナミド)である．

DIHSは原因薬剤が抗てんかん薬(カルバマゼピン，フェニトイン，フェノバルビタール，ゾニサミド，ラモトリギン)，痛風治療薬(アロプリノール)，サルファ剤(サラゾスルファピリジン)，抗Hansen病薬(ジアフェニルスルホン)，不整脈治療薬(メキシレチン)，抗生物質(ミノサイクリン)にほぼ限定されていると言われているが，他に症例報告や添付文書上はジプレキサ®(オランザピン)も挙げられる．

2) 治療　基本的に精神科医が単独で治療するのは軽症までだが，治療もほとんどは原因薬剤の中止だけで改善することから，中止が第1選択である．外用薬は軽症であればレスタミンクリームなど，できるだけステロイドを含有していないものを使用する．軽症の段

10 皮膚・形成外科疾患合併症　　265

表 30　SJS 診断基準

・概念

　発熱と眼粘膜，口唇，外陰部などの皮膚粘膜移行部における重症の粘膜疹を伴い，皮膚の紅斑と表皮の壊死性障害に基づく水疱・びらんを特徴とする．原因として医薬品のほかに，マイコプラズマやウイルスなどの感染症が原因となることもある．

・主要所見（必須）

1. 皮膚粘膜移行部（眼，口唇，外陰部など）の広範囲で重篤な粘膜病変（出血・血痂を伴うびらんなど）がみられる．
2. 皮膚の汎発性の紅斑に伴って表皮の壊死性障害に基づくびらん・水疱を認め，軽快後には痂皮，膜様落屑がみられる．その面積は体表面積の10% 未満である．ただし，外力を加えると表皮が容易に剝離すると思われる部位はこの面積に含まれる．
3. 発熱がある．
4. 病理組織学的に表皮の壊死性変化を認める．
5. 多形紅斑重症型〔erythema multiforme（EM）major〕を除外できる．

・副所見

1. 紅斑は顔面，頸部，体幹優位に全身性に分布する．紅斑は隆起せず，中央が暗紅色の flat atypical targets を示し，融合傾向を認める．
2. 皮膚粘膜移行部の粘膜病変を伴う．眼病変では偽膜形成と眼表面上皮欠損のどちらかあるいは両方を伴う両眼性の急性結膜炎がみられる．
3. 全身症状として他覚的に重症感，自覚的には倦怠感を伴う．口腔内の疼痛や咽頭痛のため，種々の程度に摂食障害を伴う．
4. 自己免疫性水疱を除外できる．

・診断

　副所見を十分考慮のうえ，主要所見 5 項目をすべて満たす場合，SJS と診断する．初期のみの評価ではなく全経過の評価により診断する．

（重症多形性滲出性紅斑に関する調査研究班，厚生労働科学研究費補助金難治性疾患等政策研究事業，2016 年）

階でステロイド外用薬を使うと，根本的に薬疹が改善しているか悪化しているかがわかりにくくなったり，皮膚科医による診断の妨げになったりすることがある．瘙痒感に抗ヒスタミン薬内服を併用してもよい．慢性期の統合失調症患者や認知症患者などでは，あまり瘙痒感を訴えないことがある．

　中等症以上にもかかわらず，何らかの事情でやむを得ず皮膚科医の診察ができない場合は，下記を投与する．

表 31 TEN 診断基準

・**概念**

　広範囲な紅斑と全身の 10% 以上の水疱・びらん・表皮剥離などの顕著な表皮の壊死性障害を認め，高熱と粘膜疹を伴う．原因の大部分は医薬品である．

・**主要所見（必須）**

1. 広範囲に分布する紅斑に加え体表面積の 10% を超える水疱・びらんがみられる．外力を加えると表皮が容易に剥離すると思われる部位はこの面積に含める（なお，国際基準に準じて体表面積の 10～30% の表皮剥離は，SJS/TEN オーバーラップと診断してもよい）．
2. 発熱がある．
3. 以下の疾患を除外できる．
   ブドウ球菌性熱傷様皮膚症候群（SSSS）
   トキシックショック症候群
   伝染性膿痂疹
   急性汎発性発疹性膿疱症（AGEP）
   自己免疫性水疱症

・**副所見**

1. 初期病変は広範囲にみられる斑状紅斑で，その特徴は隆起せず，中央が暗紅色の flat atypical targets もしくはびまん性紅斑である．紅斑は顔面，頸部，体幹優位に分布する．
2. 皮膚粘膜移行部の粘膜病変を伴う．眼病変では偽膜形成と眼表面上皮欠損のどちらかあるいは両方を伴う両眼性の急性結膜炎がみられる．
3. 全身症状として他覚的に重症感，自覚的には倦怠感を伴う．口腔内の疼痛や咽頭痛のため，種々の程度に摂食障害を伴う．
4. 病理組織学的に表皮の壊死性変化を認める．完成した病像では表皮の全層性壊死を呈するが，軽度の病変でも少なくとも 200 倍視野で 10 個以上の表皮細胞（壊）死を確認することが望ましい．

・**診断**

　副所見を十分考慮のうえ，主要所見 3 項目のすべてを満たすものを TEN とする．全経過をふまえて総合的に判断する．

（重症多形性滲出性紅斑に関する調査研究班，厚生労働科学研究費補助金難治性疾患等政策研究事業，2016 年）

10 皮膚・形成外科疾患合併症 267

表32 **DIHS 診断基準**

(1) 概念
　高熱と臓器障害を伴う薬疹で，薬剤中止後も遷延化する．多くの場合，発症2〜3週間後にHHV-6の再活性化を生じる．

(2) 主要所見
①限られた薬剤投与後に遅発性に生じ，急速に拡大する紅斑，多くの場合紅皮症に移行する．
②原因薬剤中止後も2週間以上遷延する．
③38度以上の発熱
④肝機能障害
⑤血液学的異常：a, b, cのうち1つ以上
　a. 白血球増多($11,000/mm^3$ 以上)
　b. 異型リンパ球の出現(5% 以上)
　c. 好酸球増多($1,500/mm^3$ 以上)
⑥リンパ節腫脹
⑦HHV-6の再活性化
・典型 DIHS：①〜⑦すべてを認める．
・非典型 DIHS：①〜⑤すべてを認める，ただし④に関しては，その他の重篤な臓器障害をもって代えることができる．

参考所見
1. 原因薬剤は，抗けいれん剤，ジアフェニルスルホン，サラゾスルファピリジン，アロプリノール，ミノサイクリン，メキシレチンであることが多く，発症までの内服期間は2〜6週間が多い．
2. 皮疹は，初期には紅斑丘疹型，多形紅斑型で，のちに紅皮症に移行することがある．顔面の浮腫，口囲の紅色丘疹，膿疱，小水疱，鱗屑は特徴的である．粘膜には発赤，点状紫斑，軽度のびらんがみられることがある．
3. 臨床症状の再燃がしばしばみられる．
4. HHV-6の再活性化は，(1)ペア血清でHHV-6 IgG抗体価が4倍(2管)以上の上昇，(2)血清(血漿)中のHHV-6DNAの検出，(3)末梢血単核球あるいは全血中の明らかなHHV-6DNAの増加のいずれかにより判断する．ペア血清は発症後14日以内と28日以降(21日以降で可能な場合も多い)の2点で確認するのが確実である．
5. HHV-6以外に，サイトメガロウイルス，HHV-7，EBウイルスの再活性化も認められる．
6. 多臓器障害として，腎障害，糖尿病，脳炎，肺炎，甲状腺炎，心筋炎も生じうる．

(重症多形滲出性紅斑に関する調査研究班，厚生労働科学研究費補助金難治性疾患克服研究事業，2005年)

処方例 プレドニン®（プレドニゾロン）を1日0.5〜1 mg/kg 投与. 改善後のプレドニゾロン減量は1週間で5〜10 mg ずつ慎重に行う.

結膜病変が合併している場合は下記を追加する. 分泌物の培養も行い, 必要があれば抗菌点眼薬も使用する.

処方例

リンデロン®（ベタメタゾン）0.1% 点眼　1回1〜2滴　1日3〜4回

② 単純疱疹・帯状疱疹

単純疱疹も帯状疱疹の原因はどちらもヘルペスウイルス科に属するが, それぞれ単純ヘルペスウイルス（HSV：Herpes Simplex Virus）, 水痘・帯状疱疹ウイルス（VZV：Varicella-Zoster Virus）と異なる種類のウイルスである. いずれも精神疾患患者に特に多いわけではないが, プライマリケア領域では比較的よく遭遇する疾患である.

a 症状

• **単純疱疹**：口唇・口唇周囲に数 mm 程の発赤や水疱が多発. 性器に出現することもある. 初感染の場合, 発熱, 倦怠感などの全身症状を伴う.

• **帯状疱疹**：体の片側に知覚神経の支配領域に沿って帯状に発赤, 水疱が多発する. 初感染の場合は水痘（水ぼうそう）になる.

b 初期検査/初期治療

• **診断**：皮膚科医であれば Tzanck テスト（水疱内の細胞を染色しウイルス性巨細胞を確認する）を行うが, 皮膚科医がいない場合の診断は上記の臨床症状で行う場合がほとんどである. 皮膚の神経支配領域は左右とも一部正中を越えるので, 帯状疱疹の場合の皮疹も正中を少し越えることがある.

c 精神身体管理

• 単純疱疹治療

処方例 下記のいずれかを用いる.

1) ゾビラックス®（アシクロビル）軟膏　1日4回患部に塗布　軽度の場合（腎障害で減量）
2) バルトレックス®（バラシクロビル）　1回500 mg　1日2回

5 日間（腎障害で減量）

3) ファムビル®（ファムシクロビル）　1回250 mg　1日3回　5日間（腎障害で減量）

初感染で全身症状がある場合は専門医コンサルトが望ましい.

• 帯状疱疹治療

処方例 下記のいずれかを用いる.

1) バルトレックス®（バラシクロビル）　1回1,000 mg　1日3回　7日間（腎障害で減量）

2) ファムビル®（ファムシクロビル）　1回500 mg　1日3回　7日間（腎障害で減量）

皮膚にびらんや潰瘍がある場合は病変を保護するためにワセリンを塗布する. 二次的に細菌感染を起こしていれば抗菌薬入り軟膏を塗布する. 急性期に疼痛がある場合は積極的に鎮痛を行う. 下記を処方する.

処方例

カロナール®（アセトアミノフェン）　1回400～800 mg　1日3～4回

発症数週間も疼痛が残存する場合は, 神経障害性疼痛の可能性がある.

処方例 下記のいずれかを用いる.

1) トリプタノール®（アミトリプチリン）　1回10～75 mg　1日1回　最大150 mg/日まで（保険適用外）

2) リリカ®（プレガバリン）　1回75 mg　1日2回　漸増し最大300 mg/日まで（腎障害で減量）

頭部の帯状疱疹で眼球もしくは眼周囲に病変がある場合は, 眼科専門医コンサルトが望ましい.

• 皮疹の見落としに注意する. 自覚症状の表出が苦手な精神疾患患者は, 頭部の帯状疱疹で主訴が頭痛のみであることもある. この場合, 実際に髪をかき分けて頭皮を観察しないとしばしば見落とされる. 同様に帯状疱疹で胸痛や背部痛を訴えることもあるので, 視診を行わずに胸部X線や心電図を行っても診断にはたどり着かない.

❸ 疥癬

疥癬はヒゼンダニによって起こる. 精神科では慢性期病棟や, 急

性期病棟でも施設からの入院の場合に発生することがある．通常1～2か月の潜伏期間があるので，入院前から感染していても，入院数か月経過してから発症することがある．角化型疥癬(ノルウェー疥癬)は免疫の低下した高齢者や免疫抑制薬投与患者などに生じ，感染虫体数も多く他者への感染力が非常に強い．

a 症状
強い瘙痒感(精神疾患患者や認知症患者の中には，ほとんど瘙痒感を訴えない者もいる)，手足の疥癬トンネル，発赤を伴う丘疹．角化型では全身に白く粉を吹いたような角質増殖がみられる．通常の疥癬は顔や頭部に皮疹は出現しないが，角化型になると顔面頭部にも皮疹がみられる．

b 初期検査/初期治療
- **検査**：疥癬トンネルや皮疹をメスや鑷子でガリガリ削ったり，剪刀で切除したりして，スライドガラスに検体を乗せる．KOHを垂らしてカバーガラスをのせ，100倍の顕微鏡で虫体や虫卵を確認する(図24)．1か所だけでなく3～4か所を検査する．疥癬トンネルの先端を拡大鏡でのぞきながら，26G針などの細い針で表皮を掘ってたどると，0.5 mmほどの虫体が隠れていることがある．検出されない場合でも疑いが強ければ日にちをおいて再検査する．

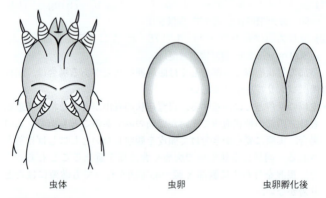

虫体　　　　　　　虫卵　　　　　　虫卵孵化後

図24 疥癬
虫体そのものが見つからなくても，虫卵や孵化後の虫卵(モミ殻様)があれば診断してよい．

10 皮膚・形成外科疾患合併症 271

c 精神身体管理

- 普段から皮疹に対してむやみにステロイド外用剤を使用しない.
  単科精神科病院で皮膚科医が不在であると皮疹の診断には苦慮す
  ることが多いが,条件反射的にステロイドを使用すると感染性皮
  膚疾患は悪化する.通常の疥癬を角化型にしてしまう可能性もあ
  る.

- 他者への感染を予防する.角化型でない限り個室管理にする必要
  はないが,他患者との濃厚接触はしないように気を付ける.具体
  的には他患者が疥癬患者のベッドを使用したり,タオルを共有し
  たり,身体的な接触をしたりすることである.医療スタッフはス
  タンダードプリコーションを行う.

- 治療

  処方例 下記のいずれかを用いる.

  1) ストロメクトール®(イベルメクチン)
      1回だけ(連日投与ではない)投与する.
          体重 25～35 kg の場合　1回 6 mg 空腹時
          体重 36～50 kg の場合　1回 9 mg 空腹時
          体重 51～65 kg の場合　1回 12 mg 空腹時
          体重 66～79 kg の場合　1回 15 mg 空腹時
          体重 80 kg 以上の場合　1回 200 μg/kg 空腹時
      1～2週間後に再検査して虫体や虫卵を認めた場合,もう1回投
      与する.
  2) スミスリン®(フェノトリン)ローション
      1本を頸部より下の全身にくまなく1週間に1回だけ塗布.塗
      布後12時間以上経過後にシャワー,入浴する.最低2回(2週
      目まで)塗布する.それ以降は再検査で虫体や虫卵を認めた場
      合,もう1回塗布する.

  下記を上記治療と併用してもよい(単独では効果に乏しい).

  処方例

  オイラックス®(クロタミトン)クリーム
  1日1回頸部より下の全身に塗布,連日5日ほど継続

4 足白癬

精神疾患患者でセルフケア能力の乏しい者のなかには,口腔内衛

生とともに足の衛生の問題がしばしば生じる．ある程度 ADL が自立している患者層の病棟では，風呂場の足ふきマットなどを媒介に集団発生する．

a 症状　足の趾間や足底に水疱，鱗屑，角化がみられる．爪への感染だと爪が白濁したり肥厚したりする．

b 初期検査/初期治療

- **顕微鏡**：水疱や鱗屑を数か所から採取して，スライドガラスに乗せたのちに，角質を溶かすため KOH（苛性カリ）を数滴落としてカバーガラスをのせる．数分〜1 時間ほど放置するか，急ぐ場合はアルコールランプで沸騰しないようにスライドガラスを軽く温め，検体が透明になったら顕微鏡で最初は 100 倍から観察していく．菌が見つかれば 200〜400 倍に上げていく．
- **培養**：顕微鏡検査ができない場合は，感度が下がり時間もかかるが培養を行う．スワブ培地のスワブで病変部を強くこすり検体を採取するか，鱗屑や水疱を清潔操作で培地に乗せる．

c 精神身体管理

- **診断**：診断には真菌の証明が必要である．真菌が検出されない場合は，真菌感染でない湿疹などの可能性もあるので皮膚科へのコンサルトが必要である．
- **治療**：通常の足白癬では外用薬の塗布が基本的な治療である．病変のない部位も含めて趾間や足底を全体的に塗布する．症状が改善しても最低 1 か月は続ける．

　処方例　下記のいずれかを用いる．

1) ラミシール®（テルビナフィン）クリーム　1 日 1 回塗布
2) アスタット®（ラノコナゾール）クリーム　1 日 1 回塗布

　爪白癬や角質が厚くなっている角質増殖型の場合は内服が適応になる．爪白癬は 6 か月，角質増殖型は 3 か月服用．肝障害，血球減少に注意し，定期的な採血が必要．

　処方例

ラミシール®（テルビナフィン）錠　1 回 125 mg　1 日 1 回

5 蜂窩織炎

　蜂窩織炎は軟部組織の感染である．下肢の衛生状態の問題のためか，しばしば精神科病棟入院中の患者でみられる．通常感染部位の

疼痛や熱感などがあり，比較的早期に発見できるが，訴えの少ない精神疾患患者では下肢の腫脹に気づかず，原因不明の発熱として経過していることがある．皮疹の境界が明瞭で有痛性の場合は蜂窩織炎（主に皮下組織の感染）ではなく丹毒（皮下組織より浅い主に真皮の感染）の可能性が高いが，治療は同じである．

ⓐ 症状 皮膚の発赤，腫脹，熱感，疼痛，発熱

ⓑ 初期検査/初期治療

- 感染経路が不明なことがほとんどで，皮膚からの培養検体の採取は難しいことが多い．発熱など全身症状が出現している場合は血液培養を2セット以上採取する．

ⓒ 精神身体管理

処方例 下記のいずれかを用いる．

1) オーグメンチン®（アモキシシリン/クラブラン酸配合）　1回375 mg　1日4回
2) ケフレックス®（セファレキシン）　1回500 mg　1日4回
3) セファメジンα®（セファゾリン）注　1回1g　1日4回
4) ミノマイシン®（ミノサイクリン）注　1回100 mg　1日2回

⑥ 褥瘡

褥瘡は寝たきり状態など一定の姿勢による皮膚の圧迫，摩擦，ずれなどにより起こる血流障害による皮膚潰瘍である．寝たきりの認知症高齢者にもしばしば生じるが，それ以外で精神科身体合併症においてよく見られる状況は，急性薬物中毒，悪性症候群，横紋筋融解症，肺炎，脱水などによる意識障害で倒れているのを発見されて搬送されるケースである．この場合は高齢者に頻度の高い仙骨部や踵部だけでなく，顔面や上肢，胸部などにもみられることがある．

ⓐ 症状 皮膚の発赤のみの状態から，骨に至る深い潰瘍までさまざま．滲出液の程度は患者によって異なる．感染を起こすと膿瘍を伴う．

ⓑ 初期検査/初期治療 重症度や状態を評価する．重症度はさまざまな評価スケールがあるが，大まかに深さによって，①皮膚の発赤のみ，②表皮から真皮までの欠損，③皮下組織（脂肪が見える）までの欠損，④筋層や骨まで露出する欠損，などと分類して判定する場合が多い．この深さの重症度に加え滲出液の量，大きさ，感染の有

無，黒色・黄色の壊死組織の付着，などによって治療方針を決めていく．これらを包括的に評価する方法として，日本褥瘡学会が開発したツールである DESIGN，DESIGN-R があり，日本褥瘡学会のホームページから参照することができる．

C 精神身体管理

- 治療の基本は毎日の創部洗浄と外用処置である．治療は急性期と慢性期の治療でやや異なる．慢性期では真皮までの浅い褥瘡とそれより深い褥瘡に分けられる．深い褥瘡は黒色期 ⇒ 黄色期 ⇒ 赤色期 ⇒ 白色期，という流れを経て治癒に至る．

- 急性期は発生数週間以内の状態で，皮膚の発赤，内出血，水疱などがみられる．この段階では除圧とともに，創面をポリウレタンフィルムやワセリンなどで保護する．

- 慢性期の浅い潰瘍は水疱程度であればアズノール®（ジメチルイソプロピルアズレン）軟膏，もう少し深い場合で滲出液が多めの場合はアクトシン®（ブクラデシンナトリウム），滲出液が少なめの場合はプロスタンディン®（アルプロスタジルアルファデクス）軟膏を使用する．

- 慢性の深い褥瘡の場合，黒色期は深い潰瘍で，創面を黒色の乾燥した壊死組織が覆っている状態である．このような場合は黒色壊死組織の除去が必要になる．ある程度境界が鮮明になった時点で，メスや剪刀で外科的デブリードマンを行うか，ゲーベン®（スルファジアジン銀）で壊死組織を軟化させて浮かせてから外科的デブリードマンを行うか，正常組織に接触しないように気を付けながらブロメライン軟膏で化学的にデブリードマンを行う．ある程度浮いている壊死組織は鑷子でつまんで除去できることもある．

- 黄色期は比較的軟らかい壊死組織が付着している．滲出液が少ない場合はゲーベン®クリームを使用し，滲出液が多い場合はユーパスタ®やイソジンシュガー®などヨウ素入りの製剤を使用する．

- 赤色期は赤くゴツゴツ盛り上がった肉芽が出現してくる．肉芽を乾燥させないように適度な湿潤環境が大事になる．また組織傷害性のあるゲーベン®クリーム，ブロメライン®軟膏，ヨウ素入り製剤は，良好な肉芽のある創面への使用はできるだけ避ける．良

好な肉芽を形成するためにフィブラスト®(トラフェルミン)スプレー，プロスタンディン®軟膏，アクトシン®軟膏などを使用していく.

- 大きなポケットを形成している場合は，外科的な切開が必要なこともある. 創面の状況によっては外用でなくドレッシング材も有効なことがある.

7 熱傷

精神科入院中に熱傷を受傷することはあまりないが，病室でのタバコやライターによる火災は時々起こる. また興奮した患者がティーサーバーのお茶を投げることもある. 昏迷や意識障害患者が入院時に，湯たんぽや携帯カイロで受傷していることもある. 体表面積10%以上のⅡ度，Ⅲ度熱傷は専門医による治療が必要になる.

a 症状，検査

- Ⅰ度熱傷：紅斑，疼痛
- Ⅱ度熱傷(浅達性)：発赤，水疱，水疱底ピンク色，強い疼痛
- Ⅱ度熱傷(深達性)：水疱，水疱底蒼白，弱い疼痛，毛根の脱落
- Ⅲ度熱傷：白色，褐色，無痛

b 初期検査/初期治療

- 受傷直後であれば流水で10分以上冷却する.
- 熱傷面積を評価する. 面積の算出法は9の法則(頭部9%，右上肢9%，左上肢9%，体幹前面18%，体幹後面18%，右下肢18%，左下肢18%，陰部1%)または手掌法(患者の手首から指先までの手掌面積を1%)で評価する.
- 顔面熱傷では気道熱傷(鼻毛の焼失，口腔内浮腫・ススの付着)が疑われれば3次救急の対象となる. 手の熱傷も機能予後を考え早期に形成外科・整形外科専門医にコンサルトする.

c 精神身体管理

- 治療

Ⅰ度，浅達性Ⅱ度：ワセリン塗布，発赤と疼痛が強い場合は，短期間のみリンデロンVG®(ベタメタゾン・ゲンタマイシン)軟膏.
深達性Ⅱ度，Ⅲ度：良好な肉芽ができるまで，創部洗浄に加え，感染がなければアクトシン®軟膏(ブクラデシンナトリウム)やプロスタンディン®軟膏(アルプロスタジルアルファデクス)を，感染があればゲーベン®(スルファジアジン銀)クリームをガーゼに

塗り患部に貼り付ける．Ⅲ度熱傷は植皮が必要なことがある．

- 患者が創部を素手で触らないよう気をつける．Ⅱ度・Ⅲ度熱傷部位に患者が素手で触った場合は再度洗浄，外用処置を行う．身体拘束を行う場合は熱傷部位に拘束帯がかからないよう注意する．
- 処置の際，疼痛が強い場合は処置前にレペタン®（ブプレノルフィン），ペンタジン®（ペンタゾシン）などの静注や筋注を行うことがあるが，依存傾向の強い患者には使用回数を厳密に制限する．

参考文献
・日本皮膚科学会ガイドライン，皮膚真菌症診断・治療ガイドライン，日本皮膚科学会ホームページ
　https://www.dermatol.or.jp/uploads/uploads/files/guideline/1372913553_3.pdf
・日本褥瘡学会ホームページ
　http://www.jspu.org/

(本田　明)

11 緩和ケア

POINT

- **非がん性の緩和ケアも重要である**：高齢患者の増加により，肺炎や老衰に対する緩和ケアの技量も精神科医に求められている．
- **精神疾患患者の緩和ケアは通常の緩和ケアと異なる部分もある**：必ずしも患者自身の疾患の理解と緩和ケアに対する同意がなされているわけではない．
- **痛みの訴えが少ない患者のオピオイド使用に注意**：疼痛閾値が上がっている可能性と，訴えを表出していないだけの可能性がある．
- **緩和ケアのうつ病薬物療法には比較的即効性が求められる**：薬剤選択が通常のうつ病と異なる場合がある．

　元々精神疾患をもっていない患者の緩和ケアに加え，統合失調症，認知症などの慢性精神疾患患者に対しての緩和ケアも重要である．緩和ケアは腫瘍性疾患を対象とすることが多いが，非がん性の緩和ケアは患者の高齢化に伴い精神科領域でも重要性が増している．

a 精神医学的アプローチ

1) 精神科における緩和ケアの対象　緩和ケアに対する精神医学の対象として患者本人に加え，家族，医療スタッフなども対象となりえる．精神疾患のみならず疼痛，倦怠感，食欲不振などにも精神医学的アプローチが有効である可能性がある．ただ患者・家族の背景によっては精神的な問題を精神医学，心理学のみで対応するのではなく，宗教などの信仰や患者の支えとなる人物なども尊重して援助する必要がある．状況によってはソーシャルワーカーのほうが現実的な対応への援助になることもある．

2) 緩和ケアで出現する精神障害　緩和ケア患者ではうつ病，適応障害，せん妄などの精神障害が出現しやすい．元々精神疾患の既往がある患者では精神科原疾患が悪化することがある．一般的に緩和ケアでは患者に告知を行うが，統合失調症や認知症などの患者では精神症状によって告知に対する了解が十分でない場合もあり，患者

の理解や了解が不十分なままで緩和ケアを行うことも現状では多い.

3) 緩和ケアにおける精神療法　緩和ケアにおける精神療法の基本は支持的精神療法であるが，患者の状態に合わせて認知行動療法，集団精神療法，力動精神療法などを組み合わせていくこともある.

統合失調症などの患者は自身の身体的な病気・症状に対して妄想的な解釈をもっていることがある(例：痛みは隣人の電波攻撃によるもの). それらが癌などの患者に恐怖を与える疾患の否認に由来する妄想であれば，それを治療することにより現実に直面した結果，逆に精神症状を悪化させることもありえる. 必ずしも患者に現実を受け入れさせることに医療スタッフが躍起になる必要はない.

緩和ケアでは，治療方針やその他のことで家族に対しても決断を求める場面が多いが，そのような場合は家族が「自分たちがあのような決断をしたため，不本意な結果になってしまった」などと罪悪感をもたないように，医療スタッフと一緒に考えて結論を出すというスタンスが重要である. 家族間葛藤を取り扱う場面も多く，長年患者の精神疾患に悩まされていた家族は，患者の死を無意識に望んでいることもある. このような場合，患者家族はその罪悪感を打ち消すため過度に患者のケアに介入したり，怒りを医療スタッフに表出したりすることがある. 医療スタッフが時間を作り，患者の今までの人生のエピソードを聞き，その過程で家族とのかかわりを確認したり，家族の苦労に対してねぎらったりすることは有効かもしれない.

4) 緩和ケアにおける向精神薬治療　精神症状に対しては基本的に通常の薬物療法を行うが，元々精神障害のない患者であれば少量で反応することが多く，肝障害，腎障害などの臓器障害から副作用も出現しやすいので通常の半量程度から開始する. うつ病などで抗うつ薬の効果発現まで延命が難しい症例などは，ベタナミン®(ペモリン)の使用も考慮する. せん妄は基本的に患者自身にも苦痛であり，通常は積極的な治療を行うが，状態によっては意識レベルの回復が逆に患者の苦痛となることもあるため，患者・家族との話し合いによって向精神薬による積極的な治療をしないという選択肢もある. せん妄の原因が疼痛であれば疼痛コントロールを十分に行う. コンスタン®(アルプラゾラム)は即効性の抗不安効果に加え，多少

の抗うつ効果も認められることから，軽症のうつ状態に良い適応である．身体科薬を投与されていることも多いので，薬物相互作用（フルボキサミンと抗がん剤など）に注意する（臓器障害の項目参照➡46頁）．統合失調症や双極性障害など元々長年向精神薬を服薬していた患者では，精神症状が安定している場合は，全身状態の低下に合わせて徐々に薬剤の減量を検討してもよい．

5）緩和ケアにおける鎮静　通常の精神障害における精神症状に対しての鎮静（鎮静法の項目参照，➡33頁）のほか，緩和困難な疼痛・呼吸困難などを認め，本人・家族が強く望む場合はセレネース®，ドルミカム®を使用した鎮静も考慮される．安易な使用は倫理的な問題が生じるため，本人・家族との話し合いほか，医療スタッフ間でも十分議論してから行う．日本緩和医療学会ホームページより入手できる「苦痛緩和のための鎮静に関するガイドライン」が参考になる．ただし統合失調症などの慢性精神疾患患者の場合は同意能力に問題があることも多く，患者の意識レベルが清明であっても本人の意思決定能力の判断は難しい場合がある．このような場合は家族と経験豊富な精神科医が話し合って決めるのが望ましい．

> **処方例**　下記のいずれかまたは併用する．適宜用量と投与時間を調節し浅い鎮静または深い鎮静，間欠的鎮静または持続的鎮静を行う．いずれも添付文書上，皮下注射は認められていない．

1）ドルミカム®（ミダゾラム）50 mg ＋生食 40 mL　1.5〜10 mL/時　点滴静注または皮下注
　シリンジポンプを使用すると細かい鎮静の調整が可能となる．
2）セレネース®（ハロペリドール）10〜25 mg＋生食 50 mL　24時間で点滴静注または皮下注
　鎮静の深さや持続時間の細かな調整は難しいが，幻覚妄想状態やせん妄を呈している場合に良い適応となる．

b 疼痛コントロール

WHO方式による癌疼痛治療法を参考にする（作用機序の違う薬物の併用は有効なことがある）．(1)〜(3)の段階に従って処方する．

(1)軽度の痛み：非オピオイド（NSAID，アセトアミノフェンなど）±鎮痛補助薬

(2)軽度〜中等度の痛み：弱オピオイド±非オピオイド±鎮痛補助薬

280 　Ⅱ 各科合併症の治療・管理

(3)中等度〜高度の痛み：強オピオイド±非オピオイド±鎮痛補助薬
　経験的には統合失調症患者はオピオイド使用が少なく済むことが
多いが，痛みを感じにくいのか，痛みが存在しても訴えないだけな
のかは注意深く評価する必要がある．

1)非オピオイド　下記のいずれかを用いる．アセトアミノフェン
は肝障害に注意．NSAID には潰瘍予防のため H_2 拮抗薬か PPI を
併用する．NSAID は腎障害には慎重投与．

a) アセトアミノフェン

　処方例　下記のいずれかを用いる．

1) カロナール®（アセトアミノフェン）　1 回 300〜1,000 mg　1
日 4 回
2) アセリオ® 注（アセトアミノフェン）　1 回 300〜1,000 mg　15
分で点滴静注　4〜6 時間以上あけて 1 日総量 4,000 mg まで
（体重 50 kg 未満の場合 1 回 15 mg/kg まで，1 日総量 60 mg/
kg まで）

b) NSAID

　処方例　下記のいずれかを用いる．

1) ナイキサン®（ナプロキセン）　1 回 100〜200 mg　1 日 3 回
2) ロキソニン®（ロキソプロフェン）　1 回 60 mg　1 日 3 回
3) セレコックス®（セレコキシブ）　1 回 200 mg　1 日 2 回
4) ボルタレン® 坐薬（ジクロフェナク）　25〜50 mg/回，1 日 2 回
直腸内
5) ロピオン® 注（フルルビプロフェンアキセチル）
1 回 50 mg を 1 分以上かけて静注，1 日 3〜4 回

2)弱オピオイド　下記のいずれかを用いる．十分な疼痛コント
ロールに至らない場合は，早めに強オピオイドに変更する必要があ
る．

a) コデイン

　処方例

リン酸コデイン 1 回 20 mg 1 日 4 回より開始，1 日ごとに効果の評
価を行い 120 → 160 → 240 mg と効果あるまで増量

b) トラマドール

　処方例

トラマール®（トラマドール）　1 回 25 mg　1 日 4 回より開始　1

日ごとに効果の評価を行い 100 → 200 → 300 mg と効果あるまで増量

3) 強オピオイド 下記のいずれかを用いる. ほぼレスキュー（臨時の頓用）が必要ない量まで増量する. オピオイドによる薬剤性のせん妄がしばしば出現する. 便秘, 悪心・嘔吐の副作用対策を行う必要がある.

a) モルヒネ 呼吸困難の緩和にも使用される. 剤型が錠剤, 散剤, 液剤, 坐薬, 注射と豊富. 便秘, 悪心嘔吐, 眠気をきたしやすい. 腎障害で血中濃度が上昇する. 瘙痒感が出現することがある.

処方例 下記のいずれかを用いる.

1) モルヒネ塩酸塩 1回5mg 1日3回から開始, 1日ごとに効果の評価を行い 30 → 60 → 90 → 120 mg と効果あるまで増量
   急激な痛みにレスキューとして 5～20 mg 追加投与可（目安として1日量の1/6程度）, 鎮痛が得られたレスキューの量を翌日の定時内服で増量してもよい.

2) オプソ®（モルヒネ塩酸塩）は1包5mg または 10 mg の個包装の水溶液で, レスキューとしての使用で利便性が高い. レスキューの効果判定は1時間で評価する.

3) MSコンチン®（モルヒネ硫酸塩） 1回10mg 1日2回から開始, 1日ごとに効果の評価を行い 40 → 60 → 80 → 100 mg と効果あるまで増量
   徐放剤なのでレスキューにはオプソ® などの速放製剤を使用する.

4) アンペック®（モルヒネ塩酸塩）坐薬 1回 10～30 mg, 1日3回
   内服と点滴ができない条件下で使用される. やむを得ずレスキューとして使用する場合は内服より時間がかかる. モルヒネ内服からの変更の場合内服の 2/3 の量から開始.

5) モルヒネ塩酸塩注 10 mg/日より開始, 持続静注または持続皮下注
   モルヒネ内服からの変更では内服の半量から開始. レスキューは1～2時間量を早送りする. レスキュー後に投与速度を 10～20% 増量してもよい.

b) オキシコドン 腎障害があっても使用できる. 眠気はモルヒネ

より少ない.

> 処方例 下記のいずれかを用いる.

1) オキシコンチン®(オキシコドン) 1回5mg 1日2回から開始, 1日ごとに効果の評価を行い20 → 40 → 80 mgと効果あるまで増量
徐放性があるのでレスキューには速効性のあるオキノーム®(オキシコドン)を5～20 mg(目安として1日量の1/6程度)使用する.

2) オキファスト®注(オキシコドン) 10 mg/日より開始, 持続静注または持続皮下注
レスキューは1～2時間量を早送りする. レスキュー後に投与速度を10～20％増量しても良い.

c) フェンタニル 腎障害があっても使用できる. 貼付剤が充実している. 便秘, 悪心投与や眠気は他剤より強くないが, 高用量で呼吸抑制が顕著になることがある.

> 処方例 下記のいずれかを用いる〔5), 6)はレスキューのみ〕.

1) フェントステープ®(フェンタニル)(1 mg, 2 mg, 4 mg, 6 mg, 8 mg)
1日1回貼付
速効性はなく貼付後2日間は増量せず経口, 坐薬, 注射によるレスキューでしのぐ
フェントステープ®(1 mg, 2 mg, 4 mg, 6 mg, 8 mg)それぞれ経口モルヒネ(30 mg, 60 mg, 120 mg, 180 mg, 240 mg)に相当.
内服からの切り替えの場合, 経口モルヒネ240 mg相当だとしてもフェントステープ®6 mgから開始する.

2) ワンデュロパッチ®(フェンタニル)(0.84 mg, 1.7 mg, 3.4 mg, 5 mg, 6.7 mg)
1日1回貼付
速効性はなく貼付後2日間は増量せず経口, 坐薬, 注射によるレスキューでしのぐ.
ワンデュロパッチ®(0.84 mg, 1.7 mg, 3.4 mg, 5 mg, 6.7 mg)それぞれ経口モルヒネ(30 mg, 60 mg, 120 mg, 180 mg, 240 mg)に相当

内服からの切り替えの場合，経口モルヒネ240 mg相当だとしてもワンデュロパッチ®5 mgから開始する.

3) デュロテップMTパッチ®(フェンタニル)(2.1 mg, 4.2 mg, 8.4 mg, 12.6 mg, 16.8 mg)

3日おきに貼付

実際は3日おきの貼り替えは忘れてしまったりして，意外と不便である．速効性はない.

デュロテップMTパッチ®(2.1 mg, 4.2 mg, 8.4 mg, 12.6 mg, 16.8 mg)それぞれ経口モルヒネ(30 mg, 60 mg, 120 mg, 180 mg, 240 mg)に相当

内服からの切り替えの場合，経口モルヒネ240 mg相当だとしてもデュロテップMTパッチ®12.6 mgから開始する.

4) フェンタニル注　0.2 mg/日より開始，持続静注または持続皮下注.

レスキューは1〜2時間量を早送りする．レスキュー後に投与速度を10〜20％増量しても良い.

5) アブストラル®(フェンタニル)舌下錠

舌下より吸収される(舌下に投与)．レスキューとして使用されるが用量に上限があるため，最大量で効果がない場合は他のレスキューに変更する.

至適用量調節期間：100 μgでレスキュー開始，2時間以上あけて1日4回まで投与可．30分後に効果がなければもう1回だけ同じ量の追加が可能(この追加投与はカウントされないので，追加を含めると1日で最大8回投与できることになる)．追加しても効果がなければ他の薬剤でレスキューを使用する．100 μgで効果がなかった場合，翌日200 μgで同じようにレスキューする．前日の量で効果がない場合は同様に300 → 400 → 600 → 800 μgと1日ごとに増量していくが，最大用量800 μgで効果がない場合は30分後にもう1回の追加投与はできない.

至適用量決定後：至適用量で2時間以上あけて1日4回まで投与可.

6) イーフェン®バッカル錠(フェンタニル)

頬部粘膜より吸収される(上顎臼歯の歯茎と頬の間にはさんで投与)．レスキューとして使用されるが用量に上限があるため，最

大量で効果がない場合は他のレスキューに変更する.

至適用量調節期間：50 μg でレスキュー開始，4 時間以上あけて1 日 4 回まで投与可，30 分後に効果なければもう 1 回だけ同じ量の追加が可能（この追加投与はカウントされないので，追加を含めると 1 日で最大 8 回投与できることになる）．追加しても効果がなければ他の薬剤でレスキューを使用する．50 μg で効果がなかった場合，翌日 100 μg で同じようにレスキューする．前日の量で効果がない場合は同様に 200 → 400 → 600 → 800 μg と1 日ごとに増量していくが，最大用量 800 μg で効果がない場合は 30 分後のもう 1 回の追加投与はできない.

至適用量決定後：至適用量で 4 時間以上あけて 1 日 4 回まで投与可.

4) オピオイドローテーション　あるオピオイドの鎮痛効果が乏しかったり，副作用が生じたり，投与経路を変更しなければならないときに，他のオピオイドに変更することをオピオイドローテーションという．下記の換算値や切り替え時間などを参考にして行うが，厳密なものではなくあくまでも目安である．切り替えの際は一時的に疼痛コントロールが悪化することがあるが，レスキューを使用しながら至適量を探っていく.

a) オピオイドの換算　経口モルヒネ 30 mg を基準にする．経口モルヒネを X 倍にしたら他の換算された薬剤も X 倍にする.

　経口モルヒネ 30 mg ≒ モルヒネ坐薬 20 mg ≒ モルヒネ注射 15 mg ≒ 経口オキシコドン 20 mg ≒ オキシコドン注射 15 mg ≒ フェント®ステープ 1 mg ≒ ワンデュロ® 0.84 mg ≒ デュロテップ®MT 2.1 mg ≒ フェンタニル注射 0.15 mg

b) 経口薬・坐薬・注射剤 ⇒ フェンタニル貼付剤への切り替え

- **モルヒネ末・水・錠剤からの切り替え**：初回貼付時と 6 時間後に1 回量を投与
- **1 日 1 回投与徐放剤からの切り替え**：投与 12 時間後から貼付
- **1 日 2 回投与徐放剤・坐薬からの切り替え**：初回貼付時に 1 回量を投与
- **注射剤からの切り替え**：貼付後 6 時間は注射薬を投与

c) フェンタニル貼付剤 ⇒ 経口薬・坐薬・注射剤への切り替え

- **モルヒネ末・水・錠剤・坐薬への切り替え**：貼付剤中止後 16 時

間で初回投与

- **1日1〜2回投与徐放剤へ切り替え**：貼付剤中止後12時間で初回投与
- **注射剤への切り替え**：貼付剤中止後18時間で開始

5）鎮痛補助薬　下記のいずれかまたは併用する（すべて保険適用外）．鎮痛補助薬は精神科医にもなじみのある薬剤が多い．ターゲットとする痛みに効果がないようであれば，多剤併用を避けるためにも中止する．

- しびれるような痛み，焼けるような痛み，締め付けられるような痛みのとき．副作用が強く出る場合はSSRIやSNRIを試してみてもよい．

　処方例　下記のいずれか，または併用する．

1）トリプタノール®（アミトリプチリン）　1回10〜30 mg　1日1回
2）アモキサン®（アモキサピン）　1回25〜50 mg　1日2回
3）アナフラニール®（クロミプラミン）　1回10〜25 mg　1日1回

- 電気が走るような痛み，刺すような痛み，鋭い痛みのとき．

　処方例　下記のいずれか，または併用する．

1）リリカ®（プレガバリン）　1回25 mg　1日3回（腎障害で減量）
2）テグレトール®（カルバマゼピン）　1回100〜300 mg　1日1〜2回
3）デパケンR®（バルプロ酸ナトリウム）　1回100〜400 mg　1日1〜3回
4）リボトリール®（クロナゼパム）　1回0.5〜1 mg　1日1〜3回

- 上記無効の場合

　処方例　下記のいずれか，または併用する．

1）メキシチール®（メキシレチン）　1回50〜100 mg　1日3回
2）キシロカイン®（リドカイン）注　500 mg/日　点滴静注　（最大1,000 mgまで）

- さらに上記無効の場合，以下を用いる

　処方例

ケタラール®（ケタミン）静注用　50〜200 mg/日

ⓒ　その他の身体的治療

1）全身倦怠・食欲不振　貧血，電解質異常，うつ病，感染などを

286 Ⅱ 各科合併症の治療・管理

鑑別する．食事を少量頻回にとるなどの工夫をする．

処方例 下記のいずれかを用いる．
1) リンデロン®（ベタメタゾン）　1回0.5～4mg　1日1回
2) リンデロン®（ベタメタゾン）注　1回0.5～4mg　静注または皮下注の間欠投与
3) ベタナミン®（ペモリン）　1回10mg　1日1回朝

2) 悪心・嘔吐　イレウス，高カルシウム血症，オピオイド・抗がん剤・NSAID の副作用，脳転移などを鑑別する．

処方例 下記のいずれかを用いる．抗精神病薬を元々服薬している場合，(2)はあまり有効でないかもしれない．

(1)上部消化管の運動機能低下，胃内容物の停滞，中枢性の制吐作用もある．
1) プリンペラン®（メトクロプラミド）　1回10～20mg　1日3～4回
2) プリンペラン®（メトクロプラミド）注　60～120mg/日　持続静注または持続皮下注
3) ナウゼリン®（ドンペリドン）　1回10～20mg　1日3～4回
4) ナウゼリン®（ドンペリドン）坐薬　1回30～60mg　1日2～3回
(2)中枢性の制吐作用
5) ノバミン®（プロクロルペラジン）　1回5mg　1日2回
6) コントミン®（クロルプロマジン）　1回12.5～25mg　1日2～3回
7) リスパダール®（リスペリドン）　1回0.5～1mg　1日2～3回
8) セレネース®（ハロペリドール）　1回0.75～1mg　1日2～3回
9) セレネース®（ハロペリドール）注　1回2.5～5mg　1日2～3回持続静注または持続皮下注
(3)体動で悪化する悪心嘔吐，内耳に作用
10) アタラックスP®（ヒドロキシジン）　1回25mg　1日3回
11) アタラックスP®注（ヒドロキシジン）　1回25mg　1日3回点滴静注または筋注

3) イレウス　手術適応か否か外科専門医にコンサルトする．

処方例 下記のいずれかを用いる．
(1)疝痛が強い場合

1) ハイスコ®（スコポラミン）　0.5〜2 mg/日　持続点滴
2) ブスコパン®（ブチルスコポラミン）　60〜120 mg/日　持続静注または持続皮下注
(2)閉塞部の浮腫の改善
3) リンデロン®（ベタメタゾン）注　8 mg/日　持続静注または持続皮下注
(3)消化管水分の分泌抑制
4) サンドスタチン®（オクトレオチド）　300 μg/日　持続皮下注

4) 腹水　利尿薬による電解質異常に注意する．腹腔穿刺の適応は専門医にコンサルトする．輸液量の減量が可能か検討する．

処方例 下記のいずれかまたは併用する．
1) アルダクトンA®（スピロノラクトン）　1回 50〜100 mg　1日 1〜2回
2) ラシックス®（フロセミド）　1回 20〜40 mg　1日 1〜2回

5) 呼吸困難　肺炎，心不全，気道閉塞，胸水などを鑑別する．酸素投与を行う．

処方例 下記のいずれかまたは併用する．
1) モルヒネ塩酸塩　1回 5 mg　1日 3〜4回
2) モルヒネ塩酸塩注　10 mg/日より開始，持続静注または持続皮下注
• 気道分泌物が多い場合
3) ブスコパン®（ブチルスコポラミン）　20〜60 mg/日　持続静注または持続皮下注
4) ハイスコ®（スコポラミン）　0.5〜2 mg/日　持続静注または持続皮下注
• 炎症や浮腫の改善
5) リンデロン®（ベタメタゾン）　1回 0.5〜4 mg　1日 1回
6) リンデロン®（ベタメタゾン）注　0.5〜4 mg/日　持続静注または持続皮下注
• 気管支の拡張
7) テオドール®（テオフィリン）　1回 100 mg　1日 2〜3回
8) ネオフィリン®（アミノフィリン）　250 mg＋生食 100 mL　1日 1〜2回

6) 便秘　イレウスを除外する．摘便を試みる．

処方例 下記のいずれかまたは併用する.

1) 酸化マグネシウム　1回0.5g　1日3回
2) パントシン®(パンテチン)　1回200 mg　1日3回
3) ラキソベロン®(ピコスルファートナトリウム)　1回5〜20滴
   1日1回
4) プルゼニド®(センノシド)　1回12〜48 mg　1日1回
5) テレミンソフト®(ビサコジル)坐薬　1回10 mg　1日1〜2回
6) グリセリン浣腸　30〜120 mL　直腸内

参考文献
・淀川キリスト教病院ホスピス(編)：緩和ケアマニュアル ターミナルケアマニュアル改訂第5版, pp 43-77, 最新医学社, 2007
・内富庸介(監訳)：緩和医療における精神医学ハンドブック, pp 99-105, 星和書店, 2001
・国立がんセンター精神腫瘍学グループ(編)：がん患者の精神症状に対する薬物療法マニュアル 第1版 2001
　http://pod.ncc.go.jp/shiryou/siryo_dm.html
・日本緩和医療学会ガイドライン
　http://www.jspm.ne.jp/guidelines/

(本田　明)

精神科と関連の深い身体合併症, 身体疾患に起因する精神症状

1. 向精神薬による副作用　290
2. 急性中毒　318
3. 水中毒　331
4. 症状精神病・器質性精神病　335
5. アルコール離脱症状, Wernicke 脳症　396
6. 神経性無食欲症の入院精神身体管理　404
7. リフィーディング症候群　411

向精神薬による副作用

A 悪性症候群

POINT

- 悪性症候群は，抗精神病薬の開始・増量に伴いしばしば発生する危険度の高い副作用の1つであり，抗精神病薬を使用する場合は常に意識する必要がある
- 高熱，筋強剛などの錐体外路症状，発汗や高血圧などの激しい自律神経症状が出現
- **血清CK値の著明な上昇が見られる**：ただし痩せた患者の場合，CKの上昇が目立たないことがある．
- **早期発見・早期治療が最も重要**：直ちに原因薬剤を中止し，十分な輸液による体液管理とバイタルサインのモニタリングを行う．
- 悪性症候群に特異的な治療薬としてダントロレンとブロモクリプチン(適応外)がある
- 悪性症候群を発症した状況での精神症状悪化時にはベンゾジアゼピン系やmECTが有用
- 回復後の抗精神病薬の再開には，注意が必要

1 疫学

悪性症候群はドーパミンD_2受容体遮断作用を有する抗精神病薬を服用している患者に常に起こりうる，しばしば致命的となる重篤な合併症である．抗精神病薬を内服している患者の0.2〜3.23%に発生するとされている．

2 臨床症状

a 錐体外路症状 悪性症候群に伴う錐体外路症状には筋固縮(典型的には鉛管様と表現される)と振戦，ジストニア，無動などがある．

b 自律神経症状 発熱，発汗，頻脈，頻呼吸，血圧上昇など．発熱は必発で，しばしば40℃以上にも達し，解熱鎮痛薬に反応しないことが多い．

c 精神症状

- 既存の精神症状は悪化することが多い．しばしば，意識障害を伴

う．ときに昏迷・無言となることもあれば錯乱や興奮を呈することもある．

• これらの臨床所見は 24～72 時間をかけて出現し，10～14 日持続する．初期には精神症状の悪化と間違われることがあり，早期診断がしばしば見逃されることが少なくない．

d 合併症　高熱のために脱水症を伴うことが多い．40℃以上の高熱が持続する場合には，多臓器不全をきたすことがあり，予後不良となる危険がある．血液代謝異常が重症化すると，播種性血管内凝固症候群（DIC）が生じ，結果的に多臓器不全にいたることもある．筋緊張が亢進した結果，しばしば筋壊死を引き起こし，横紋筋融解症を合併することも多い．重篤なミオグロビン尿を引き起こし，腎不全に至ることがある．また，嚥下障害と気道分泌液の増加により誤嚥性肺炎を併発するリスクが非常に高い．身体拘束と長期臥床により，深部静脈血栓症を生じることもある．

3 検査所見

a 血清 CK 値の上昇　悪性症候群に特異的な検査所見は存在しないが，白血球数上昇（1～2 万/dL）および血清クレアチンフォスフォキナーゼ（CK）値の上昇（しばしば 10 万単位/L 以上まで上昇する）が大多数の症例で認められる．また，CRP 値の上昇，血清肝酵素値の上昇，血中ミオグロビンの増加，ミオグロビン尿なども認められる．

特に，血清 CK 値は治療に伴い低下傾向を示し，悪性症候群の重症度および経過判定に有用である．

b 電解質異常　悪性症候群は電解質異常を伴いやすいため，定期的に血清 Na，K，Ca，Mg 値を検査する．

c 腎機能障害　腎不全を併発した場合は，BUN/Cr 値の上昇なども見られる．

4 診断

a 診断基準　確定的な診断基準はなく，臨床症状および検査所見から総合的に診断する．参考のため，表 1 に Pope らによる診断基準を示した．抗精神病薬を服用している患者においては，常に悪性症候群の可能性を念頭に置くべきである．近年は，従来の診断基準を満たさない不全型の症例も増加しており，注意を要する．

b 鑑別診断　鑑別すべき主な疾患として，セロトニン症候群，横

表1 悪性症候群の診断基準

確定診断には下記の3項目のすべてが必要
1）発熱（他に原因がなく口腔内体温37.5℃以上）
2）重篤な錐体外路症状（下記のうち2つ以上）
　　a）鉛管様筋強剛　　b）歯車現象　　c）流涎
　　d）眼球上転　　e）後屈斜頸　　f）後弓反張
　　g）咬痙　　h）嚥下困難　　i）舞踏病様運動
　　j）ジスキネジア　k）加速歩行　l）屈曲伸展位
3）自律神経機能不全（下記のうち2つ以上）
　　a）高血圧（通常より拡張期圧が20 mmHg以上上昇）
　　b）頻脈（通常より脈拍が30回/分以上増加）
　　c）頻呼吸（25回/分以上）
　　d）著明な発汗
　　e）尿失禁
過去の症例の診断においては，上記のうち1項目の記載がない場合，上記2項目を満たし，さらに次の症状のうち1つ存在すればprobable NMSと診断できる
　　a）意識障害（せん妄，無言症，昏迷，昏睡）
　　b）白血球増多（15,000 mm^{3}以上）
　　c）CPK上昇（300 IU/mL以上）

(Pope HG, Keck PE Jr. McElroy SL : Frequency and presentation of neuroleptic malignant syndrome in a large psychiatric hospital. Am J Psychiatry 143 : 1227-1233, 1986 より)

紋筋融解症が挙げられる（表2）．ほかに脳炎，甲状腺クリーゼ，悪性高熱症，致死性緊張病，テタヌス，薬物中毒（コカイン，MDMA，抗コリン薬など）などが挙げられる．

5 原因薬剤

悪性症候群はドーパミンD_2受容体遮断作用を有する向精神薬の投与中には常に発症する危険性がある．特にドーパミンD_2受容体遮断作用が強い高力価の抗精神病薬で発症する可能性が高い．

近年，錐体外路症状発現率の低い非定型抗精神病薬の使用が一般的になりつつあるが，これらの薬剤でもしばしば悪性症候群の発症例が報告されており，注意が必要である．比較的まれではあるが，抗うつ薬（特に三環系抗うつ薬）やリチウム，ドネペジルなどによっても悪性症候群が引き起こされることがある．

6 発症危険因子

表3に挙げた危険因子により悪性症候群の発生率が高まる．治療に関する危険因子としては，低力価抗精神病薬よりも高力価抗精神

1 向精神薬による副作用　293

表2　悪性症候群，横紋筋融解症，セロトニン症候群の鑑別ポイント

	横紋筋融解症	悪性症候群	セロトニン症候群
原因薬物	ドーパミン拮抗薬が多いが，その他多くの薬剤で引き起こされる	ドーパミン拮抗薬が多い	セロトニン作動薬が多い
主要な危険因子	高温環境，熱射病，脱水，水中毒，大量服薬など	原因薬剤の開始，変更，増量	原因薬剤の開始，変更，増量
薬剤変更から症状発現までに要する時間	速い（数時間以内～数日）	遅い（2～3日以降）	非常に速い（数時間～1日以内）
発熱	±（熱射病があると，高熱となる）	＋（必発，しばしば40℃を超える高熱となる）	＋
自律神経症状	±（発汗は少ない）	＋（頻脈，発汗，血圧上昇が多い）	＋（悪寒，発汗などが多い）
消化器症状	－	－	＋（下痢が多い）
筋強剛	－	＋＋（必発）	±
腱反射亢進	－	－	＋
ミオクローヌス	－	－	＋
意識障害	－	±	±
精神症状の変化		＋（意識障害が多い）	＋（錯乱，軽躁状態が多い）
CK値の上昇	＋＋	＋＋	＋
ミオグロビン尿	＋＋	＋	－
ドーパミン作動薬投与	効果なし	改善	悪化
セロトニン拮抗薬投与	効果なし	効果なし	改善

病薬，経口よりも非経口投与のほうが発症率は高く，高用量での投与，多剤併用，急速な増減なども発症リスクを高める[2]．患者側の要因としては，精神運動興奮や昏迷などの激しい精神症状，低栄養状態，感染症，脱水，脳器質疾患などの併存が悪性症候群の危険因子である．また身体拘束も発症のリスクを高める．再発例が多いこ

294　Ⅲ　精神科と関連の深い身体合併症，身体疾患に起因する精神症状

表3　悪性症候群の危険因子

【治療者側の要因】
・高力価抗精神病薬
・非経口投与
・抗精神病薬の初回使用，中断後の再開
・抗精神病薬の急激な増量，大量投与
・抗パーキンソン薬の中断
・高温多湿環境
・隔離拘束の多用

【患者側の要因】
・悪性症候群の既往
・精神運動興奮状態・緊張病症状
・脱水・電解質異常
・低栄養状態
・脳器質疾患
・糖尿病や甲状腺疾患などの身体合併症
・薬物乱用
・錐体外路症状の既往

(Pope HG, Keck PE Jr, McElroy SL：Frequency and presentation of neuroleptic malignant syndrome in a large psychiatric hospital. Am J Psychiatry 143：1227-1233, 1986 より)

とから，過去の悪性症候群の既往も危険因子である．

7 治療

a 全身管理　早期発見・早期治療が最重要である．悪性症候群が生じた場合には，安静と補液による水分管理を徹底する．さまざまな合併症を伴い，全身管理が必要となることも多い．腎不全，DIC，横紋筋融解症，誤嚥性肺炎などの併発が疑われた場合は，速やかに専門医に依頼する．ときにICU管理となることもある．また，これらの治療は，バイタルサインが正常化し，CPK値がベースラインに低下するまで続けるべきである．解熱鎮痛薬は高熱に対して無効なことが多く，クーリングなどを考慮する．

b 絶食　悪性症候群では嚥下障害を伴うことが多く，しばしば麻痺性イレウスも併発する．したがって，多くの場合は臨床症状がある程度改善するまで絶食とし，点滴にて栄養管理を行う必要がある．ただし長期の絶食は好ましくないため，消化管機能に問題がなければ経管栄養を行ってもよい．

c 薬物療法　上記の全身管理にて症状改善が見られない場合や，

CPK 値の上昇が続く場合には，薬物療法を考慮する．悪性症候群への効果が確認されている薬剤にはダントリウム®（ダントロレン）とパーロデル®（ブロモクリプチン）の 2 種類がある．

1）ダントロレン 骨格筋に作用する末梢性筋弛緩薬であり，悪性症候群における筋固縮をやわらげ，二次的に高熱，頻脈を軽減させる．一般に経静脈的に投与し，40 mg/日で開始し，1 バイアル（20 mg）を 60 mL の蒸留水に融解して 30 分程度かけて投与する．効果が出ない場合は，1 日ごとに 20 mg ずつ増量し，最大でも 200 mg/日を超えないようにする．1 回 1 バイアル（20 mg）〜2 バイアルを 1 日に 2〜4 回に分けて使用する．経口摂取が可能となれば，経口薬に切り替える．大量投与（10 mg/kg 日以上）では肝機能障害やイレウスなどの副作用に注意しなければならない．効果は比較的速やかに出現し，7〜14 日を目安に使用する．

> **処方例** 下記のいずれかを用いる．
>
> 1）ダントリウム®（ダントロレン）1 バイアル（20 mg）を付属の 60 mL 蒸留水で溶解　30 分以上かけて静脈投与　1 日 2 回から開始
> 2）ダントリウム® カプセル（ダントロレン，25 mg）　1 回 1〜2 カプセル　1 日 3 回

2）ブロモクリプチン ドーパミン D_2 受容体作動薬で，一般的にはダントロレンによる治療効果が不十分な場合に使用する．ただし，保険適用はない．点滴製剤はないため，ブロモクリプチンは経口あるいは経管投与を行う．1 日 1 回 2.5 mg，朝食後から開始し，1 日 3 回 15〜30 mg，毎食後まで増量することができる．

> **処方例** 下記のいずれかを用いる．
>
> 1）ダントリウム® カプセル（25 mg）　1 回 1 錠　1 日 3 回
> 2）パーロデル®（ブロモクリプチン 2.5 mg）　1 回 1 錠　1 日 3 回　適応外　粉末にして経鼻胃管チューブより投与　最大 30 mg まで増量（保険適用外）

d 精神症状悪化時の対応 ベンゾジアゼピン系薬剤やアマンタジンも効果が確認されている．特に悪性症候群を発症した患者で安易に抗精神病薬を投与することはできないため，経過中に精神症状の悪化を招くことが多く，このような場合にはベンゾジアゼピン系薬物や修正型電気けいれん療法（m-ECT）などを考慮する．

8 予後

- 抗精神病薬の中止後から回復までの期間は，1〜2週間である．
- 悪性症候群自体は，後遺障害を残さずに治癒することが多い．むしろさまざまな身体合併症により予後や後遺障害が左右される．
- 悪性症候群の疾患概念が広く知られていなかった時代，悪性症候群の発見は遅れることが多く，死亡率は10〜20%にまで達していた．しかし，非定型抗精神病薬が主流となりつつある近年，約80%は完全に治癒し，死亡率は10%以下にまで低下している[3]．

9 服薬再開時の注意点

悪性症候群は抗精神病薬による副作用のなかでもきわめて重篤なものであり，抗精神病薬の選択や再投与のタイミングを慎重に判断することが重要である．

a 抗精神病薬再開のタイミング 悪性症候群では臨床症状や異常検査所見が消退した後も，一定期間は再発の可能性が高いことが知られており，経口薬では1週間，デポ剤や経静脈投与などの非経口投与の場合は2週間程度の無投薬期間が推奨される．

b 薬剤の選択 一般的には低力価の抗精神病薬のほうが再発の可能性は低い．また非定型抗精神病薬は定型抗精神病薬よりも悪性症候群の再発率が低い．したがって，一般的には非定型抗精神病薬をできるだけ少量から開始することが推奨される．

引用文献

1) Pope HG, Keck PE Jr, McElroy SL：Frequency and presentation of neuroleptic malignant syndrome in a large psychiatric hospital. Am J Psychiatry 143：1227-1233, 1986
2) Keck PE, Pope HG Jr, Cohen BM, et al：Risk factors for neuroleptic malignant syndrome. Arch Gen Psychiatry 46：914-918, 1989
3) Schneiderhan ME, Marken PA：An atypical course of neuroleptic malignant syndrome. J Clin Pharmacol 34：325-334, 1994

参考文献

・Susman VL：Clinical management of neuroleptic malignant syndrome. Psychiatr Q 72：325-336, 2001
・Hasan S, Buekley P：Novel antipsychotics and the neuroleptic malignant syndrome：A review and critique. Am J Psychitry 155：1113-1116, 1998
・Davis JM, et al：Electroconvulsive therapy in the treatment of neuroleptic malignant syndrome. Convuls Ther 7：111-120, 1991
・Taylor D, Paton C, Kerwin R, et al：The Maudsley Prescribing Guidelines 2005-2006 8th ed, Taylor & Francis, 2005
・Levenson JL：Neuroleptic malignant syndrome. Am J Psychiatry 142：1137-1145,

1985
・大坪天平：悪性症候群(神経遮断薬悪性症候群)-その早期診断と治療. 医学の歩み 351：789-793, 2014

(高畑圭輔)

B 横紋筋融解症

POINT

- 横紋筋融解症の原因薬剤は，向精神薬が最多である
- 原因薬剤の中止，補液，安静が治療の基本となる
- 悪性症候群やセロトニン症候群との鑑別を要する
- 症状の改善後も薬物の再開には注意が必要

1 概念

横紋筋融解症とは，横紋筋の細胞膜がさまざまな要因によって変性融解し，筋組織から逸脱したミオグロビンやカリウムなどの細胞成分が血液中に異常に遊出することによって，種々の病態を呈する疾患である．外傷後の挫滅症候群(crush syndrome)として 1941 年に Bywaters らによって初めて報告された．一般に予後は良好であるとされているが，横紋筋融解症の 5〜25% が急性腎不全に至ると報告されている．

2 原因薬剤

- 横紋筋融解症の原因となる薬剤を表 4 に示した．横紋筋融解症は高脂血症治療薬，利尿薬などの種々の薬剤によっても引き起こされるが，向精神薬によるものが 30〜40% を占め，最多ともいわ

表 4 横紋筋融解症の原因となる薬剤

- 向精神薬(抗精神病薬が最多，ほかに抗うつ薬，リチウム製剤，抗てんかん薬など)
- HMG-CoA 還元酵素阻害薬
- フィブラート系薬剤などの高脂血症治療薬
- ニューキノロン系薬剤
- 漢方薬を含めグリチルリチン含有製剤
- テオフィリンなどのキサンチン系薬剤
- 利尿薬
- 全身麻酔薬など

298 　Ⅲ 精神科と関連の深い身体合併症，身体疾患に起因する精神症状

表5　向精神薬の服用に関連した横紋筋融解症の原因

・急性ジストニア，遅発性ジスキネジア
・けいれん発作
・抗精神病薬の大量服薬
・抗精神病薬の筋注
・筋の挫滅・外傷
・水中毒
・アルコール多飲
・SIADH（ADH 不適合分泌症候群）
・高温環境，熱射病
・悪性症候群，セロトニン症候群

れる．まれに SSRI などの抗うつ薬やリチウム製剤，アンフェタ
ミン，抗てんかん薬などが原因となることもある．

- 向精神薬服用者における横紋筋融解症の危険因子を表5 に示し
た．
- 抗精神病薬治療中に伴う横紋筋融解症は悪性症候群やセロトニン
症候群の経過中に合併して生じることが多いが，横紋筋融解症が
単独で生じることもまれではない．

❸ 臨床症状および検査所見

ⓐ 身体症状　横紋筋融解症の3徴は筋肉痛，筋力低下，ミオグロ
ビン尿である．しかし，これらの臨床症状を欠き，無症候例や赤褐
色尿のみを呈する症例も多い．

ⓑ 検査所見　検査所見として，まず血中・尿中のミオグロビン値
が著明に増加する．ほかに血中の CPK（MM 型）や AST と ALT の
上昇（AST＞ALT），LDH などの逸脱酵素の上昇，高カリウム血症
などが挙げられるが，これらはミオグロビンの上昇よりも遅れる．
また，増加したミオグロビンにより尿潜血反応は陽性となる．また
尿中 Mb 濃度が 10,000 ng/mL 以上になると（正常値：4 ng/mL 以
下）肉眼的にも認識され赤褐色の着色尿を呈し，コーラ尿などと表
現される．

　発症後は，体温や血圧などのバイタルサイン，乏尿や血尿の有無
などを頻回にチェックする必要がある．急性腎不全に至った場合に
は血液透析や持続血液濾過透析などが必要となることもある．

ⓒ 急性腎不全への進展　血中尿素窒素値やクレアチニン値の著し

い上昇は急性腎不全を示唆し，血液透析を含む早急な治療を行う必要がある．血漿CK濃度が10,000 IU/L以上となると腎不全のリスクが高まるが，CK値だけでは予測はできない．

4 診断

- 上記症状とともに，血中および尿中のミオグロビンの高値，血中CPK，GOT，LDHなどの筋逸脱酵素の上昇が認められれば，診断は確定する．
- しばしば，悪性症候群やセロトニン症候群との鑑別を要するが，これらは互いに合併することもある．
- 心電図やCPKアイソザイムから急性心筋梗塞を除外しておく必要がある．

5 治療

a 薬剤 原因薬剤を直ちに中止する・腎不全を呈する場合は，血液浄化の適応について専門医にコンサルトする．

b 補液 横紋筋融解症に対する特別な治療法があるわけではない．治療の基本は悪性症候群と同じく早期発見・早期治療であり，十分な補液と利尿で，血中に遊出したミオグロビンの排出を促進させることが重要である．点滴製剤は細胞外液が主体で，腎不全を合併している場合はカリウムを含まないものを使用する．心不全・腎不全などの合併がない症例においては，しばしば3,000 mL/日以上の輸液を必要とする．

> **処方例**
>
> ヴィーンF®（酢酸リンゲル液，500 mL）　4〜8本/日　24時間持続
> 場合によってさらに大量の輸液をすることもある．

c 安静 筋組織の崩壊を防ぐため，血清CK値（ミオグロビン値とリンクする）が正常化するまで安静が必要である．検査所見が正常化した後も，しばらくは急激な運動を避けるように指導する．薬剤中止による影響で精神症状が悪化することが多く，安静を維持するために行動抑制が必要となることがある．

6 回復後の薬物再開

検査所見が正常化した後も，1週間ほど経過観察し，問題がないことを確認したうえで向精神薬を再開する．その場合，原因となった薬剤は中止し他の薬剤に変更する．抗精神病薬の場合には，非定

型抗精神病薬が推奨される.

参考文献
・Bywaters EG, Beall D：Crush injuries with impairment of renal function. Br Med J：427-432, 1941
・松石邦隆, 増元康紀, 白川治：抗精神病薬に関連した横紋筋融解症. 臨床精神薬理 2：853-858, 1999
・花井順一：横紋筋融解症. 診断と治療 81：495-503, 1993
・Melli G, Chaudhry V, Cornblath DR, et al：Rhabdomyelysis：an evaluation of 475 hospitalized patients. Medicine 84：377-385, 2005
・市原靖子：薬剤による横紋筋融解症の病態, 診断と治療. 日本集中治療医学会雑誌 13：206-209, 2006
・大矢寧：薬剤性横紋筋融解症. 医学のあゆみ 251：851-858, 2014

(高畑圭輔)

● セロトニン症候群

POINT

- **多くは軽症にとどまるが, なかには重症化して生命の危機に至ることもあり注意が必要**：セロトニン症候群は, SSRI の開始, 増量, 大量服薬に伴って生じる.
- **最大の特徴はセロトニン作動性薬剤の投与後, 症状が急速に(6時間以内)出現すること**
- **セロトニン症候群が疑われた場合には, まず原因薬剤を中止する**

1 概念

　セロトニン症候群は, セロトニン作動性薬剤の開始, 増量や薬剤併用時の相互作用に伴って出現し, 神経筋症状, 自律神経症状, 精神症状などを呈する薬物有害作用である. 多くは軽症例であるが, 潜在的には生命を脅かす危険性もあるので注意が必要である.

2 原因

　セロトニン機能亢進作用をもつあらゆる薬剤で起こりうる. 表6にセロトニン症候群の原因を示した. これらのセロトニン作動性薬剤を複数併用することで, 発生率はさらに上昇する.

　薬剤の開始, 変更に伴って発現することが多いが, 通常量の単剤使用ではまれである. セロトニン作動性薬剤の大量服薬, 不適切な使用, 薬剤間の相互作用によって生じる場合が多い. 特に MAO 阻害薬(国内では, セレギニンのみ)と抗うつ薬との併用は危険である.

表6 セロトニン症候群の原因

セロトニン症候群の原因	
セロトニン再取り込み阻害薬	SSRI SNRI 三環系抗うつ薬 その他の抗うつ薬 セイヨウオトギリソウ (St. John's Wort)
セロトニン代謝阻害薬	MAO 阻害薬
セロトニン合成促進薬	トリプトファン
セロトニン放出促進薬	アンフェタミン コカイン フェンフルラミン エクスタシー/MDMA MAO 阻害薬 レボドパ
セロトニン受容体アゴニスト	ブスピロン タンドスピロン トリプタン系 ジヒドロエルゴタミン
セロトニン活性の増大	ECT リチウム カルバマゼピン リチウム製剤 メトクロプラミド

❸ 臨床症状

　セロトニン症候群の症状は，以下の3つのカテゴリに分けられる.
(1) 神経筋症状：ミオクローヌス，反射亢進，眼振，筋強剛，失調，歩行困難，けいれんなど. 神経筋症状は，セロトニン症候群のなかで最も頻繁に報告されている症状である.
(2) 自律神経症状：発熱，発汗，高血圧，頻脈，下痢，嘔吐など.
(3) 精神症状：不安焦燥，錯乱，せん妄，軽躁状態など.

❹ 診断

　セロトニン症候群の診断基準(Hunter Criteria)を表7に示した. セロトニン症候群が重症化した場合に鑑別が必要な疾患として，悪性症候群が重要である(悪性症候群, ➡ 290 頁参照).

302 　Ⅲ 精神科と関連の深い身体合併症，身体疾患に起因する精神症状

表7　セロトニン症候群の診断基準(Hunter Criteria)

過去5週間以内のセロトニン作動薬の服用に加えて，下記の項目のうち1つ
以上を満たせばセロトニン症候群と診断する
(1)自発性ミオクローヌス
(2)誘発ミオクローヌスと興奮または発汗
(3)眼振があり，興奮または発汗
(4)振戦と腱反射亢進
(5)38℃以上の発熱，眼振または誘発性ミオクローヌス

　多くは軽症例であるが，しばしば重症化し，脱水，低酸素血症，
多臓器不全，DIC，意識障害，肺炎，腎不全に至る．
　セロトニン症候群は，薬剤の投与後急速に症状が出現することが
多い．多くは，薬剤の服用後数分～数時間以内に症状が出現し，24
時間以後に出現するのは25%以下である．症状発現の速さは，悪
性症候群との鑑別の際に重要である．

5　検査

　セロトニン症候群に特異的な検査はない．しかし，血液検査・血
液ガス検査は，代謝性アシドーシス，低酸素血症，DIC，横紋筋融
解症などの検出に有用である．薬剤血中濃度は正常範囲内にあるこ
とがほとんどである．

6　治療

a 予防　まず，予防と早期発見が重要である．セロトニン症候群
を予防するために最も重要なことは，セロトニン活性をもつ複数の
薬剤の併用を避けること，半減期の長い薬剤を避けることである．
特に，前述のようにMAO阻害薬とその他のセロトニン作動薬の併
用は危険であるので避け，両者の投与は2週間以上の間隔をあけた
ほうがよい．また，リチウムとSSRIのように強化療法としてしば
しば選択される組み合わせの場合には，少量から漸増していく．

b 治療　治療は，症状の重症度に応じて行う．まず，原因と考え
られるセロトニン系薬剤を中止する．セロトニン症候群の多くは，
セロトニン作動性薬剤の中止後24時間以内に自然軽快する．半減
期の短い薬剤ほど回復は早い．

c 重症化した場合　クーリング，輸液などによりバイタルサイン
の安定を図る．症状が重症化した場合には，セロトニン拮抗薬を使
用することがある．抗精神病薬のなかにはセロトニン拮抗作用のあ

1 向精神薬による副作用 303

るものがあるため，しばしばセロトニン症候群に有用である．しかし，けいれん閾値の低下や悪性症候群の誤診に注意が必要である．筋強剛やけいれん，不安や焦燥などの精神症状に対して，ベンゾジアゼピン系薬剤が有用である．

• セロトニン症候群

処方例 下記のいずれかを用いる．

1) ペリアクチン（シプロヘプタジン）4～12 mg/日を内服，その後2～4時間おきに4 mg内服し，計0.5 mg/kg/日以下にとどめる．
2) コントミン（クロルプロマジン，12.5 mg）　1回1錠　1日3回

• 興奮，焦燥

処方例

セルシン（ジアゼパム，5 mg）　1回1～3錠　1日1～3回

7 その他

過去にセロトニン症候群の既往がある患者では，セロトニン症候群が再発するリスクが高い．このような患者では，セロトニン作動薬の併用を避けるなど，予防に努める必要がある．悪性症候群の治療薬であるダントロレンやブロモクリプチンは無効である．

参考文献
・Sternbach H：The serotonin syndrome. Am J Psychiatry 148：705-713, 1991
・Lane R, Baldwin D：Selective Serotonin reuptake inhibitor-induced Serotonin syndrome：Review. J Clin Psychopharmacol 17：207-221, 1997
・Dunkley EJ, Isbister GK, Sibbritt D, et al：The Hunter Serotonin Toxicity Criteria：Simple and accurate diagnostic decision rules for serotonin toxicity. QJM 96：635-642, 2003

（高畑圭輔）

D 遅発性ジスキネジア

POINT

• 非定型抗精神病薬は，従来の定型抗精神病薬よりも遅発性ジスキネジアを起こしにくい
• 遅発性ジスキネジアに対する確実な予防，治療法はない：現在では非定型抗精神病薬を最低用量で使用することによって遅発性ジスキネジアの発現を回避することが最も重要である．
• 高力価の定型抗精神病薬を漫然と高用量で投与し続けることは避ける

304 　Ⅲ 精神科と関連の深い身体合併症，身体疾患に起因する精神症状

1 臨床所見

- 遅発性ジスキネジアは，主に抗精神病薬を長期的に服用している患者に生じる不随意運動の1つである．

- 臨床症状として舌，顔面と首の筋肉，上・下肢，躯幹の筋肉の不随意運動が出現する．特に舌，頬の咀嚼様運動が最も多く見られ，早期から出現することが多い．これらはモグモグと口を動かしたり，舌を動かしたり，舌を突出したり，口唇をなめずり回したり，頬を膨らませたり，「ガムを噛んでいるような」動きによって特徴づけられる．また額に皺を寄せたり，まばたき，顔面または眼輪筋の急速なチック様の運動なども出現することがある．このような不随意運動は軽微なものから重症のものまで多岐にわたる．

- 随意運動が呼吸筋に生じると，呼吸性ジスキネジアとなり重篤な呼吸不全を生じることがある．

2 診断と鑑別

DSM-5 による遅発性ジスキネジアの診断基準を表8に示した．

- ジスキネジア様の不随意運動は健常高齢者（投薬されていない者）でも生じることが知られており，自発性ジスキネジアとよばれている．

- 抗精神病薬による薬物療法が統合失調症の治療に導入される以前の 1950 年代から，遅発性ジスキネジアに類似した症状が報告されており，統合失調症に伴う非特異的な運動障害が遅発性ジスキネジアと共通の病態生理を有している可能性は否定できない．統合失調症患者によく見られるのは，しかめ面，チック，常同運動などで，遅発性ジスキネジアとの鑑別が必要である．

3 危険因子

- 遅発性ジスキネジアは，抗精神病薬投与後6か月以内に認められることはまれである．

- 遅発性ジスキネジアの危険因子として確実視されているものは 50 歳以上の高齢で，また早期の錐体外路症状の発症，脳器質性疾患，糖尿病の合併，気分障害の合併，喫煙なども危険因子となりうると考えられている．

4 病態生理・原因薬剤

- 遅発性ジスキネジアの発現機序としては，ドーパミン受容体の過

1 向精神薬による副作用 305

表8 遅発性ジスキネジアの診断基準（DSM-5）

TD の診断基準（DSM-5）に基づき診断を進める.
- TD は舌, 顔面, 口周囲（ときに咽頭, 四肢筋, 横隔膜や体幹筋にもみられる）の少なくとも数週間持続するアテトーゼ, あるいは舞踏運動様の不随意運動である.
- 抗精神病薬を少なくとも数か月間使用している.
- 高齢者の場合には, TD はより短い治療期間でも生じてくることがある.
- TD 類似の不随意運動が, 抗精神病薬の中断あるいは変更・減量の際に生じることがあり, 離脱緊急ジスキネジアとよばれる. 離脱緊急ジスキネジアは短期間に収束する.

診断は, 上述の特徴的な継続的な動きに加え, 抗精神病薬などのドパミン遮断作用のある薬剤の服用歴が確認できること, そしてかつジスキネジアを起こす他の疾患を除外できることである.

感受性仮説のほかに, フリーラジカルによる神経毒性説, GABA 神経系の機能低下説などがあるが, いずれも確定的ではない.
- 遅発性ジスキネジアは定型抗精神病薬による長期間の治療を受けている患者の少なくとも 20% 以上に出現すると考えられており, 統合失調症の薬物療法において大きな問題となっていた. 錐体外路症状の発現率が低下した非定型抗精神病薬では遅発性ジスキネジアの発現率も明らかに低下しており, さらには定型抗精神病薬によって発現した遅発性ジスキネジアに対する改善効果をも有することが明らかになりつつある.
- 抗精神病薬の増量は遅発性ジスキネジアの運動症状を覆い隠すことがあり, 安易な増量は控えるべきである. また, 抗コリン薬の使用も遅発性ジスキネジアの症状を増悪させる可能性がある.
- 抗精神病薬の減量・中断によって遅発性ジスキネジアと同様の不随意運動が出現することがあり, これらが数日〜数週で消失する場合には離脱性ジスキネジアとよばれる. ときに三環系抗うつ薬や SSRI の投与中に遅発性ジスキネジアが出現することもある.

5 治療

a 予防 遅発性ジスキネジアに対する確実な治療法はない. 現在では非定型抗精神病薬を最低用量で使用することによって, 遅発性ジスキネジアの発現を回避することが最も重要である. したがっ

て，高力価の定型抗精神病薬を漫然と高用量で投与し続けることは慎まなければならない．特に高齢者，気分障害など遅発性ジスキネジアの危険因子を有している患者に対しては，不必要な抗精神病薬の投与を続けることは避けるべきである．

b 薬物調整　ひとたび遅発性ジスキネジアが発現した患者では，定型抗精神病薬から非定型抗精神病薬への切り替えを行う．抗精神病薬の減量を行う場合もあるが，前述の離脱性ジスキネジアが引き起こされたり，精神症状が悪化する場合もあり，慎重を要する．クロザピンは，遅発性ジスキネジアを惹起せず，現に存在している遅発性ジスキネジアの症状を改善させうる唯一の抗精神病薬である．クエチアピンとオランザピンは，いずれも遅発性ジスキネジアを引き起こしにくいと考えられている．リスペリドンは低用量では遅発性ジスキネジアを発現させにくいものの，高用量投与では遅発性ジスキネジアを発現させる可能性が否定できない．

c その他の治療　遅発性ジスキネジアに対する対症療法的な薬物療法として使用されているものには，抗酸化作用を有するビタミンEの大量投与，バルプロ酸などのGABA作動薬，ベラパミルなどのCa拮抗薬，プロプラノロールなどのβ受容体拮抗薬，シプロヘプタジンなどの5-HT$_2$受容体遮断薬，クロナゼパムなどのベンゾジアゼピン系薬剤，リチウム製剤などが挙げられる．これらの薬剤に関して，一定の有効性を示す報告があるものの，いずれも遅発性ジスキネジアの治療に確実に成功しているものはない．

6 予後

遅発性ジスキネジアの予後については，ばらつきはあるものの，多くのケースでは変動する傾向を示しながら，一部は自然寛解すると報告されている．いずれにせよ，確実な治療法がない現在では予防に努めるほかなく，漫然とした定型抗精神病薬の投与は慎むべきである．

参考文献
・日本精神神経学会（日本語版用語監修），髙橋三郎，大野裕（監訳）：DSM-5精神疾患の診断・統計マニュアル，p 492，医学書院，2014
・Kane JM：Tardive dyskinesia rates with atypical antipsychotics in adults：Prevalence and incidence. J Clin Psychiatry 65（suppl 9）：16-20, 2004
・Simpson GM：The treatment of tardive dyskinesia and tardive dystonia. J Clin Psychiatry 61（suppl 4）：39-44, 2000

・Correll CU, Leucht S, Kane JM：Lower risk for tardive dyskinesia associated with second-generation antipsychotics：a systematic review of 1-year studies. Am J Psychiatry 161：414-425, 2004
・吉田契造, 樋口久：新規抗精神病薬と遅発性ジスキネジア. 臨床精神薬理 5：1435-1441, 2002
・Taylor D, Paton C, Kerwin R, et al：The Maudsley Prescribing Guidelines 2005-2006 8th ed, Taylor & Francis, 2005
・神庭重信, 山田和男, 八木剛平（監訳）：カプラン精神科薬物ハンドブック第3版, pp 132-161, メディカル・サイエンス・インターナショナル, 2003
・井上令一, 四宮滋子（監訳）：精神科薬物療法ハンドブック第3版, pp 44-45, メディカル・サイエンス・インターナショナル, 2001
・Bergen JA, Eyland EA, Campbell JA, et al：The course of tardive dyskinesia in patients on long-term neuroleptics. Br J Psychiatry 154：523-528, 1989
・Yassa R, Lal S：Resirpatory irregularity and tardive dyskinesia.a prevalence study. Acta Psychiatr Scand 73：506-510, 1986
・Lieberman JA, Saltz BL, Johns CA, et al：The effects of clozapine on tardive dyskinesia. Br J Psychiatry 158：503-510, 1991

（高畑圭輔）

Ⓔ 無顆粒球症（neutropenia）

POINT

- 好中球減少症は向精神薬による重篤な副作用の1つであるが, 適切なモニタリングと迅速な治療が開始されれば致死的になることは少ない
- 原因薬剤としてクロザピンが最も多く, 次いでカルバマゼピン, バルプロ酸, オランザピンなどに多い
- 好中球減少症が出現したら, 疑わしい薬剤は中止する
- 重篤な無顆粒球症例や感染徴候が見られた場合には, G-CSF製剤を投与
- 好中球数回復後の向精神薬の選択には注意が必要

1 概念・疫学

- 好中球が減少し, 1,500/μL以下となったとき, 好中球減少症とする.
- 好中球が500/μL以下にまで減少したとき, 無顆粒球症とする.
- 好中球減少症のほとんどは, 薬剤に起因して急性に発症するものである. 理論的にはあらゆる薬剤が好中球減少症をきたす可能性をもつが, それぞれの薬剤の危険度には差がある. 表9に好中球減少症を引き起こしやすい主な薬剤を示した.

308　　Ⅲ　精神科と関連の深い身体合併症，身体疾患に起因する精神症状

表9　好中球減少症の原因

薬剤性：抗精神病薬（フェノチアジン系，ブチロフェノン系），抗てんかん薬（フェニトイン，フェノバルビタール，カルバマゼピン，バルプロ酸），抗甲状腺薬（プロピルチオウラシル，メチマゾール），消炎鎮痛薬（アミノピリン，アスピリン，アセトアミノフェン），抗不整脈薬（プロカインアミド），抗レトロウイルス薬，抗菌薬（セファロスポリン），降圧利尿薬（ヒドロクロロチアジド，カプトプリル，ニフェジピン），H$_2$遮断薬（シメチジン，ファモチジン），経口糖尿病薬（トルブタミド，クロルプロパミド）
血液疾患：再生不良性貧血，自己免疫性好中球減少症，脾機能亢進症，重症感染症，HIV感染症，フェルティ症候群，先天性好中球減少症，良性慢性好中球減少症

2　向精神薬による好中球減少症

- 向精神薬全体を長期間服用した場合の無顆粒球の発生率は0.01%程度と報告されており，比較的まれな副作用である．しかし，クロザピンによる無顆粒球の発生率は2%，報告によっては14%とされ，圧倒的に多い．他の精神科領域の薬剤のなかでは，フェノチアジン系抗精神病薬や一部の非定型抗精神病薬，抗てんかん薬，抗甲状腺薬で好中球減少症の頻度が比較的高い．ブチロフェノン系抗精神病薬，抗うつ薬やベンゾジアゼピン系薬剤ではまれである．単剤では，クロザピン，カルバマゼピン，バルプロ酸，オランザピンなどで報告が多い．

- 発生時期は，服薬開始から最初の6か月以内が多いが，まれに服薬開始後1年以上経過してから発生することがある．また，向精神薬による血液異常は用量依存性に危険度が上昇することが多い．

3　機序と危険因子

a 機序　主に細胞毒性機序およびアレルギー性の機序によるものと考えられている．

b 危険因子　年齢が高くなるにつれて，薬剤性好中球減少症の発生頻度は上昇する．このほかに人種（アジア系）や特定のHLAなどの遺伝的背景も報告されている．また，過去に薬剤性好中球減少症のエピソードをもつものは，同系統の薬剤によって好中球減少症をきたす危険度が高くなると考えられている．

1 向精神薬による副作用　309

4　臨床症状

　発熱，筋肉痛，咽頭痛などの感冒症状を契機として，血液検査で好中球数減少が発見されることが多い．上記の危険度の高い薬剤を使用していない場合でも，薬剤性好中球減少症を考慮に入れておくべきである．

- 薬剤性好中球減少症は可逆的な副作用である．つまり，原因薬剤の中止と適切な治療の開始によって，多くの場合で好中球数が回復する．
- 感染症を合併すると，しばしば重篤となる．最も多い感染症は，敗血症，肺炎，蜂巣炎である．好中球減少症の患者に発熱が出現したら，まず感染症を疑うべきである．敗血症を合併した場合の死亡率は50%に達する．

5　検査

a　白血球分画の測定　好中球減少症の危険度の高い薬剤を使用している場合には，少なくとも月に1回の定期的な血液モニタリングを行うことが望ましい（表10）．過去に好中球減少症の既往のあるハイリスク群では，1～2週に1回の血液モニタリングが必要となることもある．特に，血液学的異常の危険度が最も高いクロザピンの場合には，投与後26週間は無症候であっても週1回の血液モニタリングを行うことが義務化されており，すべて第三者機関（クロザリル患者モニタリングサービス：CPMS）によって一元管理される．白血球数が3,000/mm^{3}未満になった場合，または好中球数が1,500/mm^{3}未満になった場合は，クロザピンの投与を中止する．

b　骨髄検査　好中球減少をきたす血液疾患を除外するために，骨髄穿刺を必要とする．しばしば，二系統血球減少あるいは汎血球減少を伴うことがある．特に抗てんかん薬で多く見られる．

c　感染症の検出　CRP値，胸部X線撮影，尿培養，血液培養，痰培養などで感染症の有無や感染源を確認する．

6　対応と治療

a　早期発見　早期発見が最重要である．まず，原因である可能性のあるすべての薬剤を直ちに中止する．1～2週以内に好中球数が回復してくることが多い．

b　血液内科専門医へのコンサルト　無顆粒球症は向精神薬の副作用のなかでも特に危険なものであり，速やかに血液内科専門医にコ

310　Ⅲ 精神科と関連の深い身体合併症，身体疾患に起因する精神症状

表10　白血球分画値と対応の目安

白血球数：4,000/mm³ 以上， または好中球数：2,000/mm³ 以上	投与を継続し，経過観察する．
白血球数：3,000 以上 4,000/mm³ 未満， または好中球数：1,500/mm³ 以上 2,000/mm³ 未満	投与を継続する．週2回白血球分 画数を測定し，経過観察する．
白血球数：3,000/mm³ 未満， または好中球数：1,500/mm³ 未満	原因薬剤を中止する． 白血球および好中球が回復するまで 隔日で白血球分画数を測定する．感 染症の徴候に注意し，感染予防を開 始する．
白血球数：2,000/mm³ 未満 または好中球数＜1,000/mm³ 未満	原因薬剤を中止する． 毎日白血球分画数を測定する．感染 症の徴候に注意し，感染予防を開始 する．感染徴候があれば，抗菌薬を 投与する．G-CSF 製剤の使用を検 討する．専門医による診察を依頼す る．
白血球数：1,000/mm³ 未満 好中球数＜500/mm³ 未満	原因薬剤を中止する． 毎日白血球分画数を測定する．感染 症の徴候に注意し，感染予防を開始 する．無菌室での専門治療を開始 し，なければ転院を考慮する．感染 徴候があれば，直ちに抗菌薬を投与 する． G-CSF 製剤の使用を検討する．

ンサルトする．精神科病院であれば，総合病院への転院を検討す
る．

c 感染予防　口腔ケア，肛門部の消毒，個室や無菌室への移動な
ど，カテーテル類の滅菌など，感染予防を徹底する．好中球減少症
の場合，抗菌薬による感染症予防は必ずしも必要ではない．急性発
症の無顆粒球症の場合は，多くの施設で抗菌薬の予防的投与が経験
的に行われている．

d 感染症の治療　発熱などの感染徴候が見られたら感染症を併発
したものとみなし，細菌培養検査の結果を待たずに，広域抗菌スペ
クトルの抗菌薬を直ちに開始しなければならない．セフェム系また
はカルバペネム系の単独投与か，これにアミノ配糖体を加えた併用

療法を選択する．培養結果が出れば，適宜抗菌薬を変更する．

感染予防の例

うがい：イソジン® ガーグルおよびファンギゾン® 希釈液 1%

口腔内と気道の滅菌：ネブライザーによるアミノ配糖体やファンギゾン® の吸入

肛門，会陰部の滅菌：ヒビテンガーゼによる清拭

感染予防：アイソレーター，無菌室，ガウンテクニックなどの使用

細菌感染予防：クラビット®（100）　1回1錠　1日3回

真菌感染予防：ジフルカン®（100）　1回2〜4錠　1日1回

---

7 向精神薬の再開・変更

- 原則的に，好中球減少症の原因となった向精神薬の再投与は避ける．また，同一の薬剤でなくとも，クロザピン，オランザピンのようなハイリスクな薬剤へ変更することによって好中球数の回復が遷延したとの報告が複数あり，これらも避けるべきである．

- 単剤で好中球減少症の原因となりうる薬剤を組み合わせて使用することは避ける．例えば，抗てんかん薬とクロザピンとの組み合わせによって，好中球減少症の危険度が増加するとの報告がある．

- 軽度の好中球減少症が慢性的に続いている場合には，必ずしも薬剤の変更を必要としない．この場合は好中球増加作用をもつリチウム製剤の併用が有効である．好中球増加作用を期待してリチウム製剤を使用する場合は 400 mg/日から開始し，通常の血中濃度の範囲内で調節する．しかし，リチウム製剤だけで好中球減少症の発生を完全に予防することはできず，さらに無顆粒球症に至った場合には無効であることが多い．

参考文献

・Duggal HS, Singh I：Psychotropic drug-induced neutropenia. Drugs Today 41：517-526, 2005
・Stubner S, Grohmann R, Engel R, et al：Blood dyscrasias induced by psychotropic drugs. Pharmacopsychiatry 37（suppl.1）：70-78, 2004
・石郷岡純：海外における clozapine の副作用モニタリングシステム．臨床精神薬理 6：45-53, 2003

（高畑圭輔）

❺ 高プロラクチン血症

> **POINT**
>
> - 抗精神病薬使用に伴い高プロラクチン血症が発生する
> - 短期的には無月経，性機能障害が，長期的には骨粗鬆症のリスク増大が生じ得るため，改善が望ましい

　本症は，プロラクチンの正常値が正常上限を上回ると診断される．原因としては下垂体腺腫，薬剤，視床下部-下垂体機能異常(特発性高プロラクチン血症)がある．臨床的に緊急性の高い症状を生じることは少ないが，性機能障害から QOL 低下につながったり，長期の高プロラクチン血症が骨粗鬆症や乳がんなどのリスクを高めたりする可能性が示されており，精神疾患の慢性維持期の治療に際して，プロラクチンを上昇させる薬剤を使用している際はプロラクチン値に留意したい．

1 症状

- **短期**：乳汁漏出，月経不全，無月経，性機能障害(性欲低下・勃起困難・射精困難)，不妊
- **長期**：骨粗鬆症や乳がんのリスク増大

2 検査

- 採血によるプロラクチン値の測定
- 下垂体腺腫(プロラクチン産生腫瘍)による高プロラクチン血症を除外するため，トルコ鞍の X 線撮影や CT 検査を行う．しかし D_2 遮断作用の強い薬剤の使用中であれば，ほとんどの例で高プロラクチン血症が生じるため，まず薬剤の減量や変更を行い，プロラクチン値の推移を見たうえで，検査の必要性につき考慮する．

3 治療中の精神身体管理

- 治療薬の減量・中止・変更．プロラクチンを上昇させやすい薬剤を挙げる：抗精神病薬としてセレネース®(ハロペリドール)などの定型抗精神病薬およびリスパダール®，リスパダール　コンスタ®(リスペリドン)，インヴェガ®(パリペリドン)など一部の非定型抗精神病薬，制吐薬・胃腸薬としてドグマチール®(スルピ

リド），プリンペラン®（メトクロプラミド）など．一方で非定型抗精神病薬のうち，セロクエル®（クエチアピン），エビリファイ®，エビリファイ持続性水懸筋注射用®（アリピプラゾール），クロザリル®（クロザピン），シクレスト®（アセナピン），ジプレキサ®（オランザピン）はプロラクチンが上昇しにくい．

- パーロデル®（ブロモクリプチン）やエビリファイ®（アリピプラゾール）の追加投与．

処方例

1) エビリファイ®（アリピプラゾール，3 mg，6 mg）　1回1錠
   1日1回
2) パーロデル®（ブロモクリプチン，2.5 mg）　1回1/2錠〜1錠
   1日1〜3回

- 精神症状への影響についての十分な情報が不足しており，症状増悪のリスクに留意して使用すること．

参考文献
- Kishimoto T, De Hert M, Carlson HE, et al：Osteoporosis and fracture risk in people with schizophrenia. Curr Opin Psychiatry 25：415-429, 2012
- Maguire GA：Prolactin elevation with antipsychotic medications：mechanism of action and clinical consequences. J Clin Psychiatry 63：56-62, 2002
- 矢嶋聰，中野仁雄，武谷雄二（編）：NEW 産婦人科学改訂第2版，南江堂，2004
- Peuskens J, Pani L, Detraux J, et al：The effects of novel and newly approved antipsychotics on serum prolactin levels：a comprehensive review. CNS Drugs 28：421-453, 2014

（岸本泰士郎）

Ⓖ SIADH（バソプレシン分泌過剰症）

POINT

- **精神科領域の低ナトリウム血症の鑑別の1つに SIADH がある**：向精神薬による薬剤性の SIADH はしばしば病的多飲水による低ナトリウム血症との鑑別が必要になる．

　統合失調症でしばしばみられる多飲水とそれによって生じる水中毒は，その飲水への行動があからさまであったり既往があったりすれば診断に苦慮することはない．しかしやや飲水が多い程度の微妙な場合，低ナトリウムの原因が多飲水によるものか身体疾患による

ものか診断に苦慮することがある．身体的要因の場合，鑑別の1つにSIADHが挙げられる．なぜなら抗精神病薬，抗うつ薬，抗てんかん薬などの薬剤に起因して発症することがあるからである．

1 症状

- 低ナトリウム，倦怠感，意識障害

2 検査

a 血液検査
ナトリウム(↓)，クレアチニン，BUN，血漿浸透圧(↓)，血漿バソプレシン(基準値内〜高値)，コルチゾール(基準値内)，血漿レニン活性，尿酸

表11 バゾプレシン分泌過剰症（SIADH）の診断の手引き

Ⅰ．主症候
 1. 脱水の所見を認めない．
 2. 倦怠感，食欲低下，意識障害などの低ナトリウム血症の症状を呈することがある．

Ⅱ．検査所見
 1. 低ナトリウム血症：血清ナトリウム濃度は135 mEq/L を下回る．
 2. 血漿バソプレシン値：血清ナトリウム濃度が135 mEq/L 未満で，血漿バソプレシン濃度が測定感度以上である．
 3. 低浸透圧血症：血漿浸透圧は280 mOsm/kg を下回る．
 4. 高張尿：尿浸透圧は300 mOsm/kg を上回る．
 5. ナトリウム利尿の持続：尿中ナトリウム濃度は20 mEq/L 以上である．
 6. 腎機能正常：血清クレアチニンは1.2 mg/dL 以下である．
 7. 副腎皮質機能正常：早朝空腹時の血清コルチゾールは6 μg/dL 以上である．

Ⅲ．参考所見
 1. 原疾患（表12）の診断が確定していることが診断上の参考となる．
 2. 血漿レニン活性は5 ng/mL/h 以下であることが多い．
 3. 血清尿酸値は5 mg/dL 以下であることが多い．
 4. 水分摂取を制限すると脱水が進行することなく低ナトリウム血症が改善する．

［診断基準］　確実例：Ⅰの1およびⅡの1〜7を満たすもの．
［鑑別診断］　低ナトリウム血症をきたした次のものを除外する．
 1. 細胞外液量の過剰な低ナトリウム血症：心不全，肝硬変の腹水貯留時，ネフローゼ症候群
 2. ナトリウム漏出が著明な低ナトリウム血症：腎性ナトリウム喪失，下痢，嘔吐

（http://square.umin.ac.jp/kasuitai/doctor/guidance/SIADH.pdf より）

1 向精神薬による副作用　315

b 尿検査　尿浸透圧(300 mOsm/kg 以上)，尿中ナトリウム(20 mEq/L 以上)

3 治療中の精神身体管理

a 診断　診断と治療は厚労省研究班による「バゾプレシン分泌過剰症(SIADH)の診断と治療の手引き(平成 22 年度改訂)」を参考にする(表11).

b 治療　下記を単独もしくは組み合わせて治療を行う.

(1)原疾患の治療を行う. 薬剤性であれば原因薬剤の中止.

(2)1 日の総水分摂取量を体重 1 kg 当り 15〜20 mL に制限する.

(3)食塩を経口的または非経口的に 1 日 200 mEq(≒食塩 12 g)以上投与する.

(4)重症低ナトリウム血症(120 mEq/L 以下)で中枢神経系症状を

表12　バゾプレシン分泌過剰症(SIADH)の原因

1. **中枢神経系疾患**：髄膜炎，外傷，くも膜下出血，脳腫瘍，脳梗塞・脳出血，Guillain-Barré 症候群，脳炎
2. **肺疾患**：肺炎，肺腫瘍(異所性バゾプレシン産生腫瘍を除く)肺結核，肺アスペルギルス症，気管支喘息，陽圧呼吸
3. **異所性バゾプレシン産生腫瘍**：肺小細胞癌，膵癌
4. **薬剤**：ビンクリスチン，クロフィブラート，カルバマゼピン，アミトリプチリン，イミプラミン

注)薬剤性の場合，上記以外でもさまざまなもので報告がある. 添付文書上は向精神薬については以下のとおりである.
抗精神病薬：リスパダール®，(リスペリドン)，インヴェガ®(パリペリドン)，ルーラン®(ペロスピロン)，ロナセン®(ブロナンセリン)，セレネース®(ハロペリドール)，スピピタン®(スピペロン)，トロペロン®(チミペロン)，フルメジン®(フルフェナジン)，ピーゼットシー®(ペルフェナジン)，ノバミン®(プロクロルペラジン)，コントミン®(クロルプロマジン)，ヒルナミン®(レボメプロマジン)，プロピタン®(ピパンペロン)，ニューレプチル®(プロペリシアジン)，ロドピン®(ゾテピン)，クロフェクトン®(クロカプラミン)，クレミン®(モサプラミン)，インプロメン®(ブロムペリドール)，ネオペリドール®(ハロペリドールデカン酸)，フルデカシン®(フルフェナジンデカン酸)，リスパダールコンスタ®(リスペリドン)
抗うつ薬：デプロメール®(フルボキサミン)，パキシル®(パロキセチン)，ジェイゾロフト®(セルトラリン)，レクサプロ®(エスシタロプラム)，トレドミン®(ミルナシプラン)，サインバルタ®(デュロキセチン)，ノリトレン®(ノルトリプチリン)，アモキサン®(アモキサピン)，トフラニール®(イミプラミン)，トリプタノール®(アミトリプチリン)，スルモンチール®(トリミプラミン)，アナフラニール®(クロミプラミン)，アンプリット®(ロフェプラミン)，プロチアデン®(ドスレピン)，リフレックス®(ミルタザピン)
抗てんかん薬：デパケン®(バルプロ酸)，テグレトール®(カルバマゼピン)
(http://square.umin.ac.jp/kasuitai/doctor/guidance/SIADH.pdf より)

伴うなど速やかな治療を必要とする場合はラシックス®（フロセミド）を随時 10〜20 mg 静脈内に投与し，尿中ナトリウム排泄量に相当する 3％ 食塩水（生食 400 mL＋10％ NaCl 120 mL 混注）を投与する．その際，橋中心髄鞘崩壊（浸透圧性脱髄症候群）を防止するために 1 日の血清ナトリウム濃度上昇は 10 mEq/L 以下とする．
上記で改善がみられない場合は専門医に治療を依頼する．

(本田　明)

❶ 腎性尿崩症

> **POINT**
> ・**多飲行動を示す患者の中にはまれに尿崩症が紛れ込んでいる**：リチウム製剤を服用している患者は尿崩症をきたすことがある．このような患者に飲水制限をすると高ナトリウム血症をきたす．

腎性尿崩症は腎尿細管が抗利尿ホルモン（AVP，ADH，バソプレシン）に対して，感受性が低下するために多尿になる疾患である．精神科領域ではリチウム製剤による薬剤性の腎性尿崩症がみられる．患者は口渇から多飲傾向になるため病的多飲水と誤診される危険がある．

❶ 症状
・多尿（通常 3,000 mL/日以上），口渇，多飲

❷ 検査
・**採血**：電解質（Na↑，Cl↑，K，Ca），血漿 AVP（基準値内〜高値），血漿浸透圧（基準値内もしくは高値），Cr，BUN
・**尿検査**：尿浸透圧（低値，300 mmol/kg 以下）
・意識障害など重篤な所見があればできるだけ高次医療機関に治療を依頼する．
・**中枢性尿崩症との鑑別**（表 13）：中枢性尿崩症の場合は血漿 AVP が低下していたり，5％ 高張食塩水負荷試験で AVP の上昇がなかったり，バソプレシン負荷試験（ピトレシン® 皮下注）で尿量の減少と尿浸透圧の上昇を認める．ただし負荷試験は検査にややリスクを伴うので，単科精神科病院で行うとすれば血中 AVP

1 向精神薬による副作用　317

表13　腎性尿崩症と中枢性尿崩症の比較

	腎性尿崩症	中枢性尿崩症
AVP（ADH）	正常〜高値	低値
バソプレシン負荷試験	尿量減少なし，尿浸透圧上昇なし	尿量減少，尿浸透圧上昇
高張食塩水負荷試験	AVP 正常値〜上昇	AVP 低値のまま
下垂体 MRI	下垂体後葉の T1 高信号保たれる	下垂体後葉の T1 高信号消失

（ADH）の測定までである．よって，どちらかはっきりしない場合は専門医にコンサルトしたほうがよい．

❸ 治療中の精神身体管理

• **原因薬剤の中止**：軽度であれば薬剤の中止，塩分制限のみで経過をみる．患者の飲水量と尿量を毎日確認する．

• **脱水や意識障害がある場合**：尿量を測定しながら5％ブドウ糖から点滴を開始する．電解質を測定しながらソリタ T3 などの3号液などに変更していく．

• **症状が遷延する場合**：サイアザイド系利尿薬を使用する．尿崩症では逆説的に尿量が減少する．

　処方例　下記のいずれかを用いる（低カリウム血症，高カルシウム血症がある場合は慎重に投与）．

1) フルイトラン®（トリクロルメチアジド）　1回1〜4 mg　1日1〜2回（最大8 mg）

2) ヒドロクロロチアジド　1回25〜50 mg　1日1〜2回（最大200 mg）

• **リチウム内服患者の多飲に注意する**：双極性障害でリチウム製剤を内服している患者は尿量が増えたり飲水量が増えたりしていないか確認する．実際は軽度の尿崩症でも，患者自身の多めの飲水行動で均衡を保っていることもある．このような患者が身体的な要因で飲水できなくなったり，病的多飲症と誤診され過度の水制限を行ったりすると，脱水，高ナトリウム血症になり意識障害をきたすことになる．

（本田　明）

318　Ⅲ 精神科と関連の深い身体合併症，身体疾患に起因する精神症状

2　**急性中毒**

POINT

- **精神疾患患者の急性中毒は必ずしも自傷や自殺企図とは限らない**：精神科領域全体では自傷行為による過量服薬は多いが，それらに加え認知機能低下による誤飲，乱用薬物による中毒，薬物相互作用による血中濃度上昇，身体疾患による代謝排泄機能低下からの血中濃度上昇による中毒にも注意する．
- **中毒物質の同定が難しいことがある**：患者の意識レベルが低下していると，周囲の目撃，意識レベル低下前の自己申告，薬包・薬瓶残骸などの証拠がないと中毒物質の確定は難しいので，薬物中毒を疑った場合は現場を目撃した救急隊や，患者の身近な人物より情報収集を行う．
- **患者への陰性感情に気づく必要がある**：臨床上，急性薬物中毒患者の多くは，夜間帯に致死量でない程度の過量服薬を頻回に実行する．このため医療従事者は患者への強い陰性感情を抱き，患者とのトラブルを起こしたり，客観的には経過観察が必要な症例でも，早く帰宅させてしまったりといった行動に陥りやすい．自分自身の感情に気づき，冷静な判断が求められる．

　急性中毒は精神科領域では頻度の高い身体合併症である．精神科医によって自身で初期治療に当たる者から，身体科にまかせて関与しない者までさまざまであるが，少なくとも自身が処方する薬物に関する中毒症状や初期治療の知識は必要である．

1　急性中毒の概要

a 初期治療と中毒物質の聴取

1）バイタルサインの確認　意識レベル，血圧，脈拍，呼吸数，SpO₂

2）静脈ルート確保　ラクトリンゲル M，生理食塩水などの細胞外液

3）必要であればショックの治療，BLS，ACLS　バイタルサインが不安定であれば，バイタルサインの安定化を優先する．

4）中毒物質の確認

- 薬物の種類・量，アルコール併用の有無など

- 場合によっては家族などに自宅のゴミ箱や自室周囲をもう一度確認してもらう.
- 処方薬のみでなく市販薬, 違法薬物, 農薬, 塩素系漂白剤などの生活用品も一緒に服用していることがある.
- ガス中毒の合併にも注意する(塩素系漂白剤＋酸性洗剤混合による塩素ガス, 練炭による一酸化炭素など).

5) 中毒物質摂取時間の確認 胃洗浄を行う場合は服薬後1時間以内が一応の目安となる. 拮抗薬のある薬物であれば, 拮抗薬の投与が有効な時間か確認.

b 症状・検査

1) 症状 原因薬物により異なるが, 各薬物の中毒症状に特異的なものはない.

(1)頻脈:抗コリン薬, 三環・四環系抗うつ薬, フェノチアジン系, 交感神経刺激薬(アンフェタミン類, テオフィリン, エフェドリンなど), 酸素代謝阻害物質(一酸化炭素, 青酸化合物など)

(2)徐脈:有機リン, リチウム, 三環系抗うつ薬, カルバマゼピン, コリンエステラーゼ阻害型認知症治療薬(ドネペジルなど), 副交感神経刺激薬(ジスチグミンなど)など

(3)不整脈:抗不整脈薬, 三環・四環系抗うつ薬, フェノチアジン系など

(4)呼吸抑制:ベンゾジアゼピン系, アルコール, 有機リン酸, 一酸化炭素, 青酸化合物など

(5)けいれん:抗うつ薬(特に四環系), 抗精神病薬, リチウム, 抗ヒスタミン薬, 有機リン, 交感神経刺激薬(アンフェタミン類, テオフィリン, エフェドリンなど), NSAIDなど

(6)縮瞳:有機リン, ベンゾジアゼピン系, ジスチグミン

(7)散瞳:抗コリン薬, 三環系抗うつ薬, 交感神経刺激薬

2) 検査項目と異常所見

a) 血液ガス分析

- **代謝性アシドーシス**:三環系抗うつ薬, サリチル酸, テオフィリン, アセトアミノフェン, 青酸化合物, エタノール, メタノール
- **CO-Hb高値**:一酸化炭素中毒

b) 血算・生化学

- **汎血球減少**:ヒ素

- **血清コリンエステラーゼ低値**：有機リン，ジスチグミン
- **肝機能異常**：アセトアミノフェン，パラコート，シンナー
- **腎機能異常**：パラコート，ヒ素

c) 簡易スクリーニングキット

- **TriageDOA®**：尿による検体でフェンシクリジン類，ベンゾジアゼピン類，コカイン，アンフェタミン類，大麻，アヘン，バルビツール，三環系抗うつ薬のスクリーニングが可能（保険適用外）．

d) 頭部CT

- **淡蒼球低吸収**：一酸化炭素中毒

C 治療

1）吸収の阻害

a）胃洗浄　エビデンスに乏しく適応が限られているので，施行しないことのほうが多い．臨床で10 L以上の洗浄液で胃洗浄を行い，そのあとすぐに内視鏡を挿入してみると依然残渣が多量にみられたりする場合があり，思ったほど胃内容物は胃洗浄では洗浄されていない可能性がある．

《適応》生命を脅かす量の毒物の服用で1時間以内であれば考慮する．

　　　　ただし多くの抗うつ薬や抗精神病薬には抗コリン作用があり，消化管運動機能を低下させ消化管吸収を遅延させるため，服薬1時間以上で試みてもよい．

《禁忌》意識障害のある患者で，気道保護反射が消失しているにもかかわらず，気管挿管されていない場合．酸・アルカリなどの腐食性物質，石油など誤嚥で化学性肺炎を起こす物質の服用．

《手順》

(1)左側臥位にする（意識障害で気道保護反射消失なら先に気管挿管）

(2)36～40 Frの胃管を経口的に挿入する〔経鼻・経口胃管挿入項目参照（➡61頁）〕．経鼻胃管では薬塊を取り出せないため，薬物が液体，散剤，口腔内崩壊錠であるとき以外は基本的に使用しない．

(3)胃内容物をできるだけ吸引する．

(4)微温湯を200 mL前後注入・吸引し，洗浄液がきれいになる

まで繰り返す.

b) 活性炭　胃洗浄と組み合わせで投与されることが多いが，単独投与でも効果のある可能性がある.

《適応》生命を脅かす量の毒物の服用で1時間以内であれば考慮する.

〔酸，アルカリ，アルコール，金属(リチウムを含む)，青酸化合物など吸着されにくい物質は除く.〕

《禁忌》意識障害のある患者で，気道保護反射が消失しているにもかかわらず，気管挿管されていない場合.

《手順》

1 g/kg の活性炭を 300 mL の微温湯，もしくは微温湯とマグコロール®(クエン酸マグネシウム，50 g/包)1包の溶液にまぜ懸濁し経鼻胃管より投与する. 投与後は活性炭の流失を防ぐため胃管を1時間ほどクランプする(ただし悪心・嘔吐があれば直ちにクランプを解除する).

c) 腸洗浄　胃洗浄で除去できない薬物などが対象.

《適応》生命を脅かす量の徐放剤，腸溶剤など.

《手順》

ニフレック®(ナトリウム・カリウム配合剤)1包を 2 L の微温湯に溶かし，経鼻胃管より 1 L/時間で投与

2) 排泄促進

a) 血液浄化　適応は限られている. 必要なときは専門医にコンサルトする.

《適応》分布容積が小さく半減期が長い物質

〔分布容積＝体内薬物量/血中濃度〕

さらに

血液吸着の場合

吸着剤に吸着する中毒物質

血液透析の場合(透析膜が通過できるか否か)

分子量が小さい中毒物質

蛋白結合率の低い物質

適応となる中毒物質例(必ずしも有効性が確実なわけではないので，実際に血液浄化を行うか否かは専門医の指示に従う)

血液吸着…テオフィリン，カルバマゼピン，バルプロ酸，フェ

ニトイン，フェノバルビタールなど

血液透析…リチウム，サリチル酸，アスピリン，アセトアミノフェン，バルプロ酸，ガバペンチン，トピラマート，レベチラセタムなど

b) 活性炭反復投与　腸肝循環する中毒物質などに有効であるといわれている．

《適応》カルバマゼピン，フェニトイン，フェノバール®，テオフィリン

《手順》経鼻胃管より4〜6時間ごとに活性炭0.5〜1 g/kgと微温湯300 mLを懸濁して注入する．

c) 尿アルカリ化　中毒物質が酸性の場合，尿をアルカリ化すると中毒物質のイオン型が増加し，尿細管において再吸収されにくくなるため排泄が促進される．

《適応》サリチル酸，アスピリン，バルビツールなど

《手順》メイロン8.4%®（炭酸水素ナトリウム）200 mLを1時間以上かけて点滴静注

3) 解毒・拮抗薬

a) アトロピン　有機リン中毒などの末梢神経におけるムスカリン作用（徐脈，喘鳴，気道分泌など）に対して使用．ムスカリン受容体にアセチルコリンと競合的に拮抗

処方例

硫酸アトロピン®（アトロピン，0.5 mg/A）1〜2 mgを5〜10分おきに症状軽快まで投与．

b) プラリドキシム（PAM）　有機リン中毒において，アセチルコリンエステラーゼとリン酸の結合を解除する．有機リン酸曝露より24時間以上経過すると，効果が著しく減弱する．

処方例

パム®（プラリドキシム，500 mg/A）1,000〜2,000 mg＋生食100 mL
10分以上かけて点滴静注，以降500〜1,000 mg/時間で48時間投与

c) N-アセチルシステイン　アセトアミノフェン中毒において，アセトアミノフェン代謝の過程で消費されるグルタチオンの前駆物質である．アセトアミノフェン150 mg/kg以上摂取の場合投与．中

毒物質曝露より 8 時間以内の投与が望ましいが, 24 時間以内であれば投与する. 味がまずいので, 内服できない場合は経鼻胃管より投与する. 活性炭投与時は吸着されないよう前後に 1 時間ずらして投与する.

処方例

アセチルシステイン内用液®(アセチルシステイン)　140 mg/kg
その後 70 mg/kg を 4 時間ごとに 17 回投与

d) ナロキソン　麻薬であるアヘン誘導体と競合し拮抗する. 作用時間が短いので症状の再燃に注意する.

処方例

ナロキソン塩酸塩®(ナロキソン, 0.2 mg/A)　0.2 mg　静注
症状が改善するまで 3 分ごとに, 最大 10 mg

e) 酸素　一酸化炭素中毒において CO-Hb の半減期を短縮する. リザーバー付きマスク O_2 10 L/分以上もしくは気管挿管して FiO_2 100%. 高気圧酸素療法が可能な施設では行う. CO-Hb が 5% 以下になるまで継続する.

4) 全身管理

a) 呼吸管理　呼吸不全が高度な場合, 気管挿管を行う(酸素療法の項目参照➡ 65 頁, 気管挿管・人工呼吸器管理の項目参照➡ 68 頁). パラコート中毒において高濃度酸素投与は肺の線維化を悪化させるため, 最小限の酸素投与を行う.

b) 循環管理

• **不整脈**：不整脈の項目参照(➡ 152 頁)

• **高血圧**：

処方例

1) ドルミカム®(ミダゾラム, 10 mg/A)50 mg + 生食 100 mL,
　 3～18 mL/時
上記 1)が無効の場合下記のいずれか追加
2) ミリスロール®(ニトログリセリン, 50 mg/100 mL)原液　3～
　 30 mL/時
3) ペルジピン®(ニカルジピン)注 50 mg + 生食 50 mL　3～36
　 mL/時

(体重 50 kg で換算)

• **低血圧**：細胞外液の急速輸液

324　Ⅲ　精神科と関連の深い身体合併症，身体疾患に起因する精神症状

> **処方例**
>
> 1）カコージン D600®，カタボン Hi®（ドパミン）5～20 mL/時
>
> （体重 50 kg で換算）
>
> 上記 1）が無効の場合追加
>
> 2）ノルアドレナリン®（ノルアドレナリン，1 mg/A）3 mg＋生食
> 100 mL，5～20 mL/時
>
> （体重 50 kg で換算）

c）中枢神経管理　けいれんに対して下記を用いる．

> **処方例**
>
> セルシン®（ジアゼパム，5・10 mg/A）10 mg 静注　静脈ルートが
> 確保できない場合は先に筋注でもやむを得ない．2～3 回けいれんが
> 止まるまで投与可能．
>
> 上記で無効な場合，けいれん発作のページ参照（➡ 178 頁）．

d）体温管理

- **高体温**：39℃以下を目標．水を体表に塗布し扇風機をあてる．冷
水胃洗浄または膀胱洗浄．冷却ブランケット．
- **低体温**：35℃以上目標．40～42℃に加温した輸液．電気毛布．

2 中毒物質別治療各論（精神科領域で頻度の高い中毒物質）

a　ベンゾジアゼピン系　致死量は数千～数万 mg と膨大な量のた
め，薬物そのものの毒性により死亡する例は少ないが，舌根沈下に
よる呼吸停止，嘔吐による窒息，低体温などで死亡する可能性があ
り，全身管理が大事である．

1）症状　意識障害，せん妄，呼吸抑制，低血圧，低体温，縮瞳

2）治療

a）吸収阻害　適応があれば胃洗浄，活性炭投与．

b）排泄促進　血液浄化は基本的に適応がない．

c）解毒・拮抗薬　アネキセート®（フルマゼニル）は半減期が短いた
め，多くの半減期の長いベンゾジアゼピン中毒の治療目的ではあま
り使用しない．ベンゾジアゼピン系中毒自体が比較的予後良好なた
め，診断目的以外で拮抗する意味はあまりない．また抗うつ薬との
併用による過量服薬も多いため，アネキセート®はベンゾジアゼピ
ンの抗けいれん作用を弱め，抗うつ薬のけいれん作用を増強しけい
れんを誘発する危険がある．

d）全身管理　それぞれの状態に応じた全身管理を行う．

2 急性中毒 325

b バルビツール酸系　致死量は数千 mg，1 日最大量の 10 日分前後の過量服薬で死亡する場合がある．全身管理が治療の主となる．精神科医はてんかんを除き，バルビツール系薬剤はあえて処方しないほうが無難である．

1) 症状　意識障害，呼吸抑制，低血圧，低体温，縮瞳

2) 治療

a) 吸収阻害　適応があれば胃洗浄，活性炭投与．

b) 排泄促進　血液吸着の適応があり，重症の場合は透析担当医にコンサルトする．

　活性炭反復投与，尿アルカリ化がフェノバール®（フェノバルビタール）に対して有効である．

c) 解毒・拮抗薬　なし

d) 全身管理　呼吸抑制，意識障害に対しては気管挿管を行い人工呼吸器管理とする．

c 抗うつ薬　三環系抗うつ薬は 1,000 mg 以上で致死量となりえる．キニジン様作用による不整脈，心収縮抑制などの心毒性が問題となる．四環系抗うつ薬は中枢神経作用によるけいれんが起こりやすい．SSRI は薬物自体の毒性は低いがセロトニン症候群や肝代謝酵素阻害による併用薬剤の血中濃度上昇に注意する．

1) 症状　意識障害，せん妄，散瞳，QRS 延長，QT 延長，心室頻拍，心室細動，けいれん

2) 治療

a) 吸収阻害　適応があれば胃洗浄，活性炭投与．

b) 排泄促進　血液浄化の適応はない．

c) 解毒・拮抗薬　三環系・四環系抗うつ薬中毒は血液のアルカリ化により心毒性を改善させる．

> **処方例**　下記のいずれかを繰り返し投与する．
>
> 1）8.4% メイロン®（炭酸水素ナトリウム）　50 mL
> 2）7% メイロン®（炭酸水素ナトリウム）　60 mL
> （目標 pH 7.45〜7.55）

d) 全身管理　心電図モニタリングを行う．不整脈には抗不整脈薬，けいれんには抗けいれん薬．心不全による低血圧にはドブタミン，末梢血管抵抗低下による低血圧にはノルアドレナリンを使用する．ドパミンは不整脈を誘発するリスクがあり避ける．セロトニン症候

群が出現した際は「セロトニン症候群」の項目を参照（➡ 300 頁）.

d リチウム

有効血中濃度は 0.6〜1.2 mEq/mL であるが 1.5 mEq/mL より中毒症状が出現しやすい. 急性中毒における血中濃度測定は結果がすぐに出ないことが多く，また血中濃度と中毒症状が相関しないこともあるので臨床所見で治療を開始する.

1）症状 振戦，口渇，悪心・嘔吐，下痢，意識障害，せん妄，錯乱，けいれん，反射亢進，ミオクローヌス

2）治療

a）吸収阻害 適応があれば胃洗浄. 活性炭投与は吸着しないため無効.

b）排泄促進 腎排泄であり血液透析の適応がある. 中枢神経に移行するため血中濃度が下がっても臨床症状が軽快するまで行う.

c）解毒・拮抗薬 なし

d）全身管理 脱水をきたしていることがあり，その際は十分な輸液を行う.

e 抗精神病薬

比較的死亡はまれであるが，QT 延長などが問題となる. 急性中毒では悪性症候群や横紋筋融解症のリスクが高い. クロルプロマジンの場合，3〜5 g で重篤な副作用を生じうる.

1）症状 意識障害，低血圧，QT 延長，QRS 延長

2）治療

a）吸収阻害 適応があれば胃洗浄，活性炭投与.

b）排泄促進 血液浄化の適応はない.

c）解毒・拮抗薬 なし

d）全身管理 心電図モニタリングを行う. 悪性症候群を発症している場合はその治療を行う（悪性症候群の項目参照，➡ 290 頁）.

f 抗てんかん薬

1）症状 意識障害，せん妄，不整脈，呼吸抑制，低血圧

2）治療

a）吸収阻害 適応があれば胃洗浄，活性炭投与.

b）排泄促進 血液吸着（カルバマゼピン，バルプロ酸，フェニトイン，フェノバルビタール），血液透析（バルプロ酸，ガバペンチン，トピラマート，レベチラセタム），活性炭反復投与も有効.

c) **解毒・拮抗薬**　なし

d) **全身管理**　基本的な全身管理を行う.

g 抗ヒスタミン薬　抗不安薬であるアタラックスP®や市販睡眠薬であるドリエル®, 市販感冒薬に含まれている. 1日常用量の3〜5倍の量で中毒症状をきたす.

1) **症状**　傾眠, 興奮, 頻脈, 散瞳, けいれん

2) **治療**

a) **吸収阻害**　適応があれば胃洗浄, 活性炭投与.

b) **排泄促進**　血液浄化は無効

c) **解毒・拮抗薬**　ジフェンヒドラミン中毒によるQRS延長には血液のアルカリ化を行う.

> **処方例**　下記のいずれかを繰り返し投与する.
> 1) 8.4% メイロン®（炭酸水素ナトリウム）　50 mL
> 2) 7% メイロン®（炭酸水素ナトリウム）　60 mL
> （目標 pH 7.45〜7.55）

d) **全身管理**　基本的な全身管理を行う.

h アセトアミノフェン　市販感冒薬に含まれている場合が多い. 150 mg/kg以上で肝毒性をきたしうる.

1) **症状**　悪心・嘔吐, 肝障害, 腎障害

2) **治療**

a) **吸収阻害**　適応があれば胃洗浄, 活性炭投与.

b) **排泄促進**　血液透析, 血液吸着が有効である. 重症例に対して施行する.

c) **解毒・拮抗薬**　アセトアミノフェン150 mg/kg以上摂取の場合, アセチルシステイン内用液®（N-アセチルシステイン）を24時間以内に投与（解毒・拮抗薬の項目参照, ➡ 322頁）.

d) **全身管理**　肝不全, 腎不全をきたす.

i パラコート　自殺企図が問題になったため販売規制があり, パラコート中毒は最近あまり見られない.

1) **症状**　口腔内潰瘍, 悪心・嘔吐, 腎不全, 肝障害, 肺水腫, 肺線維症

2) **治療**

a) **吸収阻害**　適応があれば胃洗浄, 活性炭投与.

b) **排泄促進**　血液浄化の適応はない.

c) **解毒・拮抗薬**　なし

d) **全身管理**　低酸素を認めない限り酸素投与は行わない．酸素投与を行っても肺線維症を促進しないよう必要最小限にとどめる．

j 有機リン　多くの農薬に使用されており自殺企図目的での使用もみられる．都市部よりは農村部でみられることが多いが，ガーデニング用として都市部のホームセンターでも入手は容易である．

1) **症状**　ムスカリン様作用(縮瞳，気道分泌増加，徐脈，発汗など)，ニコチン様作用(筋線維性けいれん，脱力，頻脈，高血圧など)，中枢神経症状(呼吸抑制，頭痛，振戦，錯乱，けいれんなど)，血清コリンエステラーゼ低下

2) **治療**

a) **吸収阻害**　適応があれば胃洗浄，活性炭投与．

b) **排泄促進**　血液浄化の適応はない．

c) **解毒・拮抗薬**　硫酸アトロピン®，パム®(解毒・拮抗薬の項目参照，➡322頁)．硫酸アトロピン®はムスカリン様作用にのみ有効なので，それ以外の症状に対しては対症療法となる．パム®は24時間以内が有効．

d) **全身管理**　意識障害，呼吸不全のときは人工呼吸器管理となる．

k アスピリン　300〜500 mg/kg以上の服用で重篤な中毒症状を起こしうる．中枢神経刺激作用により頻呼吸をきたす．

1) **症状**　耳鳴り，めまい，難聴，悪心・嘔吐，過呼吸

2) **治療**

a) **吸収阻害**　適応があれば胃洗浄，活性炭投与．

b) **排泄促進**　血液透析が有効．尿アルカリ化が有効(尿アルカリ化の項目参照，➡322頁)．

c) **解毒・拮抗薬**　なし

d) **全身管理**　肺水腫をきたすことがあり，重症例は人工呼吸器管理．代謝性アシドーシスに対して補正を行う．

l カルシウム拮抗薬　1日常用量以上で致死量となりえる．徐放剤であれば遅発性の中毒症状が出現する．

1) **症状**　低血圧，徐脈，(反射性頻脈)

2) **治療**

a) **吸収阻害**　適応があれば胃洗浄，活性炭投与．

b) **排泄促進**　血液浄化は無効

c) **解毒・拮抗薬**　カルチコール®注(8.5%)20 mL を 5 分以上かけて静注.

d) **全身管理**　低血圧のときはドパミン，徐脈にアトロピン，ペーシング

m **β遮断薬**　1 日常用量以上で致死量となりえる.

1) **症状**　低血圧，徐脈，房室ブロック，心停止，気管支攣縮，低血糖，高カリウム血症

2) **治療**

a) **吸収阻害**　適応があれば胃洗浄，活性炭投与.

b) **排泄促進**　血液浄化は無効

c) **解毒・拮抗薬**　なし

d) **全身管理**　気管支攣縮には，ベネトリン®(サルブタモール)0.3 mL＋生食 2 mL 吸入. 徐脈には，硫酸アトロピン®(アトロピン，0.5 mg/A)0.5 mg 静注，必要に応じて反復投与. 治療抵抗性の低血圧，徐脈には，グルカゴン®(グルカゴン)5 mg 静注を必要に応じて繰り返し投与.

n **ACE 阻害薬, ARB**　1 日常用量以上で致死量となりえる.

1) **症状**　低血圧，高カリウム血症

2) **治療**

a) **吸収阻害**　適応があれば胃洗浄，活性炭投与.

b) **排泄促進**　いくつかの ACE 阻害薬は透析性があるため専門医に相談する. ARB は基本的に透析性がない.

c) **解毒・拮抗薬**　なし

d) **全身管理**　低血圧のときはドパミン. 高カリウム血症がある場合は電解質異常の項目参照(➡ 95 頁).

o **一酸化炭素**　練炭を密閉空間で使用したり，自動車の排気を車内に引き込むなどの方法で自殺企図を行う場合がある.

1) **症状**　頭痛，めまい，呼吸困難，頻脈，錯乱，意識障害

2) **治療**

a) **吸収阻害**　曝露領域からの退避

b) **排泄促進**　100% 酸素投与，リザーバーマスク 10 L/分以上または気管挿管. 高圧酸素療法が可能な施設であれば施行する. CO-Hb 濃度が 5% 以下になるまで行う.

c) **解毒・拮抗薬**　100% 酸素投与，上記同様.

d) 全身管理　基本的な全身管理を行う.

P その他の中毒物質　財団法人日本中毒情報センターの中毒 110 番を利用する.

- 大阪中毒 110 番(24 時間対応)
  医療機関専用電話：072-726-9923(情報料 1 件 2,000 円)
- つくば中毒 110 番(9 時～21 時対応)
  医療機関専用電話：029-851-9999(情報料 1 件 2,000 円)

　賛助会員になると会員専用電話の利用やホームページ上で中毒情報データベースが利用できる.

参考文献
- 相馬一玄(監修)：急性中毒診療レジデントマニュアル第 2 版, 医学書院, pp 31-61, 2012
- 日本中毒学会ホームページ, 急性中毒の標準治療
  http://web.jiho.co.jp/toxicol/
- 坂本哲也(監訳)：中毒ハンドブック, メディカル・サイエンス・インターナショナル, pp 74-76, 1999
- 財団法人日本中毒情報センターホームページ
  http://www.j-poison-ic.or.jp/homepage.nsf

(本田　明)

331

3 水中毒

POINT

- **予防，早期発見・治療が肝要**：飲水関連行動が目立つ患者では体重変化・飲水量・尿量の把握をふだんから行っておくのがよい.
- **短時間で体重増加が4%以上となる例ではより危険**
- **低ナトリウム血症による意識障害やけいれん発作などは，高張食塩水による電解質補正を行う**
- **急激な補正を行わぬよう十分留意する**：低ナトリウム血症が比較的速やかに正常化するケースも少なくなく，中心性橋髄鞘融解 central pontine myelinolysis（CPM）が発生しないよう頻回の電解質検査を行う.

　水中毒の概念は十分に定まっておらず，研究者によってその病態や重症度の定義が少しずつ異なっており統一されていない. ここでは，精神障害患者において見られる過剰な水分摂取状態を病的多飲水と定義し，病的多飲水によって低ナトリウム血症や低浸透圧血症が生じ，種々の精神・身体症状が出現した状態を水中毒と定義して，その検査・治療について述べる.

　病態の詳細は不明であるが，抗精神病薬や併用薬の抗コリン作用による口渇のほか，慢性的な D_2 遮断によってアンギオテンシン II への感受性が亢進，さらにアンギオテンシン II が ADH 分泌を促し SIADH 様の病態が起こり，水中毒を生じているなどの説がある.

1 症状

　多尿，尿失禁，悪心，嘔吐，かすみ目，錯乱，意識障害，けいれん発作，肺水腫に伴う呼吸困難，昏睡低 Na の程度や低下の速度により，症状はさまざまである. 一般に慢性的な低 Na では臨床症状は出現しにくいが，急激に生じた低 Na では症状が出現しやすい.

2 初期検査/治療

- 日内体重変動変化の確認
  - (1) 朝と就前の体重変化を見るとよいが，体重測定は頻回なほど多飲水の検出が確実になる.

(2)短時間で体重増加が 4% を超えるときはより危険とされる.

(3)正常では体重の日内変動は 1.2% とされている. 3～5% の増加では血清 Na は 130～133 mEq/L, 5～7% で 126～129 mEq/L, 7～10% で 120～125 mEq/L, 10% 以上で 120 mEq/L 以下になると推定される.

- 電解質
- 尿量計測
- 尿比重(水中毒では低尿比重となる. 1.008 程度以下が指標)
- 胸部 X 線検査
- 血液ガス(肺水腫を伴う例などで)
- 脳 CT(けいれん・意識障害・昏睡を伴う例などで)
- CPK 値の確認〔水中毒による低ナトリウム血症からの回復に伴い, 横紋筋融解症を認めることがしばしばある. 詳細は「横紋筋融解症」参照(➡ 297 頁)〕
- 低ナトリウム血症をきたす他の疾患の除外

(1)**高張性低ナトリウム血症, 偽性低ナトリウム血症の除外**:高血糖, 高蛋白血症, 高脂血症

(2)**低ナトリウム血症をきたす他の疾患の除外**:嘔吐・下痢・利尿薬の乱用などにより低ナトリウム血症, 甲状腺機能低下症, 糖質コルチコイド不足, SIADH, 心不全, 肝硬変, ネフローゼ症候群など

3 治療中の精神身体管理

- 低ナトリウム血症の補正に際しては, 中心性低髄鞘融解(central pontine myelinolysis:CPM)の発生の予防に十分な注意を払う. 48 時間以上経過しているような慢性の低ナトリウム血症の場合は特に CPM の発生の危険があり, 補正速度は 1～1.5 mEq/L/時かつ 10 mEq/L/日を超えないようにする. 急激に発生した低ナトリウム血症では CPM の危険が少ないが, 利尿や水制限だけでも Na 値の急激な回復を見る例も少なくないため, 補正に際しては頻回の採血を行い Na 値の把握に努める.

- 意識障害やけいれん発作を認めるとき(血清 Na は 115 mEq/L 未満であることが多い)

(1)3～5% 食塩水 100 mL(生理食塩水 100 mL に 10% NaCl 30 mL 加えると 3% 食塩水となる)を 30 分ごとに点滴静注し, 120 mEq/L までは速やかに回復させる. 続いて 8 時間以上かけて

half correct する[Na 欠乏量(mEq)＝0.6×体重(kg)×(135−現在の Na 濃度)で求められる欠乏量の 1/2 を投与].

(2)水分貯留による症状(肺水腫・心拡大・脳浮腫)を認める場合は，ラシックス®(フロセミド)1/2～1 A 静注を適宜.

- 上記ほど症状が重篤でない場合(慢性低 Na の増悪，血漿 Na が 120 mEq/L 台であることが多い)

(1)飲水制限を行う.

(2)症状が比較的強い場合は，前述の Na 補正に従う．急速な補正を必要としない場合は生理食塩水を使用するとよい.

(3)慢性の(48 時間以上経過しているような)低 Na の場合，CPM には特に注意する.

- **慢性で無症状**：飲水制限を行う.

- **治療薬の減量・変更**：定型抗精神病薬よりも非定型抗精神病薬が病的多飲水を引き起こしにくい可能性がある．クロザリル®(クロザピン)による治療が有効であるという報告が多い．他にもセロクエル®(クエチアピン)，ジプレキサ®(オランザピン)，エビリファイ®(アリピプラゾール)，ルーラン®(ペロスピロン)やロナセン®(ブロナンセリン)への切り替えで有効であったとする報告がある．このため急性期の低ナトリウム血症治療の後には現治療薬の減量・変更を考慮する意義はある．またリチウム，フェニトイン，デメクロサイクリンなどの併用療法が病的多飲水を抑制するとの報告があるが，有効性に関するエビデンスは十分ではない.

参考文献

- Leadbetter RA, Shutty MS Jr, Higgins PB, et al：Multidisciplinary approach to psychosis, intermittent hyponatoremia, and polydipsia. Schizophrenia Bulletin 20：375-385, 1994
- Lee HS, Kwon KY, Alphs LD, et al：Effect of clozapine on psychogenic polydipsia in chronic schizophrenia. J Clin Psychopharmacol 11(3)：222-223, 1991
- de Leon J, Verghese C, Stanilla JK, et al：Treatment of polydipsia and hyponatremia in psychiatric patients. Can clozapine be a new option? Neuropsychopharmacology 12 (2)：133-138, 1995
- 聖路加国際病院内科レジデント(編)：内科レジデントマニュアル第 6 版. 医学書院, 2006
- Vieweg WV, Karp BI：Severe hyponatremia in the polydipsia-hyponatremia syndrome. J Clin Psychiatry 55：355-361, 1994
- 平山智英，岸本年史：精神科疾患の愁訴と治療　水中毒. 臨床精神医学 29(増刊号)：489-495, 2000

・塩田勝利，西船康一：低ナトリウム血症，水中毒，SIADH．精神科治療学 19（増刊号）：289-294，2004
・菊地俊暁，稲垣中：新規向精神薬と多飲水，低ナトリウム血症，水中毒．臨床精神医学 32：511-517，2003

（岸本泰士郎）

4 症状精神病・器質性精神病

Ⓐ 総論：身体疾患に起因する精神障害

POINT

- どのような身体疾患でも重症化すれば，精神症状を呈する可能性がある
- 原因となる身体疾患によって，それぞれ特有の精神症状と共通の精神症状が出現する
- 意識障害を見落とさないことが大事
- 治療の原則は，原因となる身体疾患の治療や外因の除去から：薬物療法の際には，身体疾患に対する影響が少ないものから選択し，薬剤間の相互作用に注意する．

1 症状精神病・器質性精神病

症状精神病とは，脳以外の身体疾患によって二次的に脳の機能が障害されて引き起こされる精神疾患である．薬剤によって誘発された精神症状も症状精神病に含まれるが，アルコールなどの依存性薬剤による精神症状は除外される．これに対して，器質性精神障害は，主に脳そのものの障害によって生じる精神症状をさす．

2 原因疾患

精神症状の原因となる身体疾患はさまざまである．どのような身体疾患であっても重症化して全身状態が悪化すれば，何らかの精神障害をきたしうる．そのなかでも，特に比較的精神症状が出現しやすい身体疾患を表14に示した．

3 身体疾患に起因する精神障害の臨床経過

a Bonhoeffer の急性外因反応型　ひと言で身体疾患に起因する精神障害といっても，その原因となる精神障害は多種多様である．しかし経験的には，基礎疾患の種類に関係なく臨床経過に一定の共通点が見られることが知られており，これを Bonhoeffer の急性外因反応型（表15）という．元々は症状精神病について提唱された概念であるが，急性脳疾患についても適合すると考えられている．

336　Ⅲ　精神科と関連の深い身体合併症，身体疾患に起因する精神症状

表14　精神症状の原因となる身体疾患・状態像・外因

- 器質性脳疾患(脳血管障害，脳腫瘍，脳外傷，脱髄疾患，感染症など)
- 特定の状態像(発熱，低酸素血症，脱水，貧血，疼痛，感覚遮断)
- 代謝障害(腎障害，肝障害，血糖異常，ビタミン欠乏症，電解質異常，酸塩基平衡異常)
- 内分泌疾患(副腎ホルモン，甲状腺ホルモン，視床下部・下垂体ホルモン，性ホルモン，副甲状腺ホルモンの異常)
- 自己免疫疾患(特に膠原病による精神障害)
- 薬剤(副腎皮質ステロイド，インターフェロン，ジギタリス，抗コリン薬，抗パーキンソン薬，抗がん剤，H_2ブロッカー，βブロッカー)
- 環境要因(入院環境，ICUなど)

表15　Bonhoefferの急性外因反応型

せん妄
もうろう状態
アメンチア
幻覚症
過敏性情動衰弱状態
Korsakoff症候群

表16　身体疾患に起因する精神障害に対する検査項目

ルーチンで行う検査

- 精神状態に関する問診(既往歴，家族歴，依存性物質使用の有無，離脱症候群の有無，認知症の有無)
- 身体状態に関する問診(原病や全身状態の推移，使用薬剤の確認など)
- 全身状態の確認(バイタルサイン)
- 神経学的所見，意識障害の有無
- 血液検査(末血・電解質，肝機能，腎機能，血糖値，感染症)

必要に応じて行う検査

- 血液検査(薬物血中濃度，ビタミン類，甲状腺ホルモン，下垂体・副腎皮質ホルモン)
- 頭部CTまたは頭部MRI
- 脳波
- 髄液検査
- 核医学検査：脳血流SPECT，DATスキャン，心筋シンチグラフィなど

4 症状精神病・器質性精神病 337

表17 各種精神症状を呈した際に考慮すべき身体疾患・外因の鑑別

うつ状態	甲状腺機能亢進症，甲状腺機能低下症，Cushing症候群，Addison病，下垂体機能低下症，SLE，腎不全，脳血管障害，脳腫瘍，Parkinson病，脊髄小脳変性症，悪性腫瘍，慢性心疾患，慢性呼吸器疾患，インターフェロン，βブロッカー
躁状態	甲状腺機能亢進症，甲状腺機能低下症，Cushing症候群，SLE，Behçet病，てんかん，副腎皮質ステロイド，抗うつ薬
不安・パニック発作	甲状腺機能亢進症，甲状腺機能低下症，慢性心疾患，慢性呼吸器疾患，低血糖，HIV感染症，インターフェロン，薬剤離脱症候群
幻覚妄想状態	甲状腺機能亢進症，Cushing症候群，副甲状腺機能亢進症，SLE，Behçet病，急性脳炎，多発性硬化症，脳腫瘍，頭部外傷，てんかん，副腎皮質ステロイド，依存性物質乱用，感覚遮断
認知症症状	甲状腺機能低下症，下垂体機能低下症，肝性脳症，低血糖，正常圧水頭症，慢性硬膜下血腫，脳炎後後遺症，頭部外傷後遺症，脳変性疾患，HIV感染症，副腎皮質ステロイド
解離，転換	多発性硬化症，急性脳炎，甲状腺機能亢進症

b 意識障害の確認　意識障害・意識混濁の有無に注意する．特に軽度の意識障害では，注意力の低下，集中困難，見当識障害などの非特異的な症状しか出現しないことがあり，しばしば見落とされる．

4 身体疾患に起因する精神障害の診断

　身体疾患や外因の経過と精神症状の変化との間の時間的相関関係に注目し，両者に何らかの因果関係があれば，身体疾患に起因する精神障害の可能性が高まる．

　認知機能の低下が見られる高齢者は，身体的状態の変化によりせん妄状態に陥りやすいため，認知症の有無も確認しておく．表17にそれぞれの精神症状の起因となる身体疾患の鑑別を挙げた．

5 身体疾患に起因する精神障害の治療

　治療の原則は，まず原因となる身体疾患の治療や外因の除去を行うことである．身体疾患や全身状態に起因する可逆的な反応性精神障害の場合には，身体疾患の改善に伴って精神症状も軽快するとい

う経過がしばしば観察される.

精神症状に対して薬物療法を行う場合には，可能な限り身体疾患に与える影響が少ない薬剤を選択する必要がある．全身状態を見ながら，過剰な鎮静作用をもつ薬剤は避け，錐体外路症状の少ない薬剤を選択する．また，薬剤併用時の相互作用に注意することも重要である．また，抗コリン作用の強い薬剤など，せん妄や認知機能障害の原因となる薬剤は，減量，中止を検討する.

身体疾患が重篤なために薬物療法の導入が困難な場合には，修正型電気けいれん療法を選択することもある．修正型電気けいれん療法については，原則的に絶対禁忌となる身体疾患は存在せず，また作用発現も薬物療法より早いことから，身体疾患に起因する精神障害に対しても有効な治療法である.

ⓑ 各論：身体疾患に起因する精神障害

本章で身体疾患に起因する精神障害のすべてを網羅することは不可能であるが，日常の臨床で遭遇する機会が比較的多い疾患に的を絞って診断と初期治療について概説する.

1 脳器質性疾患

POINT

- 精神疾患が疑われている患者でも，可能な限り脳画像検査(CT，MRI，SPECT，脳波)や神経学的診察を行うようにする
- 軽度の意識障害を見逃さないようにする

ⓐ 脱髄疾患

1）多発性硬化症　本症は，原因不明の炎症性脱髄性疾患で，中枢神経の白質や視神経に多発する脱髄巣が出現し，多様な症状を呈しながら増悪と寛解を繰り返す疾患である.

a）神経症状　急激な視力低下で発症することが多く，増悪と寛解を繰り返し，さまざまな症状を呈しながら経過する(時間的多発性と空間的多発性)．症状は完全に回復することも多いが，再発を繰り返すにつれて後遺症を残すこともある.

(1)眼症状：初発症状として最多である．運動時などの体温上昇時に増悪する(Uhthoff 徴候)．視力低下，MLF 症候群なども見ら

4 症状精神病・器質性精神病 339

れる.

(2)その他の脳神経症状：両側顔面神経麻痺，両側三叉神経痛，眼球運動障害，注視性眼振，構音障害，嚥下障害など

(3)小脳症状：断綴言語，眼振，企図振戦などが見られる.

(4)脊髄症状：四肢の痙性麻痺も初発症状として多い．ほかに，四肢の知覚障害，筋力低下，しびれ，Lhermitte 徴候（頸の前屈により誘発される背部から下肢への電撃痛），脊髄炎による対麻痺など

(5)膀胱直腸障害

b）精神症状

(1)うつ状態：多発性硬化症に合併する精神症状のなかで最多である．しばしば自殺企図が見られるので注意を要する．原病による器質性うつ病としての側面だけでなく，治療薬で用いられるインターフェロン製剤の関与も考えなければならない.

(2)認知症：皮質下性認知症の病像を示す.

(3)精神病症状：しばしば，幻覚や妄想が出現し急性精神病の病像を呈する．見当識障害なども合併し，せん妄状態となることもある.

(4)情動不安定：しばしば，病的泣き笑いや感情失禁などが見られる.

(5)転換性障害との鑑別：転換性障害とは，何らかの心因によって随意運動・感覚機能の障害または欠陥やけいれん発作が出現する精神障害であり，いわゆるヒステリーのことである．多発性硬化症では，多彩な症状が増悪と寛解を繰り返すという特徴的な臨床経過を示すこと，しばしば画像上決定的な所見が得られない場合も存在することなどから，しばしば上記の神経症状と転換性障害との鑑別が問題となる．このような場合は，多くは神経所見と画像所見の経過を追いながら判断するしかないが，転換性障害に特徴的な症状の出現パターン（人前で出現しやすい傾向，医学的知見と矛盾する症状発現形式）や心因の存在がしばしば参考となる．また，以前から演技的な性格傾向が多いという指摘もなされており，家族からの病歴聴取も有用である.

c）検査・診断

(1)髄液：急性期にリンパ球↑，蛋白質↑（軽度），圧→，糖→，γグロブリン↑，IgG index↑，オリゴクローナル IgG バンドの検出，

ミエリン塩基性蛋白(MBP)の検出

(2)脳・脊髄 MRI：診断だけでなく，長期の経過観察にも重要．大脳白質，側脳室，脳梁周辺に T1 で low，T2 で high の多数の斑状のスポットが出現する．

(3)誘発電位：視覚誘発反応(VER)，聴性脳幹反応(ABR)，体性感覚誘発反応(SER)などで潜時の遅延，正常波形の消失などが見られる．

d) 精神神経症状の治療　原病の治療が優先される．

- 治療は病型によって異なるが，急性期には，ステロイドパルス療法が第一選択となる(保険適用外)．再発予防には，インターフェロンβが推奨されている．副作用として，感冒症状，発熱，抑うつ状態，白血球減少などがある．

- 多発性硬化症に伴う精神症状では，対症療法が基本となる．ステロイド療法やインターフェロンβの投与を受けている場合には，薬剤誘発性精神障害との鑑別を怠ってはならない．薬剤との因果関係が疑われた場合には，該当する薬剤をまず可能な限り中止することが第一である．抑うつ症状に対しては，忍容性から SSRIが推奨されている．

(1)不眠

> **処方例**　下記のいずれかを用いる．

1) ロゼレム®(ラメルテオン 8 mg)　1回1錠　1日1回　就寝前
2) マイスリー®(ゾルピデム 5 mg)　1回1〜2錠　1日1回　就寝前
3) レンドルミン®(ブロチゾラム 0.25 mg)　1回1錠　1日1回　就寝前

(2)抑うつ症状

> **処方例**　下記のいずれかを用いる．

1) パキシル®(パロキセチン 10 mg)　1回1錠　1日1回夕から開始し，1回4錠　1日1回まで漸増可
2) サインバルタ®(デュロキセチン 20 mg)　1回1錠　1日1回から開始し，1回3錠　1日1回まで漸増可
3) ジェイゾロフト®(セルトラリン 25 mg)　1回1錠　1日1回夕から開始し，1回4錠　1日1回まで漸増可
4) レクサプロ®(エスシタロプラム 10 mg)　1回1錠　1日1回か

4 症状精神病・器質性精神病 341

ら開始し，1回2錠　1日1回まで漸増可

（3）精神病症状

処方例 下記のいずれかを用いる．

1) リスパダール®（リスペリドン1mg）　1回1錠　1日1回または1日2回から開始し，6mg/日まで漸増可
2) ルーラン®（ペロスピロン4mg）　1回1錠　1日1回または1日2回から開始し，48mg/日まで漸増可
3) ジプレキサ®（オランザピン5mg）　1回1錠　1日1回から開始し，20mg/日まで漸増可
4) セロクエル®（クエチアピン25mg）　1回1錠　1日2回または1日3回から開始し，600mg/日まで漸増可

（4）せん妄

処方例 下記のいずれかを用いる．

1) 軽症あるいは予防目的　ロゼレム®（ラメルテオン8mg）　1回1錠　1日1回　就寝前（保険適用外）
2) 経口可能なら，リスパダール®（リスペリドン液1～2mL）　1回1mL　1日1回または1回1mL　1日2回（保険適用外）
3) 経口不可なら，セレネース®（ハロペリドール5mg）1A＋生食100mL　1時間で点滴（保険適用外）

b 変性疾患

1）Parkinson病　黒質ドパミン産生細胞の変性およびLewy小体の出現を特徴とし，主にドパミン作用不足による錐体外路症状を呈する疾患である．

a）身体症状　安静時振戦，筋強剛，無動，姿勢反射障害（表18）が4徴である．薬剤性錐体外路症状とは異なる症状発現形式を示し，初期には左右差が見られ，N字型あるいは逆N字型に進行するのが特徴である．

b）精神症状　従来から，Parkinson病で多彩な精神症状が出現することが知られている．

（1）うつ状態：うつ状態の合併頻度が最も高く，出現率は20～40%と見積もられている．Parkinson病では，元々うつ病との区別がつきにくい症状（精神運動抑制，体重減少，疲労感，表出の減少など）が出現し，必ずしも両者の鑑別は明確ではない．Parkinson病に伴ううつ病の特徴としては，アンヘドニアや興味の欠如が顕著で，内

表18 **Hoehn & Yahr の分類**

Ⅰ度：症状は一側性で，機能障害はないか，あっても軽度．

Ⅱ度：両側の障害があるが，姿勢保持の障害はない．日常生活，就業は多少の障害はあるが行いうる．

Ⅲ度：立ち直り反射に障害がみられる．活動はある程度は制限されるが職種によっては仕事が可能であり，機能障害は軽ないし中程度だがまだ誰にも頼らず一人で生活できる．

Ⅳ度：重篤な機能障害を有し，自力のみによる生活は困難となるが，まだ支えなしに立つこと，歩くことはどうにか可能である．

Ⅴ度：立つことも不可能で，介助なしにはベッドまたは車椅子につききりの生活を強いられる．

因性うつ病に比較して自責感は少ないとされる．特徴的なのは，思考緩慢や自発性低下，アパシーなどの皮質下性認知症の中核症状を伴いやすい点や，パニック障害や強迫性障害など他の不安障害を合併しやすい点である．

(2)**アパシー**：無感動，無感情，無関心，感情鈍麻など，動機づけが障害された状態をアパシーという．抑うつと類似した病像ではあるが，うつ状態と独立して出現することがあること，Parkinson病による高次脳機能障害が強く関与していることなどから，うつ状態とは区別されることが多い．

(3)**不安障害**：Parkinson病では，全般性不安障害，パニック障害，社会不安障害などの種々の不安障害が見られる．頻度は40%と報告されており，うつ状態と並んで頻度の高い精神症状である．特に抑うつと合併することが多い．パニック発作は off 期に出現しやすい傾向を示すことから，必ずしも心因性ではなく，Parkinson病におけるドパミン系の変動と関連した症状であると考えられている．

(4)**精神病症状**：Parkinson病患者の20〜40%で，幻覚，妄想などの精神病症状が見られる．Parkinson病自体に併発するものと，抗パーキンソン薬によって誘発されるものとがあるが，両者の区別は必ずしも容易ではない．幻覚の種類としては，幻聴よりも幻視のほうが多いのが特徴である．幻視は人や動物の形をした実体的な像が，夕方から夜間にかけて見えると訴えることが多い．精神病症状の危険因子として抗Parkinson薬，長い罹病期間，重症度，年齢，睡眠障害，認知機能障害などが挙げられている．

4 症状精神病・器質性精神病 343

表 19 抗 Parkinson 薬の減量の優先順位

 1. 抗コリン薬，ドロキシドパ
 2. アマンタジン
 3. セレギリン
 4. ドパミンアゴニスト
 5. L-ドーパ

まずは，1〜3 までを中止し，無効なら 4 を中止する．5 は減量のみにとどめ，中止は避ける．

(5) せん妄状態：Parkinson 病では，睡眠障害や認知機能障害の進行に伴い，夜間せん妄が出没することが多い．その際も幻視がよく見られる．

(6) 高次機能障害：Parkinson 病では，認知症症状を伴わない初期から特有の認知機能障害が出現することが知られている．なかでも，遂行機能障害，ワーキングメモリ障害（特に空間性ワーキングメモリ）などの前頭葉機能の障害や，手続き記憶の障害が多い．これら認知機能障害が進行すると，最終的に皮質下性認知症に至る．

(7) 認知症症状：Parkinson 病の約 40% に認知症が見られる．Parkinson 病の認知症は皮質性と皮質下性があるが，前者は Alzheimer 病が合併したものと考えられ，後者がより特徴的である．皮質下性認知症では上記の認知機能障害に加えて，抑うつと精神緩慢が特徴的である．

c) 精神神経症状の治療

(1) うつ状態：Parkinson 病のうつ状態に対しては，SSRI や SNRI が副作用も少なく使いやすい．三環系抗うつ薬は，効果は大きいが，口渇や便秘などの自律神経症状を悪化させるために使いづらい．

(2) 不安症状：対症的にベンゾジアゼピン系薬剤を使用する．Parkinson 病では，うつ状態を合併することが多く，その際は SSRI を投与する．

(3) 精神病症状：薬剤性であれ，非薬剤性であれ，まず抗 Parkinson 薬の減量・中止を行う．精神症状を起こしやすく，運動症状に対する効果が小さいものから減量する（表 19）．減量によって精神病症状が改善しない場合には，抗精神病薬を使用する．抗精神病薬は運

動症状を悪化させる可能性があるので，非定型抗精神病薬を可能な限り少量から開始し，徐々に増量する．

(4)認知症：認知症症状を引き起こしている要因があれば，まずこれを除去する．特に，抗コリン薬などの認知機能障害を誘発する可能性のある薬剤は減量・中止する必要がある．しばしばドネペジルが有効であるが，現在わが国では Alzheimer 型認知症以外では保険適用外である．

(5)修正型電気けいれん療法：上記の薬物療法で抑うつ，精神病症状が改善しない場合には，修正型電気けいれん療法を検討することがある．Parkinson 病に対する修正型電気けいれん療法のエビデンスは限られているものの，精神病症状だけでなく，Parkinson 病の運動症状を改善させる可能性がある．しかし，効果の持続は1～数か月と短いため，維持療法には向いていない．

(6)処方例

• 不眠

> **処方例** 下記のいずれかを用いる．
>
> 1) ロゼレム®（ラメルテオン 8 mg）　1回1錠　1日1回　就寝前
> 2) マイスリー®（ゾルピデム 5 mg）　1回1～2錠　1日1回　就寝前
> 3) レンドルミン®（ブロチゾラム 0.25 mg）　1回1錠　1日1回　就寝前

• 抑うつ症状

> **処方例** 下記のいずれかを用いる．
>
> 1) パキシル®（パロキセチン 10 mg）　1回1錠　1日1回夕から開始し，1回4錠　1日1回まで漸増可
> 2) サインバルタ®（デュロキセチン 20 mg）　1回1錠　1日1回から開始し，1回3錠　1日1回まで漸増可
> 3) ジェイゾロフト®（セルトラリン 25 mg）　1回1錠　1日1回夕から開始し，1回4錠　1日1回まで漸増可
> 4) レクサプロ®（エスシタロプラム 10 mg）　1回1錠　1日1回から開始し，1回2錠　1日1回まで漸増可

• 不安焦燥

> **処方例**
>
> デパス®（エチゾラム 0.5 mg）　1回1錠　不安時　1日3回まで

4 症状精神病・器質性精神病 345

- 精神病症状

処方例 下記のいずれかを用いる.

1) エビリファイ®（アリピプラゾール3 mg）　1回1錠　1日1回から開始し，漸増可
2) ジプレキサ®（オランザピン1〜2.5 mg）　1回1錠　1日1回から開始し，漸増可

- せん妄

処方例 下記のいずれかを用いる.

1) 軽症あるいは予防目的　ロゼレム®（ラメルテオン8 mg）　1回1錠　1日1回　就寝前（保険適用外）
2) 経口可能なら，リスパダール®（リスペリドン液1〜2 mL）　1回1 mL　1日1回または1回1 mL　1日2回（保険適用外）
3) 経口不可なら，セレネース®（ハロペリドール5 mg）1 A＋生食100 mL　1時間で点滴（保険適用外）

- 認知症

処方例

アリセプト®（ドネペジル3 mg）　1回1錠　1日1回から開始し，5 mg　1回1錠　1日1回で維持（保険適用外）

c **ウイルス性脳炎（ヘルペス脳炎）**　ヘルペス脳炎は，ウイルス性脳炎のなかでは最も頻度が高く，主に単純ヘルペスⅠ型によって引き起こされる．未治療のヘルペス脳炎患者の死亡率は約70%に及び，生存しても97%は何らかの後遺症を残す．単純ヘルペスウイルス以外では，インフルエンザウイルス，麻疹ウイルス，EBウイルス，水痘帯状疱疹ウイルス，サイトメガロウイルス，日本脳炎ウイルスなどが脳炎の原因となる．

a) 精神神経症状

(1)中枢神経感染症状：急性期には発熱，頭痛，嘔吐，髄膜刺激症状，意識障害，けいれん発作などが見られる．意識障害はほとんどの症例で出現するが，注意力低下，集中困難などの軽度のものから，昏睡状態までさまざまである．ときに，片麻痺，単麻痺，失語などの巣症状や脳神経症状が見られる．

(2)精神症状：しばしば精神症状が神経症状に先行する．多くの場合，急性発症型の精神病状態を呈する．精神病症状は多彩であるが，なかでも昏迷状態が多いのが特徴である．ほかに幻覚，妄想な

ども見られる．意識障害を伴う場合には，せん妄となり，回復しても健忘を残すことが多い．失語，無言，人格変化，自発性低下，記銘力障害などの高次機能障害も出現し，これらは後遺症として持続することが多い．

(3)脳炎後症候群：上記の症状が後遺症として残った場合は，脳炎後症候群とよばれる．急性期には見られなかった人格変化，判断力の低下，てんかん，不随意運動などが出現することもある．

b) 検査・診断　病初期には精神症状だけが出現することがあり，精神科が初診となる場合が少なくない．しばしば急性発症の精神疾患や薬物中毒と誤診され，そのまま放置されていることがある．したがって，発熱などの感染徴候や急性発症の病歴を見逃してはならない．ヘルペス脳炎を疑った場合には，直ちに治療を開始する必要がある．

(1)頭部 MRI：頭部 CT よりも頭部 MRI のほうが，異常所見の出現が早い．頭部 MRI にて側頭葉内側，前頭葉眼窩面，島葉，角回などに浮腫性変化が出現する．T2 強調画像では，局所の高信号や Gd 造影による造影効果などが見られる．MRI 上しばしば異常所見を全く認めないこともある．

(2)頭部 CT：急性期は脳浮腫のため側脳室前角の狭小化，基底槽の消失を見ることがある．

(3)脳波：ヘルペス脳炎に特徴的な脳波所見は，側頭部および前頭部に 1 秒間に 2〜3 回の頻度で棘徐波結合を示す，周期性一側てんかん型放電(periodic lateralized epileptiform discharge：PLED)である．

(4)髄液検査：頭部 MRI 検査で脳浮腫など脳圧亢進の所見がないことを確認してから行う．髄液検査は，水様透明，髄液圧軽度増加，単核球優位の細胞増加($10〜200/mm^3$)，蛋白増加($45 mg/dL$ 以上)を示す．しばしば血清髄液やキサントクロミーを示す．ウイルスの分離，ウイルスの検出は確定診断の有力な材料となる(表20)．髄液中の HSV DNA-PCR 法は有用な検査であるが，髄液 HSV DNA-PCR が陰性であってもヘルペス脳炎を否定できない．発症後 48 時間以内と 10 日以後は偽陰性を示しやすい時期で，しばしば複数回の検体採取を要するが，最後までウイルスを直接検出，分離できないことも多い．血清と髄液の同時採取による HSV ウイルス

4 症状精神病・器質性精神病 347

表20 ヘルペス脳炎の確定診断

1. HSV 抗体価 4 倍以上の上昇
   酵素抗体価(EIA)，IgG，IgM
   補体結合抗体価(CF)
2. 血清/髄液抗体価比 20 以下
   抗体価指数(髄液抗体値/髄液アルブミン濃度÷血清抗体価/血清アルブミン濃度)1.91 以上
3. PCR 法による髄液からの HSV DNA の証明
   HSV 分離・同定，化学発光による証明

抗体価の測定も診断上有用である．

c) 精神神経症状の治療

- ヘルペス脳炎を疑った時点で，確定診断を待たずに速やかに抗ウイルス薬を投与する．一般にゾビラックス®(アシクロビル)10 mg/kg を 3 回/日で，約 2 週間投与するが，難治例や遷延例では投与期間を延長することもある．アシクロビルの副作用としてせん妄，意識障害，けいれんなどのアシクロビル脳症が知られており，これが出現した場合には投与を中止する．アシクロビル難治例やアシクロビル耐性株ではアラセナ A®(ビダラビン)を投与する．ビダラビンは難溶性のため，温めた 500 mL 以上の糖液に溶解する．
- 精神症状に対しては，対症療法が基本となる．意識障害がある場合は経口投与が困難であり，セレネース®(ハロペリドール)の点滴投与などを行う．興奮が激しく積極的な鎮静が必要となる場合には，サイレース®(フルニトラゼパム)やドルミカム®(ミダゾラム)を持続静注するが，呼吸抑制のために人工呼吸器管理が必要となることもある．

(1)ヘルペス脳炎

処方例 下記のいずれかを用いる．

1) ゾビラックス®(アシクロビル)10 mg/kg＋糖液または生食 200 mL　3 回/日　8 時間ごとに点滴静注，10 日間またはそれ以上の延長可
2) アラセナ A®(ビダラビン)　10〜15 mg/日　500 mL 糖液または生食に溶解し，2〜4 時間かけて点滴静注，10 日間

(2) 脳浮腫

処方例

グリセオール®（濃グリセリン・果糖）　300～500 mL　1～2回/日
点滴静注

(3) けいれん発作

処方例　下記のいずれかを用いる.

1) セルシン®（ジアゼパム10 mg）　0.5～1 A　静注
2) アレビアチン®（フェニトイン250 mg）0.5～1 A＋生食100 mL
点滴静注

(4) せん妄，興奮，精神病症状

処方例　下記のいずれかを用いる.

1) 経口可能なら，リスパダール®（リスペリドン液1～2 mL）　1回
1 mL　1日1回または1回1 mL　1日2回（保険適用外）
2) 経口不可なら，セレネース®（ハロペリドール5 mg）1 A＋生食
100 mL　1時間で点滴（保険適用外）

(5) 鎮静：「鎮静法（急性の鎮静）」（➡33頁）参照

d 頭部外傷　精神科領域では，頭部外傷の原因として転倒が最多
であるが，頭部外傷全体では交通事故が最多である．また，向精神
薬によるふらつきや歩行障害のほかに，自殺企図による転落，暴力
なども原因となる．頭蓋内損傷や慢性硬膜下血腫の存在を見落とさ
ないようにする.

a) 精神神経症状

(1) 急性期・亜急性期症状：外傷直後に，けいれんや意識消失（loss
of consciousness：LOC）が見られることがあり，病歴聴取のうえで
重要である．急性期に最も注意すべきは，意識障害の有無である．
覚醒度の低下以外にも，意識混濁や意識変容などが出現する．頭部
外傷後には，しばしばせん妄状態を呈し，ときに精神運動興奮，幻
覚・妄想などが見られる．ただし，軽度の意識障害では，注意力低
下，集中困難や見当識障害しか出現しないことがあり，これらを見
落とさないようにする．また，意識障害がなくとも，通過症候群*
とよばれる一連の経過を示すことがある．また，頭痛，嘔吐など頭
蓋内圧亢進症状の有無に注意する.

(2) 外傷性てんかん：頭部外傷により，脳内に異常なてんかん発生
源が形成されることによって生じる．閉鎖性外傷よりも開放性外

傷，特に硬膜下の損傷のある例で頻度が高い．頭部外傷後，一定期間を経た慢性期に出現することが多い．中心，頭頂，側頭葉の受傷でてんかんの発生率が高いとされる．

(3)高次脳機能障害：慢性期には，脳損傷部位に応じたさまざまな高次脳機能障害が問題となる．見当識，注意，記憶，知能などの簡単な評価はベッドサイドでも可能である．さらに詳細な評価が必要な場合には，神経心理学的検査を行う．

(4)人格変化：頭部外傷に伴う人格変化では，発動性の低下が最も多い．また，前頭葉や辺縁系の損傷では，情動障害や衝動制御の障害が見られることがある．ほかに多幸，脱抑制，不機嫌，爆発などにも見られる．易怒性や攻撃性を伴う場合には，社会生活で大きな問題を生じる．

(5)治療可能な認知症：高齢者や大酒家，抗凝固薬内服患者，肝障害のある患者の頭部外傷後に，記銘力障害，全般的な知能低下など

通過症候群（transit syndrome, Durchanges syndrome）*

通過症候群とは，Wieck, H. H. が 1956 年に提唱した外因性精神病に関する概念である．Wieck は，Schneider, K が提唱した身体に基礎づける精神病を可逆性と非可逆性に分け，このうち可逆性の経過を示し，意識混濁のみられない一連の時系列的な精神症状を総括する概念として，通過症候群を提唱した．すなわち，通過症候群は，外因性精神障害のうち，意識障害を除いたすべての可逆性，回復可能な病像を含む概念である．

通過症候群は，軽度（情動障害，集中力の低下など），中等度（精神活動の緩慢化，記憶障害，ときに幻覚，妄想），重度（健忘症候群，発動性欠如，見当識障害など）などに分けられるが，これらはしばしば重なって出現することもある．例えば，脳外傷後の精神症状は，意識障害に始まり，重度，中等度，軽度通過症候群を経て，回復へ向かうとされているが，これらのいずれかの段階で症状が固定化すれば，器質性欠陥症候群に移行したとみなされる．しかし，不可逆性の精神障害や意識障害，認知症と通過症候群の境界はあいまいであり，臨床上は明確に区別できない場合が多い．また，症状の発現が緩徐の場合には，逆に通過症候群から意識障害に発展していくこともある．意識障害を広義にとれば，通過症候群は軽度の意識障害に含まれうる．

表 21　頭部外傷における頭部 CT の撮影基準

- 意識障害
- 脳震盪または，一過性の意識消失のエピソード
- けいれん
- 65 歳以上
- 神経学的検査で異常あり
- 髄液漏が疑われる場合
- 単純 X 線で骨折あり
- 頭蓋内圧亢進症状（強い頭痛や嘔吐）
- 頭蓋内出血の危険因子の存在（抗凝固療法，血液透析，肝硬変など）

の認知症症状が出現することがある．このような場合には，慢性硬膜下血腫を疑う．慢性硬膜下血腫は治療可能な認知症として重要である．通常の認知症に比べて急激（数日単位）に進行し，症状の出現前に転倒などのエピソードがある場合が多い．また，頭痛や歩行障害などを伴うことが多いのも特徴である．

(6) 慢性外傷性脳症：頭部外傷から数年〜数十年が経過して，進行性の認知機能障害とともに抑うつ症状が出現する場合がある．主に格闘技などの軽度反復性頭部外傷に多く，慢性外傷性脳症（chronic traumatic encephalopathy：CTE）とよばれる．かつてはボクサー脳症とよばれボクサーのみに見られると考えられていたが，アメリカンフットボールやプロレスなどより幅広い原因で慢性外傷性脳症が引き起こされることが明らかとなり，国内外で社会問題化している．治療法は存在しない．

(7) 外傷後精神病（psychotic disorder following TBI：PDFTBI）：重度頭部外傷から数年が経過して統合失調症様の幻覚妄想状態を呈することがある．主に，側頭葉前部，前頭葉の損傷などで引き起こされることが多く，外傷から症状発現までの平均期間は約 5 年である．

b) 検査・診断

(1) 意識レベルの評価：バイタルサインのチェック，頸椎保護とともに，覚醒しているか否か，声かけや刺激に応じるか否か，見当識障害があるか否か，を直ちに評価する．

(2) 頭部 CT：頭部外傷の際に最も重要な検査である（表 21）．頭蓋内出血，血腫，骨折の有無などを評価する．midline shift，脳槽の消失は脳圧亢進の徴候である．初回検査で異常がなくても，時間を

4 症状精神病・器質性精神病 351

おいて症状が出現してきた場合には再検査を行う．高齢者では，受傷後約1か月後に硬膜下血腫などが出現することがあり，再検査が必要である．興奮が激しい場合には，鎮静薬の使用を考慮する．慢性硬膜下血腫では，硬膜下の三日月形の低〜高吸収域が典型的である．

(3)神経学的所見：脳神経，運動，感覚，反射，小脳症状の有無などを調べる．瞳孔散大，対光反射の喪失，除脳姿勢などは脳ヘルニアの徴候である．

(4)頭部X線：受傷部位に応じて，頭部3方向＋Towne法，頸椎2方向＋開口位などを撮影する．意識障害のある患者では，CTを優先する．

(5)脳波検査：意識障害が疑われる場合に脳波が参考となる．軽度の意識障害は客観的に把握しにくい場合があるが，しばしば脳波所見が手がかりとなる．また，外傷性てんかんがある場合には，定期的に評価する．低振幅，徐波など，脳活動低下に伴う所見が見られる．

c) 精神神経症状の治療

(1)急性期：まず，呼吸・循環動態をチェックし，全身状態の安定化に努める．意識障害の有無を確認するとともに，直ちに頸椎保護を行い，さらなる神経損傷を防ぐ．また，付添人から受傷機転や意識消失の有無などを確認しておく．表21の基準を満たせば，頭部CTを撮影し，必要があれば専門医に依頼する．頭部外傷後の不穏，錯乱などに対してしばしば向精神薬による鎮静が必要となるが，過剰な鎮静は意識状態の評価を困難にするため，できるだけ避けたほうがよい．したがって，興奮，暴力などにより必要な処置や検査が行えない場合にのみ，鎮静を行う．鎮静が必要な場合は，常に呼吸抑制に注意しながら，できるだけ短時間型の薬剤を使用する．

• けいれん

処方例 下記のいずれかを用いる．

1) セルシン®（ジアゼパム10 mg）0.5〜1A静注，けいれんが止まるまで繰り返す．呼吸抑制に注意する．
2) アレビアチン®（フェニトイン250 mg）0.5〜1A＋生食100 mL点滴静注

- せん妄

処方例

セレネース®（ハロペリドール 5 mg）1 A＋生食 100 mL　1 時間で点滴
過剰な投与は意識レベルの評価を困難にするので，興奮や錯乱がなければ控える．

- **鎮静**：「鎮静法（急性の鎮静）」（➡ 33 頁）参照

(2) 慢性期：慢性期には，各症状に合わせた対症療法が基本となる．外傷性てんかんのリスクが高い場合には，てんかん閾値を下げにくい薬剤を選択する．

- 不眠

処方例　下記のいずれかを用いる．

1) ロゼレム®（ラメルテオン 8 mg）　1 回 1 錠　1 日 1 回　就寝前
2) マイスリー®（ゾルピデム 5 mg）　1 回 1～2 錠　1 日 1 回　就寝前
3) レンドルミン®（ブロチゾラム 0.25 mg）　1 回 1 錠　1 日 1 回　就寝前

- 抑うつ症状

処方例　下記のいずれかを用いる．

1) パキシル®（パロキセチン 10 mg）　1 回 1 錠　1 日 1 回夕から開始し，1 回 4 錠　1 日 1 回まで漸増可
2) サインバルタ®（デュロキセチン 20 mg）　1 回 1 錠　1 日 1 回から開始し，1 回 3 錠　1 日 1 回まで漸増可
3) ジェイゾロフト®（セルトラリン 25 mg）　1 回 1 錠　1 日 1 回夕から開始し，1 回 4 錠　1 日 1 回まで漸増可
4) レクサプロ®（エスシタロプラム 10 mg）　1 回 1 錠　1 日 1 回から開始し，1 回 2 錠　1 日 1 回まで漸増可

- 精神病症状（外傷後精神病）

処方例　下記のいずれかを用いる．

1) リスパダール®（リスペリドン 1 mg）　1 回 1 錠　1 日 1 回または 1 日 2 回から開始し，6 mg/日まで漸増可
2) エビリファイ®（アリピプラゾール 6 mg）　1 回 1 錠　1 日 1 回から開始し，30 mg/日までで漸増可
3) ジプレキサ®（オランザピン 5 mg）　1 回 1 錠　1 日 1 回から開

始し，20 mg/日まで漸増可

4）ルーラン®（ペロスピロン 4 mg）　1回1錠　1日1回または1回1錠　1日2回から開始し，48 mg/日まで漸増可

• **せん妄**

【処方例】下記のいずれかを用いる．

1）軽症あるいは予防目的　ロゼレム®（ラメルテオン 8 mg）　1回1錠　1日1回　就寝前（保険適用外）

2）経口可能なら，リスパダール®（リスペリドン液 1〜2 mL）　1回1 mL　1日1回または1日2回（保険適用外）

3）経口不可なら，セレネース®（ハロペリドール 5 mg）1A＋生食100 mL　1時間で点滴（保険適用外）

• **外傷後てんかん**

【処方例】下記のいずれかを用いる．

1）デパケン®（バルプロ酸 200 mg）　1回1〜3錠　1日1〜2回（1日 400〜1,200 mg）

2）テグレトール®（カルバマゼピン 200 mg）　1日2〜3回（1日 400〜1,200 mg）

3）アレビアチン®（フェニトイン 200〜300 mg）　1回1錠　1日3回

• **易怒性，攻撃性**

【処方例】下記のいずれかを用いる．

1）デパケン®（バルプロ酸 200 mg）　1回1〜3錠　1日1〜2回（1日 400〜1,200 mg）

2）テグレトール®（カルバマゼピン 200 mg）　1回1〜2錠　1日2〜3回（1日 400〜1,200 mg）

3）リスパダール®（リスペリドン 1 mg）　1回2〜6錠　1日1〜2回

• **慢性硬膜下血腫**：通常は穿頭血腫洗浄ドレナージを行うが，血腫が少量で無症候性の場合には吸収されるまで経過観察とすることもある．治療後は，急速に認知症症状が回復する例が多い．

e 脳腫瘍

a）精神神経症状　脳腫瘍に伴う精神神経症状は，局所性の症状と頭蓋内圧亢進症状に分けられる．

（1）脳圧亢進症状：腫瘍の容積増大や髄液還流障害によって脳圧が

亢進すると，頭痛（morning headache），嘔気，うっ血乳頭，外転神経麻痺による複視，けいれんなどの症状が出現する．さらに脳圧亢進が進むと，意識障害が出現する．

(2)閉塞性水頭症：腫瘍による髄液流出路の閉塞により，水頭症をきたす．急激に進行した場合には，意識障害を呈するが，緩徐に進行した場合にはかなりの時期まで意識障害が見られないこともある．

(3)せん妄：脳腫瘍の影響で意識レベルが低下している場合や，低酸素血症，感染症，疼痛などの要因がある場合には，せん妄になりやすい．特に終末期の患者では高率に出現する．

(4)けいれん発作：けいれん発作は脳腫瘍の初発症状の20%を占め，全経過の30～50%に見られる．一般的に，前頭葉，側頭葉に発生する良性腫瘍に多い．部位別には，中心溝付近に発生する腫瘍で初期からけいれん発作が出現しやすい傾向がある．中心溝から離れるに従って初回発作の発現時期が遅れる傾向にあり，大発作型が多くなる．側頭葉では，自動症などの特徴的な発作型を示す側頭葉てんかんが出現しやすい．一方，脳幹や視床，後頭蓋窩腫瘍ではけいれん発作は比較的少ない．

(5)その他の精神症状：しばしば，脳腫瘍に伴う人格変化が見られることがある．特に前頭葉や側頭葉に発生する腫瘍に多く，情動障害や衝動制御の障害が問題となる．上行性網様体賦活系や視床への侵襲がある場合には，脳圧亢進がなくとも意識障害が出現しうる．ときに抑うつ状態や認知症状態を呈することがある．

b）検査・診断

- **造影 CT，MRI**：脳腫瘍が疑われたらまず行うべき検査である．造影による増強効果の有無を確認する．
- 脳圧亢進がある場合には，腰椎穿刺は禁忌である．

c）精神神経症状の治療
原病の治療が基本である．腫瘍の外科的切除によって，精神症状が消失することがしばしば見られる．向精神薬は対症的に使用される．

(1)不眠

> **処方例** 下記のいずれかを用いる．

| 1) ロゼレム®（ラメルテオン 8 mg） 1回1錠 1日1回 就寝前 |
| 2) マイスリー®（ゾルピデム 5 mg） 1回1～2錠 1日1回 就寝 |

前

3) レンドルミン®（ブロチゾラム 0.25 mg）　1回1錠　1日1回　就寝前

(2) うつ状態

処方例　下記のいずれかを用いる.

1) パキシル®（パロキセチン 10 mg）　1回1錠　1日1回夕から開始し, 1回4錠　1日1回まで漸増可

2) サインバルタ®（デュロキセチン 20 mg）　1回1錠　1日1回から開始し, 1回3錠　1日1回まで漸増可

3) ジェイゾロフト®（セルトラリン 25 mg）　1回1錠　1日1回夕から開始し, 1回4錠　1日1回まで漸増可

4) レクサプロ®（エスシタロプラム 10 mg）　1回1錠　1日1回から開始し, 1回2錠　1日1回まで漸増可

(3) せん妄

処方例　下記のいずれかを用いる.

1) 軽症あるいは予防目的　ロゼレム®（ラメルテオン 8 mg）　1回1錠　1日1回　就寝前（保険適用外）

2) 経口可能なら, リスパダール®（リスペリドン液 1〜2 mL）　1回1 mL　1日1回または1日2回（保険適用外）

3) 経口不可なら, セレネース®（ハロペリドール 5 mg）1A＋生食100 mL　1時間で点滴（保険適用外）

(4) けいれん

処方例　下記のいずれかを用いる.

1) デパケン®（バルプロ酸 200 mg）　1回1〜3錠　1日1〜2回（1日 400〜1,200 mg）

2) テグレトール®（カルバマゼピン 200 mg）　1回1〜2錠　1日2〜3回（1日 400〜1,200 mg）

3) アレビアチン®（フェニトイン 200〜300 mg）　1回1錠　1日3回

2 代謝性疾患

POINT

- 代謝性疾患によって精神症状が引き起こされた場合、まずは原疾患の治療を優先する
- それでも改善が困難である場合、向精神薬を検討するが、用量設定や副作用に注意する
- 服薬が困難な場合は、修正型電気けいれん療法も考慮する

a 肝性脳症 肝性脳症とは、劇症肝炎や肝硬変などの重症肝疾患で見られる重篤な肝機能障害の経過中に出現する精神症状、意識障害、運動失調などの多彩な精神神経症状の総称である。肝実質障害による壊死型と、門脈-大循環系シャント形成によるシャント型が存在する。

1）壊死型 主に劇症肝炎などによって肝細胞が急激に脱落した結果、肝内シャントが増加し、尿素サイクルが崩壊する。その結果、血清中のアンモニアや芳香族アミノ酸を含む脳毒性物質が増加することによって症状が発現する。

2）シャント型 肝硬変などにより門脈圧が亢進し、門脈・大循環に側副血行路が形成されると、腸管由来の脳毒性物質が肝臓での代謝を経ずに大循環から脳へと到達する。これらの脳毒性物質が血液脳関門を通過して、症状が発現する。

a) 身体症状

(1)肝機能低下による症状：黄疸、浮腫、肝性口臭、倦怠感、食欲低下、腹水、貧血、出血傾向、皮膚瘙痒感、くも状血管腫、女性化乳房

(2)門脈圧亢進症状：食道静脈瘤、汎血球減少、胃十二指腸潰瘍

b) 精神症状 肝性脳症は軽微なものから重症化して深昏睡に至るものまで幅広く、表22 のようなグレード分類が考案されている。意識障害だけでなく、錯乱、興奮、幻覚などの精神症状が出現する。

c) 検査・診断

(1)末血検査：肝硬変では汎血球減少

(2)血清生化学検査：アンモニア↑、AST↑、ALT↑、Bil↑、Alb↓、ChE↓、Chol↓、血清補体価↓など。意識障害のレベルとアンモニ

4 症状精神病・器質性精神病 357

表22 肝性脳症のグレード分類

		精神神経症状	はばたき振戦	脳波所見
0		異常なし	なし	正常
潜在性		精神神経症状に異常はみられないが，定量的神経機能検査で異常を検出できる	なし	正常
臨床性	I	多幸的，抑うつ的，精神活動の鈍化，ぼんやりしている，いらいらして怒りっぽい，落ち着かない	通常なしときに軽度	徐波傾向
	II 顕性	錯乱状態，傾眠，見当識低下，異常行動，せん妄状態	みられる	常に異常
	III	ほとんど眠っている，ときに覚める，錯乱状態著しい，反抗的，興奮状態	みられる	常に異常
	IV	昏睡，強い刺激に反応	不能	常に異常
	V	深昏睡，痛み刺激にも無反応	不能	常に異常

ア値は必ずしも相関しない．

(3) **凝固系**：PT延長

(4) **肝機能検査**：ICG 15分値の上昇

(5) **腹部CT，肝エコー**：肝表面の凹凸，右葉萎縮，左葉腫大，脾腫，腹水

(6) **脳波**：初期にはα波の減少と不規則化が見られる．意識障害が進行するにつれ，4〜7 Hzのθ波が広汎に出現する．さらに意識障害が増悪すると，徐波化した背景波の上に三相波(図1)が出現する．三相波とは，約2サイクル/秒の徐波で，振幅50〜100 μVの大きな陽性波とその前後にある小さな陰性波を合わせた三相性の波形である．従来より，三相波は肝性脳症に特異的とされていたが，実際の出現率は25%くらいであり，尿毒症，無酸素症，水中毒を伴う低ナトリウム血症，Creutzfedlt-Jakob病などでも見られる．深昏睡状態になると三相波は消失して，不規則なδ波に置き換わり，最終的には平坦脳波へと近づいていく．

(7) **脳MRI**：大脳皮質の萎縮や脳浮腫が見られる．T1強調画像で淡蒼球を中心とする大脳基底核に高信号域が認められ，脳症の改善とともに高信号が減弱する．

d) 精神神経症状の治療 原病の治療が優先される．まず，肝性脳症を悪化させる誘因(高蛋白食，ベンゾジアゼピン系薬剤，便秘な

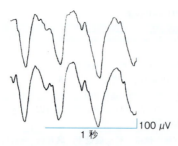

A：陽性波の前の陰性波が棘波または鋭波で、後の陰性波が徐波である場合は棘徐波複合のように見える．

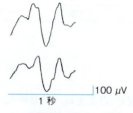

B：典型的な三相波は最初の陰性波 → 陽性波 → 後の陰性波の順に持続時間が長くなっていくが、図のように周期がほぼ同じものもある．

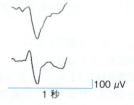

C：三相波を見分けるには陽性波の前後の陰性波をとらえることが大事であるが、左右差があったり振幅が小さかったりとわかりにくいものも多い。

図1 三相波
三相波は高振幅の陽性波とその前後のそれより小さい振幅の陰性波の3つの波で構成される．前頭部、中心部に出現しやすい．

ど)を排除する．

(1)壊死型：劇症肝炎があれば、その治療を最優先させる．合成二糖類、難吸収性抗菌薬(ネオマイシン、カナマイシン)の投与などが行われる．ベンゾジアゼピン系拮抗薬であるフルマゼニルが使用されることもあるが、効果は一過性のため現実的ではない．劇症肝炎に伴う肝性脳症は致死的な病態のため、向精神薬の出番は少ない．向精神薬を使用する場合には、過鎮静により意識障害を増悪させる可能性があることに注意し、必要最少量を投与する．

(2)シャント型：下剤を投与し，便を早期に排出させ，腸管内における毒性物質の産生を低下させる．劇症肝炎や腎機能障害がなければ，分岐鎖アミノ酸製剤（Fischer液，アミノレバン®）を投与する．難治例では，経門脈的側副血行路塞栓療法，門脈–大循環分流術が行われる．

(3)処方例

● **低蛋白食**：0.5～1.0 g/kg/日に制限する．

● **消化管浄化**

> **処方例** 下記のいずれかを用いる．

1) 経口可能なら，ラクツロース®（ラクツロース） 18～36 g（30～60 mL） 1日2～3回
2) 経口不能なら，ラクツロース®（ラクツロース）60 mL（100 mL）＋微温湯60 mL（100 mL）の浣腸

● **難吸収性抗菌薬**

> **処方例** 下記のいずれかを用いる．

1) カナマイシン®（カナマイシン） 2～4 g 1日4回
2) 硫酸ポリミキシンB®（ポリミキシンB） 300万単位 1日3回

● **特殊アミノ酸**（分岐鎖アミノ酸製剤）

> **処方例** 下記のいずれかを用いる．

1) 経口可能なら，リーバクト®（肝不全用アミノ酸輸液製剤） 1回1包 1日3回
2) 経口不能なら，アミノレバン®（肝不全用アミノ酸輸液製剤）500 mL 2～3時間で点滴

● **せん妄**

> **処方例** 下記のいずれかを用いる．

1) 軽症あるいは予防目的 ロゼレム®（ラメルテオン8 mg） 1回1錠 1日1回 就寝前（保険適用外）
2) 経口可能なら，リスパダール®（リスペリドン液1～2 mL） 1回1 mL 1日1回または1回1 mL 1日2回（保険適用外）
3) 経口不可なら，セレネース®（ハロペリドール5 mg）1A＋生食100 mL 1時間で点滴（保険適用外）

b 腎機能障害

1) 尿毒症（腎不全を含む） 尿毒症とは，急性腎不全または慢性腎不全の増悪により，尿中に排泄されるべき代謝産物が体内に蓄積す

るために多様な症状を呈する病態をいう．精神症状はGFRが正常の10%以下になると出現しやすい．

a) 身体症状

(1) **全身症状**：全身倦怠感，浮腫

(2) **呼吸・循環器症状**：うっ血性心不全，高血圧，肺水腫，胸水，肺炎

(3) **血液症状**：貧血

(4) **消化器症状**：悪心，嘔吐，下痢，口内炎，潰瘍

(5) **皮膚症状**：瘙痒感，色素沈着

(6) **骨症状**：腎性骨異栄養症

b) 精神神経症状

尿毒症によって引き起こされる精神症状を尿毒症性精神障害，あるいは尿毒症性脳症とよぶ．

(1) **初期症状**：初期症状としては，疲労感，イライラ，気力低下，不眠，食欲低下，集中力の低下などのいわゆる疲労・衰弱状態で始まり，ときに軽度の意識障害を伴う．

(2) **うつ状態**：慢性腎不全患者では，腎機能低下による慢性的な身体的ストレスと長期間の透析による心因性ストレスがかかり，しばしば抑うつ状態を呈する．

(3) **精神病症状**：しばしば，幻覚，妄想などの精神病症状が出現するが，せん妄の部分症状として出現している場合が多く，動揺しやすい．しばしば，皮膚瘙痒感に基づいた皮膚寄生虫妄想が出現することがある．

(4) **意識障害**：尿毒症が進行するにつれ，次第に傾眠，見当識障害などが見られるようになり，重度になると昏睡に至る．

(5) **せん妄**：尿毒症の進行に伴い，せん妄が出現しやすくなる．せん妄では，軽度～中等度の意識混濁に，不眠，幻視を中心とした幻覚，妄想，興奮，情動不安定などの症状が見られ，夕方から夜間にかけて増悪することが多い．

(6) **人格変化**：慢性腎不全などの経過が長い症例では，無関心，自発性低下などの性格変化を呈し，最終的に知能低下を伴う認知症状態に至る例もある．

(7) **神経症状**：頭痛，けいれん発作，羽ばたき振戦，ミオクローヌス，末梢神経障害などが見られる．

4 症状精神病・器質性精神病　361

c) 検査・診断

(1)腎機能検査：一般に GFR が正常の 10% 以下，BUN が 60～80 mg/dL 以上，クレアチニンが 6～10 mg/dL 以上の場合に精神神経症状が出現しやすい.

(2)脳波：全般性徐波化，ときに棘波の出現を認める.意識障害時の脳機能低下に伴う所見であり，尿毒症に特異的ではない.

d) 精神神経症状の治療

- 原病の治療が基本である.尿毒症と診断された場合には，速やかに透析を導入する.不要物質を除去することによって精神症状も改善する.また，腎移植も根治療法となる.

- 透析によって精神症状が改善しない場合には，向精神薬による薬物療法を行う.腎不全患者では，腎機能低下により薬物の血中半減期が延長し，過鎮静をきたしやすいので注意が必要である.しかし，腎不全患者に対する向精神薬のデータに関するデータは乏しいため，代謝経路と，副作用プロフィールから薬剤を選択する.抗コリン作用の強い薬剤は尿閉のリスクを増加させるので，避けたい.腎不全患者に対して薬物療法を行う場合には，通常のよりも少量から開始し，経過を見て漸増する.

(1)不眠

> **処方例**
> アモバン®（ゾピクロン 7.5 mg）　1回1錠　1日1回　就寝前

(2)抑うつ

> **処方例**　下記のいずれかを用いる.
> 1) レクサプロ®（エスシタロプラム 10 mg）　1回1錠　1日1回から開始し，1回2錠　1日1回まで漸増可
> 2) ジェイゾロフト®（セルトラリン 25 mg）　1回1錠　1日1回夕から開始し，1回4錠　1日1回まで漸増可

サインバルタ®（デュロキセチン）は高度の腎障害のある患者では禁忌である

(3)精神病症状

> **処方例**　下記のいずれかを用いる.
> 1) ジプレキサ®（オランザピン 2.5 mg）　1回1錠　1日1回から開始し，漸増
> 2) エビリファイ®（アリピプラゾール 3 mg）　1回1錠　1日1回

から開始し漸増

インヴェガ®（パリペリドン）は中等度以上の腎機能障害では禁忌，クロザリル®（クロザピン）は重度の腎機能障害で禁忌

(4) せん妄

処方例 下記のいずれかを用いる．

1) 軽症あるいは予防目的　ロゼレム®（ラメルテオン8 mg）　1回1錠　1日1回　就寝前（保険適用外）
2) 経口可能なら，リスパダール®（リスペリドン液0.5〜2 mL）　1日1回または1日2回（保険適用外）
3) 経口不可なら，セレネース®（ハロペリドール5 mg）0.5〜1 A＋生食100 mL　1時間で点滴（保険適用外）

(5) 不安症状

処方例

ワイパックス®（ロラゼパム0.5 mg）　1回0.5〜1錠　不安時頓用

- 腎不全患者では，腎排泄能低下のため向精神薬を増量しにくく，しばしば薬物療法に難渋することがある．このような場合には，修正型電気けいれん療法の適応となる．腎不全患者に対しても修正型電気けいれん療法は安全に施行できる．透析患者に修正型電気けいれん療法を行う場合には，通電の当日あるいは前日に透析を行うように予定を組む．

2) 透析に関連した精神障害
透析とは，半透膜を用いて血中の尿毒素物質の除去，電解質や体液バランスの是正を図る治療法をいう．

a) 精神神経症状

(1) うつ状態：慢性腎不全による身体的ストレスに加えて，維持透析による心理・社会的ストレスが加わり，しばしば適応障害やうつ状態を呈する．

(2) 透析不均衡症候群：血液データの改善にもかかわらず，透析後に精神症状が悪化することがある．急速な透析に伴い血液脳関門を介した不均衡状態が生じることによって引き起こされる脳浮腫が原因とされる．軽症例では，透析直後に頭痛，悪心，嘔吐，不安，焦燥感が出現し，重症化すると興奮，錯乱，けいれん，昏睡などに至る．

(3) 透析脳症：長期間の透析療法を受けている患者に，しばしば進

行性の精神神経症状を認めることがある．言語障害，失行に始まり，種々の不随意運動(ミオクローヌス，羽ばたき振戦など)が加わり，最終的には人格変化に至る．アルミニウムによる中毒性脳症と考えられているが，詳しい原因は不明である．ひとたび発症すると，回復不能で，最終的には死亡に至る．

(4)むずむず脚症候群(レストレスレッグス症候群)：原因は不明であるが，透析患者の半数以上にむずむず脚症候群が見られる．主に下肢に「ムズムズする」，「いてもたってもいられない」などと表現される異常感覚を覚える．就寝時に出現しやすいため，ほとんどの例で睡眠障害を引き起こし，患者の苦痛はときに希死念慮を訴えるほど大きい．

b) 精神神経症状の治療

(1)うつ状態：患者のおかれた心理・社会的状態を見極め，本人に最も合った環境調整を行うことが重要である．場合によっては，血液透析から患者の負担の少ない腹膜透析に変更することもある．

(2)透析不均衡症候群：近年の透析機器の改良により以前に比べ減少している．透析不均衡症候群は，透析時間を長くする，短時間透析を頻回に行うなどの対応によって予防することができる．

(3)透析脳症：現在のところ有効な治療は確立されていない．アルミニウム製剤や，アルミニウムを含む透析液を使用しないことが重要である．

(4)むずむず脚症候群：透析時間の延長，膜面積の大きいダイアライザーに変更する，血液透析から腹膜透析に変更するなどの対策が効果的な場合がある．抗てんかん薬やドパミンアゴニストが有効である．

(5)処方例

- むずむず脚症候群

処方例 下記のいずれかを用いる．

1) リボトリール®(クロナゼパム 0.5 mg)　1回1錠　1日1回夕または就寝前
2) ビ・シフロール®(プラミペキソール 0.125 mg)　1回1錠　1日1回　就寝2〜3時間前に服用，0.75 mg/日まで増量可(保険適用外)

- 抑うつ症状

処方例 下記のいずれかを用いる.

1) レクサプロ®（エスシタロプラム 10 mg）　1回1錠　1日1回から開始し，1回2錠　1日1回まで漸増可

2) ジェイゾロフト®（セルトラリン 25 mg）　1回1錠　1日1回夕から開始し，1回4錠　1日1回まで漸増可

サインバルタ®（デュロキセチン）は高度の腎障害のある患者では禁忌である

• 精神病症状

処方例 下記のいずれかを用いる.

1) ジプレキサ®（オランザピン 2.5 mg）　1回1錠　1日1回から開始し，漸増

2) エビリファイ®（アリピプラゾール 3 mg）　1回1錠　1日1回から開始し漸増

インヴェガ®（パリペリドン）は中等度以上の腎機能障害では禁忌，クロザリル®（クロザピン）は重度の腎機能障害で禁忌

• 不安症状

処方例

ワイパックス®（ロラゼパム 0.5 mg）　1回0.5〜1錠　不安時頓用

3 内分泌疾患

POINT

- 内分泌疾患は，症状精神病として精神症状を引き起こす疾患が多い
- 原疾患の治療が原則
- 原疾患の治療に伴うステロイド誘発性精神障害にも注意が必要

a 甲状腺機能異常

1) 甲状腺機能亢進症　甲状腺ホルモンの分泌・産生の過剰により甲状腺中毒症を生じる病態であり，Basedow 病が代表的である.

a) 身体症状　眼球突出，甲状腺腫，頻脈が3徴である. また，食欲亢進，易疲労感，体重減少，発汗過多，振戦，るいそう，Basedow 様顔貌なども見られる.

b) 精神症状　あらゆる精神症状が出現しうるといっても過言ではない.

(1)病前性格：外的刺激に対する反応性が亢進した状態と表現され

る．すなわち，情緒不安定で，興奮しやすく，また些細な刺激に対して過剰に反応しやすい．注意力は散漫で，1つのことに集中できない．このような性格傾向のために，しばしば適応障害や神経症を起こしやすい．

(2)躁状態：過活動となり，易怒的となる．単に気分が亢進しているだけでなく，不眠，不安焦燥を伴うことが多い．躁うつ混合状態の病像を呈することもある．

(3)うつ状態：躁状態とうつ状態の両方をきたしうる．活動性低下，感情表出の乏しさなどが特徴である．

(4)幻覚妄想状態：しばしば，不安焦燥の強い幻覚妄想状態が見られる．

(5)甲状腺中毒性脳症：重度の甲状腺機能亢進症や甲状腺クリーゼの際に，激しい興奮，易怒性などの錯乱状態，感情不安定，見当識障害が出現することがあり，しばしば意識障害を伴うせん妄やけいれん発作も見られる．臨床経過は急性外因反応型を示し，昏睡に至る．MRIでは，大脳白質，小脳半球，脳梁などにT2延長を見る．

c) 検査・診断

(1)血液検査：甲状腺ホルモン(T3, T4)↑，TSH↓（正常値：0.3〜4.0 μU/mL），GOT↑，LDH↑，コレステロール↓，中性脂肪↓などが見られる．

(2)自己抗体：Basedow病では抗TSH抗体が陽性となる．

(3)甲状腺エコー：甲状腺腫の有無を確認

d) 精神神経症状の治療

- 原疾患に対する治療が中心となる．抗甲状腺薬，手術療法，放射性ヨード療法などがある．効果が出るまでには数週間を要することが多い．抗甲状腺薬による無顆粒球症に注意し，定期的に白血球分画をモニタリングする．

処方例

メルカゾール®（チアマゾール5 mg）　1回2〜3錠　1日2回

- 精神症状に対しては，対症療法が中心となる．躁状態に対してもうつ状態に対しても，気分安定薬が中心となる．特に，リチウム製剤は抗甲状腺作用をもつので，甲状腺機能亢進症による症状に広く使用される．抗うつ薬はSSRIまたはSNRIが中心で，三環系抗うつ薬は頻脈を増悪させるので避けたほうがよい．少量の抗

精神病薬を使用することもある.

(1) 不眠

処方例 下記のいずれかを用いる.

1) サイレース®（フルニトラゼパム 1 mg） 1回1錠 1日1回 就寝前
2) セロクエル®（クエチアピン 25 mg） 1回1錠 1日1回 就寝前

(2) 躁症状

処方例 下記のいずれかを用いる.

1) リーマス®（リチウム 200 mg） 1回1〜2錠 1日2〜3回
2) デパケン®（バルプロ酸 200 mg） 1回1〜2錠 1日2〜3回

(3) 抑うつ症状

処方例 下記のいずれかを用いる.

1) パキシル®（パロキセチン 10 mg） 1回1錠 1日1回夕から開始し, 1回4錠 1日1回まで漸増可
2) サインバルタ®（デュロキセチン 20 mg） 1回1錠 1日1回から開始し, 1回3錠 1日1回まで漸増可
3) ジェイゾロフト®（セルトラリン 25 mg） 1回1錠 1日1回夕から開始し, 1回4錠 1日1回まで漸増可
4) レクサプロ®（エスシタロプラム 10 mg） 1回1錠 1日1回から開始し, 1回2錠 1日1回まで漸増可

(4) 精神病症状

処方例 下記のいずれかを用いる.

1) リスパダール®（リスペリドン 1 mg） 1回1錠 1日1回または1回1錠 1日2回から開始し, 6 mg/日まで漸増可
2) エビリファイ®（アリピプラゾール 6 mg） 1回1錠 1日1回から開始し, 30 mg/日まで漸増可
3) ジプレキサ®（オランザピン 5 mg） 1回1錠 1日1回から開始し, 20 mg/日まで漸増可
4) ルーラン®（ペロスピロン 4 mg） 1回1錠 1日1回または1日2回から開始し, 48 mg/日まで漸増可

(5) 不安症状

処方例 下記のいずれかを用いる.

1) ワイパックス®（ロラゼパム 0.5 mg） 1回1錠 不安時頓用

2) メイラックス®（ロフラゼプ酸エチル1mg）　1回1錠　1日1回

2) 甲状腺機能低下症
甲状腺ホルモンの分泌・産生の低下によって多様な症状を生じる病態である．原因疾患としては，橋本病が最も多い．

a) 身体症状
脱力感，易疲労感，発汗減少，筋力低下，浮腫（粘液水腫），低体温，徐脈，眉毛減少

b) 精神症状
甲状腺機能亢進症と同様に，多様な精神症状が出現する．

(1) **精神運動制止**：活動性，意欲，欲動の低下，集中困難，思考遅延，無関心，傾眠，食欲低下などの症状を呈するため，うつ状態に類似した病像を示す．

(2) **不安焦燥**：よく見られる症状である．心気症状を呈しやすい．

(3) **認知症**：記銘力障害，集中力低下，失見当などが見られ，治療可能な認知症の状態となる．

(4) **幻覚妄想状態**：甲状腺機能亢進症よりも頻度は低いが，まれに精神病症状が出現する．

(5) **意識障害**：甲状腺機能の低下による粘液水腫脳症と，自己免疫性脳症による橋本脳症とがある．それぞれ治療法が異なる．

c) 検査・診断
(1) **血液検査**：遊離T4↓，TSH値↑（正常値：0.3〜4.0 μU/mL）が見られる．GOT↑，LDH↑，CK↑，Chol↑，Na↓も見られる．

(2) **自己抗体**：橋本病では抗甲状腺抗体（抗甲状腺ペルオキシダーゼ抗体）が陽性，抗サイログロブリン抗体が陽性となる．橋本脳症の70%で抗NAE抗体が陽性となる．

(3) **心電図**：洞性徐脈，低電位

d) 精神神経症状の治療
- 甲状腺機能低下症に対する甲状腺ホルモン剤の補充が基本となる．投与初期に，興奮，多動，精神病症状などが出現することがあり，注意が必要である．

処方例

チラーヂン®（レボチロキシン50 μg）　1回1錠　1日1回朝から開始し，25〜50 μgずつ増量

- 精神症状に対しては，SSRIやSNRIなどの抗うつ薬が基本とな

る．三環系抗うつ薬はしばしば躁状態を誘発するため，避けたほうがよい．リチウム製剤は抗甲状腺作用をもつため禁忌である．

(1) 不眠

処方例 下記のいずれかを用いる．

1) ロゼレム®（ラメルテオン8mg）　1回1錠　1日1回　就寝前
2) マイスリー®（ゾルピデム5mg）　1回1～2錠　1日1回　就寝前
3) レンドルミン®（ブロチゾラム0.25mg）　1回1錠　1日1回　就寝前

(2) 抑うつ

処方例 下記のいずれかを用いる．

1) パキシル®（パロキセチン10mg）　1回1錠　1日1回夕から開始し，1回4錠　1日1回まで漸増可
2) サインバルタ®（デュロキセチン20mg）　1回1錠　1日1回から開始し，1回3錠　1日1回まで漸増可
3) ジェイゾロフト®（セルトラリン25mg）　1回1錠　1日1回夕から開始し，1回4錠　1日1回まで漸増可
4) レクサプロ®（エスシタロプラム10mg）　1回1錠　1日1回から開始し，1回2錠　1日1回まで漸増可

(3) 精神病症状

処方例 下記のいずれかを用いる．

1) リスパダール®（リスペリドン1mg）　1回1錠　1日1回または1日2回から開始し，6mg/日まで漸増可
2) エビリファイ®（アリピプラゾール6mg）　1回1錠　1日1回から開始し，30mg/日までで漸増可
3) ジプレキサ®（オランザピン5mg）　1回1錠　1日1回から開始し，20mg/日まで漸増可
4) ルーラン®（ペロスピロン4mg）　1回1錠　1日1回または1日2回から開始し，48mg/日まで漸増可

(4) せん妄

処方例 下記のいずれかを用いる．

1) 軽症あるいは予防目的　ロゼレム®（ラメルテオン8mg）　1回1錠　1日1回　就寝前（保険適用外）
2) 経口可能なら，リスパダール®（リスペリドン液1～2mL）　1回

4　症状精神病・器質性精神病　369

　　1 mL　1日1回または1日2回（保険適用外）
3）経口不可なら，セレネース®（ハロペリドール5 mg）1 A＋生食
　　100 mL　1時間で点滴（保険適用外）

(5)不安症状

処方例　下記のいずれかを用いる．

1）ワイパックス®（ロラゼパム0.5 mg）　1回1錠　不安時頓用
2）メイラックス®（ロフラゼプ酸エチル1 mg）　1回1錠　1日1
　　回

(6)橋本脳症：ステロイドパルス療法が著効する．

処方例

ソル・メドロール（プレドニゾロン 注1,000 mg）を5％グルコース
500 mLに溶解し，2時間以上かけて点滴静注3～5日間継続

b Cushing 症候群　下垂体腺腫，副腎腫瘍，副腎過形成などによ
り，副腎皮質ホルモンが過剰に産生・分泌されることによって多様
な症状が引き起こされる疾患である．

a）分類

(1)ACTH 依存性：Cushing 病，異所性 ACTH 産生腫瘍
(2)ACTH 非依存性：副腎腫瘍，原発性副腎過形成

b）身体症状

(1)コルチゾール過剰症状：中心性肥満，満月様顔貌，顔面紅潮，易
疲労感，皮膚線条，耐糖能異常，易感染性，骨粗鬆症など
(2)アルドステロン過剰症状：高血圧，下腿浮腫，筋力低下（近位筋
中心），低カリウム血症
(3)アンドロゲン過剰症状：無月経，多毛

c）精神症状　Cushing 症候群の半数以上に精神症状が出現する．
気分障害型が最も多い．

(1)うつ状態：Cushing 症候群に伴う精神症状のなかで最も多い．
自責的となりメランコリー型を呈することが多い．しばしば微小妄
想などの精神病症状を伴う．また，不安焦燥を伴うことも多い．
(2)幻覚妄想状態：幻聴，被害妄想，思考障害などの精神病症状が
出現する．統合失調症と類似した病像を呈する．
(3)躁状態：Cushing 症候群患者では，しばしば不眠，多弁に始ま
り，多動，意欲亢進などの躁状態を呈することがある．
(4)記銘力障害：長期間の罹病患者では，記銘力障害が出現するこ

とがある．頭部 MRI にて海馬の萎縮などの所見が見られ，認知症の病像を呈する．

(5)せん妄：しばしば意識変容を伴い，興奮の強いせん妄状態に至ることがある．

d) 検査・診断

(1)デキサメタゾン抑制試験：午後 11 時に少量のデキサメタゾン 1 mg を服用させ，翌朝 8 時に採血を行い，血清コルチゾール値を測定する．少量のデキサメタゾンでコルチゾール値の抑制（正常：3 μg/dL 以下）を認めない場合は，大量のデキサメタゾン 8 mg を服用させ，コルチゾール値が抑制されるかどうかを調べる．カルバマゼピンはデキサメタゾン抑制試験の偽陽性を招く可能性があり，注意する．

(2)副腎シンチグラフィ：[131]I アドステロールで hot nodule の有無を見る．

(3)頭部 CT または頭部 MRI：Cushing 病では下垂体腺腫が見られる．

(4)腹部 CT：副腎肥大，副腎腺腫

(5)血液検査：WBC↑，K↓，耐糖能異常，高脂血症

(6)ホルモン検査：血中 ACTH 値上昇（早朝の正常値は 7.4〜55.7 pg/mL，検査法によって異なる）

(7)骨 X 線：骨折，骨粗鬆症などの有無を確認．

e) 精神神経症状の治療

- 原病である Cushing 症候群自体の治療が重要であり，向精神薬は対症的に使用される．抗うつ薬は SSRI または SNRI が第一選択となる．うつ病相と躁病相を伴う双極性障害を呈する場合は，気分安定薬を併用する．うつ状態に対する三環系抗うつ薬は，躁状態を誘発しやすく，注意を要する．幻覚妄想状態については，非定型抗精神病薬が第一選択となるが，Cushing 症候群では高率に糖尿病を合併するので耐糖能異常を来たしにくい薬剤を選択する．

(1)不眠

処方例 下記のいずれかを用いる．

1）マイスリー®（ゾルピデム 5 mg）　1 回 1〜2 錠　1 日 1 回　就寝前

2) サイレース®(フルニトラゼパム1mg) 1回1～2錠 1日1回 就寝前

(2) 抑うつ

処方例 下記のいずれかを用いる.

1) パキシル®(パロキセチン10mg) 1回1錠 1日1回夕から開始し，1回4錠 1日1回まで漸増可
2) サインバルタ®(デュロキセチン20mg) 1回1錠 1日1回から開始し，1回3錠 1日1回まで漸増可
3) ジェイゾロフト®(セルトラリン25mg) 1回1錠 1日1回夕から開始し，1回4錠 1日1回まで漸増可
4) レクサプロ®(エスシタロプラム10mg) 1回1錠 1日1回から開始し，1回2錠 1日1回まで漸増可

(3) 躁症状

処方例 下記のいずれかを用いる.

1) リーマス®(リチウム200mg) 1回1～2錠 1日2～3回
2) デパケン®(バルプロ酸200mg) 1回1～2錠 1日2～3回

(4) 幻覚・妄想

処方例 下記のいずれかを用いる.

1) リスパダール®(リスペリドン1mg) 1回1錠 1日1回または1日2回から開始し，6mg/日まで漸増可
2) ルーラン®(ペロスピロン4mg) 1回1錠 1日1回または1日2回から開始し，48mg/日まで漸増可

(5) せん妄

処方例 下記のいずれかを用いる.

1) 軽症あるいは予防目的 ロゼレム®(ラメルテオン8mg) 1回1錠 1日1回 就寝前(保険適用外)
2) 経口可能なら，リスパダール®(リスペリドン液1～2mL) 1回1mL 1日1回または1日2回(保険適用外)
3) 経口不可なら，セレネース®(ハロペリドール5mg)1A＋生食100mL 1時間で点滴(保険適用外)

(6) 不安焦燥

処方例 下記のいずれかを用いる.

1) デパス®(エチゾラム0.5mg) 1回1錠 不安時頓用 1日3回まで

2) メイラックス®(ロフラゼプ酸エチル1mg)　1回1錠　1日1回

- Cushing 症候群の精神症状に対して薬物療法が無効である場合には, 修正型電気けいれん療法の適応となる. 特に希死念慮が強く, 自殺の危険性があり切迫している場合には, 薬物療法よりも優先される.

C 副腎皮質機能低下症　副腎皮質ホルモンの産生・分泌低下によって引き起こされる病態である.

a) 分類

(1) **原発性**：Addison 病, 副腎結核, 自己免疫疾患など
(2) **続発性**：下垂体性(Sheehan 症候群など), 視床下部性(腫瘍, 脳炎など), 長期ステロイド内服

b) 身体症状　副腎結核によるものが多い.

(1) **コルチゾール欠乏症状**：やせ, 食欲不振, 易疲労感, 低血糖
(2) **アルドステロン欠乏症状**：高カリウム血症
(3) **アンドロゲン欠乏症状**：無月経
(4) **ACTH 過剰症状**：色素沈着(顔面, 頸部, 歯肉, 手指)

c) 精神症状

(1) **うつ状態**：副腎機能低下症の患者では, 一般健常群に比して気分障害の罹患率が 2.7 倍高くなる. 特にうつ状態が多く, 無気力, 脱力, 易疲労感, 精神運動制止が前景に立つ. 副腎皮質機能低下症による身体症状と区別がつきにくく, 最初に精神科を受診する例もしばしば見られる.
(2) **精神病症状**：うつ状態よりも頻度は少ないが, しばしば統合失調症に類似した幻覚・妄想状態を呈することがある.

d) 検査・診断

(1) **血液検査**：白血球↓, Na↓, K↑, 自己免疫疾患の場合は抗副腎抗体が陽性となる.
(2) **尿検査**：尿中 17-OHCS↓, 17-KS↑
(3) **ホルモン**：原発性では血中コルチゾール↓, 血中 ACTH↑となり, 続発性では血中コルチゾール↓, 血中 ACTH↓となる.
(4) **腹部 CT**：結核性の場合は副腎の石灰化など, 特発性の場合は副腎の萎縮を認める.

4 症状精神病・器質性精神病　　373

e）精神神経症状の治療

- 原病の治療を優先する．副腎皮質ステロイドの補充療法によっ
て，精神症状も改善する可能性がある．

> **処方例** ステロイド補充療法
>
> コートリル®（ヒドロコルチゾン）　1回20〜30 mg　起床時に2/3
> 量，昼または夕方に1/3量投与

- 上記によって改善しない場合には，向精神薬を使用する．

（1）不眠

> **処方例** 下記のいずれかを用いる．
>
> 1）ロゼレム®（ラメルテオン8 mg）　1回1錠　1日1回　就寝前
> 2）マイスリー®（ゾルピデム5 mg）　1回1〜2錠　就寝前
> 3）レンドルミン®（ブロチゾラム0.25 mg）　1回1錠　就寝前

（2）抑うつ

> **処方例** 下記のいずれかを用いる．
>
> 1）パキシル®（パロキセチン10 mg）　1回1錠　1日1回夕から開
> 始し，1回4錠　1日1回まで漸増可
> 2）サインバルタ®（デュロキセチン20 mg）　1回1錠　1日1回か
> ら開始し，1回3錠　1日1回まで漸増可
> 3）ジェイゾロフト®（セルトラリン25 mg）　1回1錠　1日1回夕
> から開始し，1回4錠　1日1回まで漸増可
> 4）レクサプロ®（エスシタロプラム10 mg）　1回1錠　1日1回か
> ら開始し，1回2錠　1日1回まで漸増可

（3）精神病症状

> **処方例** 下記のいずれかを用いる．
>
> 1）リスパダール®（リスペリドン1 mg）　1回1錠　1日1回また
> は1日2回から開始し，6 mg/日まで漸増可
> 2）エビリファイ®（アリピプラゾール6 mg）　1回1錠　1日1回
> から開始し，30 mg/日までで漸増可
> 3）ジプレキサ®（オランザピン5 mg）　1回1錠　1日1回から開
> 始し，20 mg/日まで漸増可
> 4）ルーラン®（ペロスピロン4 mg）　1回1錠　1日1回または1
> 日2回から開始し，48 mg/日まで漸増可

d **褐色細胞腫**　副腎髄質のカテコールアミン産生細胞から発生す
る腫瘍で，カテコールアミンの過剰症状が引き起こされる疾患であ

る．多くは良性腫瘍であるが，10% は悪性腫瘍であるといわれている．

a) 身体症状

- **カテコールアミン過剰症状**：持続性または発作性頭痛，高血圧（ときに悪性高血圧），起立性低血圧，代謝亢進，高血糖，多汗，動悸
- 抗うつ薬を服用している患者でしばしば無症候性の褐色細胞腫が顕在化することがあり，高血圧，頭痛，嘔気などの身体症状が出現する．抗うつ薬内服患者でこのような症状が見られた場合には，セロトニン症候群とともに褐色細胞腫も疑う必要がある．

b) 精神症状

(1) **うつ状態**：持続性頭痛のある患者に多いとされている．
(2) **不安，パニック発作**：発作性頭痛のある患者に多い．一般的なパニック障害と異なり，広場恐怖などは見られないことが多い．

c) 検査・診断

(1) **血液検査**：血中カテコールアミン↑
(2) **尿検査**：尿中 VMA↑
(3) **腹部超音波，腹部 CT，腹部 MRI**：本腫瘍は比較的大型になりやすく，部位診断に必須．
(4) **副腎シンチグラフィ**：^{131}I-MIBG の取り込みの亢進

d) 精神神経症状の治療

- 原疾患に対する治療が中心となる．腫瘍に対する外科的治療によって，精神症状も改善することが多い．
- 不安，抑うつに対してはベンゾジアゼピン系薬剤を中心に対症療法を行う．血中カテコールアミン濃度を上昇させる三環系抗うつ薬や SSRI などの抗うつ薬の使用は，褐色細胞腫の発症や増悪を招くために投与は控えたほうがよい．

(1) **不安焦燥**

処方例 下記のいずれかを用いる．

1) ワイパックス®（ロラゼパム 0.5 mg）　1回1錠　不安時頓用　3回/日まで
2) メイラックス®（ロフラゼプ酸エチル 1 mg）　1回1錠　1日1回

(2)不眠

処方例 下記のいずれかを用いる.

1) ロゼレム®(ラメルテオン 8 mg) 1回1錠 1日1回 就寝前
2) マイスリー®(ゾルピデム 5 mg) 1回1〜2錠 就寝前
3) レンドルミン®(ブロチゾラム 0.25 mg) 1回1錠 就寝前

(3)抑うつ

処方例 下記のいずれかを用いる.

1) メイラックス®(ロフラゼプ酸エチル 1 mg) 1回1錠 1日1回
2) リーマス®(リチウム 200 mg) 1回1〜2錠 1日2〜3回

抗うつ薬の使用は避けたほうがよい.

e 副甲状腺機能亢進症 副甲状腺ホルモン(PTH)産生過剰または低カルシウム血症による PTH 分泌亢進により,電解質,骨病変などの多様な症状を呈する病態である.

a) 分類

(1)原発性:副甲状腺腫,過形成などが原因となる.
(2)続発性:慢性腎不全,くる病,ビタミン D 欠乏などが原因となる.

b) 身体症状

(1)骨病変:病的骨折,骨炎,骨痛
(2)高カルシウム血症による症状:悪心,嘔吐,筋力低下,意識障害,消化器症状(潰瘍形成,膵炎),腎濃縮力障害(多飲,多尿),腎結石
(3)高カルシウム血症性クリーゼ:急激な血中 Ca 濃度の上昇により,悪心,嘔吐をきたし,意識障害に至る.

c) 精神症状
副甲状腺機能亢進症に特異的な精神症状はない.急性発症の場合は,外因反応型に一致した経過をたどる.慢性経過の場合は,抑うつ気分,無気力,情動不安定などの症状が見られる.高カルシウム血症が増悪すると,せん妄や意識障害を生じることがある.

d) 検査・診断

(1)血液検査:Ca↑,P↓(続発性では Ca↓),代謝性アシドーシス
(2)尿検査:尿中 Ca↑,尿中 cAMP↑
(3)ホルモン:血清 PTH↑,血清 1,25-(OH)2-D3↑,血清オステオ

カルシン(BGP)↑

(4)骨X線：病的骨折，骨破壊像，骨膜下骨吸収，歯槽硬線の消失，腰椎側面の縞模様

(5)心電図：QT短縮

(6)副甲状腺エコー：腺腫の部位診断に必須

(7)頸部CT：部位診断に有用

(8)副甲状腺シンチグラフィ：^{99m}Tc-MIBIの取り込み

(9)腎エコー，腹部CT：腎結石，腎石灰化などの所見を認めることがある．

e) 精神神経症状の治療

- 腺腫，過形成の場合には切除が基本である．続発性副甲状腺機能亢進症に対しては，低カルシウム血症に対して活性型ビタミンD，乳酸カルシウムなどを投与する．

- 続発性副甲状腺機能亢進症の低カルシウム血症

処方例 下記のいずれかを用いる．

1) カルタン®(炭酸カルシウム 500 mg) 1回2錠 1日3回
2) アルファロール®(アルファカルシドール) 0.5〜1.0 µg 1回1錠 朝食後

- 精神症状に対しては，対症療法的に向精神薬を選択する．

(1)不安，情動不安定

処方例 下記のいずれかを用いる．

1) ワイパックス®(ロラゼパム 0.5 mg) 1回1錠 不安時頓用 1日3回まで
2) メイラックス®(ロフラゼプ酸エチル 1 mg) 1回1錠 1日1回

(2)不眠

処方例 下記のいずれかを用いる．

1) ロゼレム®(ラメルテオン 8 mg) 1回1錠 1日1回 就寝前
2) マイスリー®(ゾルピデム 5 mg) 1回1〜2錠 就寝前
3) レンドルミン®(ブロチゾラム 0.25 mg) 1回1錠 就寝前

(3)せん妄

処方例 下記のいずれかを用いる．

1) 軽症あるいは予防目的 ロゼレム®(ラメルテオン 8 mg) 1回1錠 1日1回 就寝前(保険適用外)

4 症状精神病・器質性精神病　377

2) 経口可能なら，リスパダール®（リスペリドン液 1〜2 mL）　1 回
　　1 mL　1 日 1 回または 1 日 2 回（保険適用外）
3) 経口不可なら，セレネース®（ハロペリドール 5 mg）1 A＋生食
　　100 mL　1 時間で点滴（保険適用外）

f　副甲状腺機能低下症　種々の原因により PTH の作用不足により
低カルシウム血症，高リン血症による症状を呈する病態をいう.

a) 分類
(1)続発性：甲状腺摘出術後など，二次的な PTH 産生・分泌低下に
よる.
(2)偽性：PTH に対する腎・骨の不応症により，副甲状腺機能低下
症に似た症状を呈する.
(3)特発性：Di George 症候群など

b) 身体症状　低カルシウム血症による症状：テタニー（四肢強直性
けいれん），心収縮力低下，低血圧，悪心，下痢，皮膚乾燥など

c) 精神症状　本症に特異的な精神症状はないが，低カルシウム血
症や低マグネシウム血症に関連した一過性の精神症状が出現するこ
とがある. 特にせん妄が多いが，幻覚妄想状態やてんかんが出現す
ることもある. また，先天性の特発性副甲状腺機能低下症では，精
神遅滞が多く見られる.

d) 検査・診断
(1)血液検査：Ca↓，P↑
(2)ホルモン：続発性では PTH↓，偽性では PTH↑
(3)心電図：QT 延長
(4)頭部 CT：大脳基底核や前頭葉白質に異所性石灰化像
(5)異常脳波：びまん性徐波，不規則化した基礎律動，突発性の高
振幅徐波や棘波などが出現するが，血清電解質の正常化とともに改
善する.

e) 精神神経症状の治療
• 原病の治療を優先し，血清 Ca 値を正常化することが最も重要で
ある. 血清 Ca 値が正常化した 1〜4 週後に，精神症状が改善し
てくることが多い.
• 低カルシウム血症には活性型ビタミン D を用いる.

処方例
アルファロール®（アルファカルシドール）　2〜4 µg　1 回 1 錠　1

378　Ⅲ　精神科と関連の深い身体合併症，身体疾患に起因する精神症状

日１回
• 以下の向精神薬は対症的に使用する.

（1）不安，情動不安定

処方例　下記のいずれかを用いる.

1) ワイパックス®（ロラゼパム 0.5 mg）　１回１錠　不安時頓用　3回/日まで
2) メイラックス®（ロフラゼプ酸エチル１mg）　１回１錠　１日１回

（2）不眠

処方例　下記のいずれかを用いる.

1) ロゼレム®（ラメルテオン８mg）　１回１錠　１日１回　就寝前
2) マイスリー®（ゾルピデム５mg）　１回１〜２錠　１日１回　就寝前
3) レンドルミン®（ブロチゾラム 0.25 mg）　１回１錠　１日１回　就寝前

（3）せん妄

処方例　下記のいずれかを用いる.

1) 軽症あるいは予防目的　ロゼレム®（ラメルテオン８mg）　１回１錠　１日１回　就寝前（保険適用外）
2) 経口可能なら，リスパダール®（リスペリドン液１〜2 mL）　１回１mL　１日１回または１日２回（保険適用外）
3) 経口不可なら，セレネース®（ハロペリドール５mg）１A＋生食 100 mL　１時間で点滴（保険適用外）

4　膠原病および類縁疾患

a　全身性エリテマトーデス（SLE）　抗核抗体などの自己抗体が産出され，全身にさまざまな障害を引き起こす多臓器障害性の自己免疫疾患である.

a）身体症状　多様な全身症状が出現する. 表23 に SLE の診断基準を示した.

b）精神神経症状　SLE に見られる中枢神経症状は，精神症状と神経症状を一括して CNS ループスとよばれていたが，近年は neuropsychiatric syndrome of SLE（NPSLE）として新たな分類が提唱されている. SLE と診断されてから１〜５年以内に精神症状を発症す

4 症状精神病・器質性精神病 379

表23 SLEの診断基準（米国リウマチ学会）

1. 顔面（頬部）紅斑
2. 円板状皮疹（ディスコイド疹）
3. 光線過敏症
4. 口腔潰瘍（無痛性で口腔あるいは鼻咽喉に出現）
5. 非びらん性関節炎（2関節以上）
6. 漿膜炎
   (a)胸膜炎または(b)心膜炎
7. 腎障害
   (a)0.5 g/日以上または＋＋＋以上の持続性蛋白尿または(b)細胞性円柱
8. 神経障害
   (a)けいれんまたは(b)精神障害
9. 血液異常
   (a)溶血性貧血または
   (b)白血球減少（＜4,000/μL）または
   (c)リンパ球減少（＜1,500/μL）または
   (d)血小板減少症（＜10,000）
10. 免疫異常
    (a)抗2本鎖DNA抗体陽性または
    (b)抗Sm抗体陽性または
    (c)抗リン脂質抗体陽性
       (1)IgGまたはIgM抗リン脂質抗体の異常値
       (2)ループ抗凝固因子陽性
       (3)梅毒血清反応生物学的偽陽性，のいずれかによる
11. 抗核抗体陽性

上記の4項目以上を満たす場合，全身性エリテマトーデスと分類する．

る例が多いが，しばしば精神症状が身体症状に先行して発症することがある．多くは，精神症状と神経症状が混在していることが多い．SLE患者はステロイドを服用していることが多いので，ステロイド精神病との鑑別が必要となる．

(1)幻覚妄想状態：幻聴や被害妄想など統合失調症に類似した精神病症状を認める．しばしば緊張病症状や昏迷も見られる．急性発症例では，ときに錯乱状態を呈することもある．また慢性化し，人格変化をきたすことがある．

(2)意識障害，せん妄：急性に発症し，外因反応型に一致する経過を示す場合には，意識障害やせん妄が見られる．

(3)けいれん発作：CNS ループスのなかで最も多い症状である．

(4)気分障害：うつ状態が一般的であるが，躁状態を呈することもまれではない．強い希死念慮を伴うことが少なくなく，自殺企図に注意する必要がある．

(5)認知症：まれに健忘，認知機能の全般的低下を認めることがある．一部は治療によって改善することもあるので，治療可能な認知症に分類される．

(6)その他の神経症状：頭痛，神経炎，無菌性髄膜炎，脳血管障害，脱髄性症候など

c) 検査・診断

(1)血液検査：末梢血では，3 系統とも減少傾向となる．WBC＜4,000，リンパ球＜1,500，血小板＜10 万

(2)炎症反応：赤沈亢進，CRP（−～±），γグロブリン↑（特に IgG）

(3)免疫：血清補体価↓（活動性の指標），抗核抗体（＋），特に抗 2 本鎖 DNA 抗体（＋）（疾患特異性が高く，活動性の指標となる），抗 Sm 抗体（＋）（疾患特異性が高い），抗リン脂質抗体（＋），生物学的偽陽性〔STS（＋），TPHA（−），FTA−ABS（−）〕

(4)尿検査：ループス腎炎では，尿潜血（＋），尿蛋白（＋）

(5)脳波：発作性律動異常が多い．意識障害を伴うものでは，基礎波の徐波化（非特異的）を認める．

(6)頭部 MRI：CNS ループスでは，T2 強調画像や DWI で，血管走行と一致しない高信号域を認めることがあるが，治療後に改善することが多い．しばしば大脳萎縮を認める．

(7)髄液検査：急性発症の場合には，他の中枢神経疾患との鑑別のために必要．CNS ループスの活動期には，IgG インデックスが上昇する．ほかに IL−6，IFN−α の上昇を認める．

d) 精神神経症状の治療

- 原病の治療が基本である．SLE の治療薬としては，ステロイド，免疫抑制薬があり，内科医の判断にて投与する．CNS ループスでは，プレドニゾロン 50～100 mg/日の大量療法を行う．通常は約 4 週間投与した後，1～2 週ごとに漸減していく．重篤な症例では，ステロイドパルス療法が選択される．ステロイド抵抗性の症例では，シクロフォスファミドなどの免疫抑制薬が使用される．また，ステロイドの増量に続いて精神症状が出現した場合に

は，ステロイド精神病を疑う．ステロイド精神病の場合には，逆にステロイドの減量が必要となるため，鑑別には注意を要する．

- 向精神薬は上記の治療にて精神症状が改善しない場合に，対症的に使用する．

(1) 不眠

処方例 下記のいずれかを用いる．

1) ロゼレム®（ラメルテオン8 mg）　1回1錠　1日1回　就寝前
2) マイスリー®（ゾルピデム5 mg）　1回1～2錠　1日1回　就寝前
3) レンドルミン®（ブロチゾラム0.25 mg）　1回1錠　1日1回　就寝前

(2) うつ状態

処方例 下記のいずれかを用いる．

1) パキシル®（パロキセチン10 mg）　1回1錠　1日1回夕から開始し，1回4錠　1日1回まで漸増可
2) サインバルタ®（デュロキセチン20 mg）　1回1錠　1日1回から開始し，1回3錠　1日1回まで漸増可　腎障害のある場合は投与しない
3) ジェイゾロフト®（セルトラリン25 mg）　1回1錠　1日1回夕から開始し，1回4錠　1日1回まで漸増可
4) レクサプロ®（エスシタロプラム10 mg）　1回1錠　1日1回から開始し，1回2錠　1日1回まで漸増可

(3) 躁症状

処方例 下記のいずれかを用いる．

1) リーマス®（リチウム200 mg）　1回1～2錠　1日2～3回　腎障害がある場合は注意が必要
2) デパケン®（バルプロ酸200 mg）　1回1～2錠　1日2～3回

(4) けいれん

処方例 下記のいずれかを用いる．

1) デパケン®（バルプロ酸200 mg）　1回1～2錠　1日2～3回
2) テグレトール®（カルバマゼピン200 mg）　1回1～2錠　1日2～3回
3) アレビアチン®（フェニトイン200～300 mg）　1回1錠　1日3回

(5) 精神病症状

処方例 下記のいずれかを用いる.

1) リスパダール®(リスペリドン 1 mg) 1回1錠 1日1回または1日2回から開始し, 6 mg/日まで漸増可
2) エビリファイ®(アリピプラゾール 6 mg) 1回1錠 1日1回から開始し, 30 mg/日までで漸増可
3) ジプレキサ®(オランザピン 5 mg) 1回1錠 1日1回から開始し, 20 mg/日まで漸増可
4) ルーラン®(ペロスピロン 4 mg) 1回1錠 1日1回または1日2回から開始し, 48 mg/日まで漸増

(6) せん妄

処方例 下記のいずれかを用いる.

1) 軽症あるいは予防目的 ロゼレム®(ラメルテオン 8 mg) 1回1錠 1日1回 就寝前(保険適用外)
2) 経口可能なら, リスパダール®(リスペリドン液 1~2 mL) 1回1 mL 1日1回または1日2回(保険適用外)
3) 経口不可なら, セレネース®(ハロペリドール 5 mg)1 A+生食100 mL 1時間で点滴(保険適用外)

(7) 不安焦燥

処方例 下記のいずれかを用いる.

1) ワイパックス®(ロラゼパム 0.5 mg) 1回1錠 不安時頓用 1日3回まで
2) メイラックス®(ロフラゼプ酸エチル 1 mg) 1回1錠 1日1回

• 急性の錯乱状態や, 希死念慮が強く自殺のおそれが高い切迫した状態にある場合には, 薬物療法の効果発現を待てないこともある. そのような場合は, 効果発現が迅速な修正型電気けいれん療法の施行を検討する.

b Behçet 病 膠原病類縁疾患で, 全身性の小血管炎による多様な症状を呈する疾患である. しばしば中枢神経症状を併発し, 神経Behçet とよばれる.

a) 身体症状 Behçet 病の症状は表24 に示したように多様である.

b) 精神神経症状 Behçet 病の精神神経症状は一般に遅発性で, 発病から数年の経過で出現することが多い. 神経 Behçet の約 40% で

4 症状精神病・器質性精神病 383

表 24 **Behçet 病の診断基準**

1. 主症状
   (1) 口腔粘膜の再発性アフタ性潰瘍.
   (2) 皮膚症状：(a) 結節性紅斑，(b) 皮下の血栓性静脈炎，(c) 毛嚢炎様皮疹，ざ瘡様皮疹. 参考所見：皮膚の被刺激性亢進.
   (3) 眼症状：(a) 虹彩毛様体炎，(b) 網膜ぶどう膜炎(網脈絡膜炎) (c) 以下の所見があれば(a)，(b) に準じる. 〔(a)，(b) を経過したと思われる〕虹彩後癒着，水晶体上色素沈着，網脈絡膜萎縮，視神経萎縮，併発白内障，続発緑内障，眼球癆.
   (4) 外陰部潰瘍.
2. 副症状
   (1) 変形や硬直を伴わない関節炎.
   (2) 副睾丸炎.
   (3) 回盲部潰瘍に代表される消化器病変.
   (4) 血管病変.
   (5) 中等度以上の中枢神経病変.
3. 病型診断の基準
   (1) 完全型：経過中に 4 主症状が出現したもの.
   (2) 不全型：(a) 経過中に 3 主症状，あるいは 2 主症状と 2 幅症状が出現したもの. (b) 経過中に定型的眼症状とその他の 1 主症状，あるいは 2 副症状が出現したもの.
   (3) 疑い：主症状の一部が出没するが，不全型の条件を充たさないもの. および定型的な副賞状が反復あるいは増悪するもの.
   (4) 特殊病型：(a) 腸管 Behçet 病，(b) 血管 Behçet 病，(c) 神経 Behçet 病
4. 参考となる検査所見
   (1) 皮膚の針反応
   (2) 炎症反応：赤血球沈降速度の亢進，血清 CRP の陽性化，末梢白血球数の増加，HLA-B51(B5)の陽性

(http://www.mhlw.go.jp/file/06-Seisakujouhou-10900000-Kenkoukyoku/0000089968.pdf)

精神症状を認めるとされる. 精神症状は多彩で，緩徐に進行する.
(1) 幻覚妄想：統合失調症との鑑別が必要な状態像を呈する.
(2) 意識障害：意識混濁やせん妄などの外因反応型の病像を呈することがある.
(3) 認知症：感情鈍麻，不潔行為，児戯性，抑制欠如，自発性低下などの皮質下性認知症の病像を呈することが多い.
(4) 人格変化：上記の症状が長い期間のうちに進行し，最終的に人格水準の低下した荒廃状態に至ることがある.

(5) **神経症状**：頭痛，顔面神経麻痺，眼球運動障害，脱力感，歩行障害，四肢のしびれなどが見られる．

c) 検査・診断

(1) **血液検査**：WBC↑，CRP（+），赤沈↑，IgA↑，IgD↑，血清補体価↑，HLA-B51（+）

(2) **針反応陽性**：滅菌注射針の刺入により，24～48時間後に径2mm以上の無菌性小膿疱や紅斑の形成を見る．

(3) **頭部CT**：大脳萎縮，脳室拡大，脳幹萎縮など

(4) **頭部MRI**：T2強調画像やFLAIRで大脳皮質下に多発性・散在性の高信号域を認める．脳幹病変，基底核病変の頻度が高い．多発性硬化症と異なり，脳室周囲，脳梁，脳幹被蓋部はまれである．

(5) **脳波**：全般性徐波化傾向

(6) **髄液検査**：圧亢進，蛋白↑，細胞↑（初期は好中球，その後リンパ球が主体となる），IL-6↑

d) 精神神経症状の治療

- 原病のBehçet病の治療が基本である．治療の主体はステロイドであるが，治療抵抗型や慢性進行型では免疫抑制薬を併用することもある．急性発症や重症型の場合には，ステロイドパルスを行う．眼症状にはステロイド点眼薬，皮膚症状にはステロイド軟膏を使用する．

> **処方例**
> ソル・メドロール®（プレドニゾロン）　30～60 mg/日　1日1～3回で開始し，2～3か月かけて漸減

- 上記の治療によって精神症状が改善しない場合には，対症的に向精神薬を使用する．

(1) **不眠**

> **処方例**　下記のいずれかを用いる．
> 1) ロゼレム®（ラメルテオン8 mg）　1回1錠　1日1回　就寝前
> 2) マイスリー®（ゾルピデム5 mg）　1回1～2錠　1日1回　就寝前
> 3) レンドルミン®（ブロチゾラム0.25 mg）　1回1錠　1日1回　就寝前

(2) けいれん

処方例 下記のいずれかを用いる.

1) デパケン®(バルプロ酸 200 mg) 1回 1~2 錠 1日 2~3 回
2) テグレトール®(カルバマゼピン 200 mg) 1回 1~2 錠 1日 2~3 回
3) アレビアチン®(フェニトイン 200~300 mg) 1回 1 錠 1日 3 回

(3) うつ状態

処方例 下記のいずれかを用いる.

1) パキシル®(パロキセチン 10 mg) 1回 1 錠 1日 1回夕から開始し, 1回 4 錠 1日 1回まで漸増可
2) サインバルタ®(デュロキセチン 20 mg) 1回 1 錠 1日 1回から開始し, 1回 3 錠 1日 1回まで漸増可
3) ジェイゾロフト®(セルトラリン 25 mg) 1回 1 錠 1日 1回夕から開始し, 1回 4 錠 1日 1回まで漸増可
4) レクサプロ®(エスシタロプラム 10 mg) 1回 1 錠 1日 1回から開始し, 1回 2 錠 1日 1回まで漸増可

(4) 精神病症状

処方例 下記のいずれかを用いる.

1) リスパダール®(リスペリドン 1 mg) 1回 1~2 錠 1日 1回または 1日 2 回から開始し, 6 mg/日まで漸増可
2) エビリファイ®(アリピプラゾール 6 mg) 1回 1 錠 1日 1回から開始し, 30 mg/日までで漸増可
3) ジプレキサ®(オランザピン 5 mg) 1回 1 錠 1日 1回から開始し, 20 mg/日まで漸増可
4) ルーラン®(ペロスピロン 4 mg) 1回 1 錠 1日 1回または 1日 2 回から開始し, 48 mg/日まで漸増可

(5) せん妄

処方例 下記のいずれかを用いる.

1) 軽症あるいは予防目的 ロゼレム®(ラメルテオン 8 mg) 1回 1 錠 1日 1回 就寝前(保険適用外)
2) 経口可能なら, リスパダール®(リスペリドン液 1~2 mL) 1日 1回または 1日 2 回(保険適用外)
3) 経口不可なら, セレネース®(ハロペリドール 5 mg)1A＋生食

100 mL　1時間で点滴(保険適用外)

(6)不安焦燥

> **処方例** 下記のいずれかを用いる.

1) ワイパックス®(ロラゼパム 0.5 mg)　1回1錠　不安時頓用　3回/日まで
2) メイラックス®(ロフラゼプ酸エチル1 mg)　1回1錠　1日1回

---

5 心血管呼吸器疾患

a 低酸素血症, 慢性呼吸不全

呼吸不全とは, 室内気吸入時のPaO$_2$ が 60 mmHg 以下となる呼吸障害で, これが少なくとも1か月以上持続するものを慢性呼吸不全という. 呼吸不全には, PaCO$_2$ が 45 mmHg 以下のⅠ型と, PaCO$_2$ が 45 mmHg を超えて異常な高値を示すⅡ型とがある.

a) 精神症状　基礎疾患が治癒不能な慢性呼吸不全の場合には, できるだけ高い QOL と ADL を維持することが主眼となるが, 以下の精神症状は在宅酸素療法や NIPPV(非侵襲的陽圧換気法)の妨げとなり, 結果的に QOL や ADL の低下につながりやすい.

(1)うつ状態：長期の呼吸不全状態や ADL の低下, 入退院の繰り返し, 在宅酸素療法や NIPPV の負担などの身体的・社会的要因から, しばしば抑うつ症状を呈する.

(2)不安障害, パニック発作：慢性呼吸不全のある患者では, しばしば不安・焦燥やパニック発作が見られる. 呼吸障害の程度に比較して, 異常に強い呼吸困難感の訴えが診断の手がかりとなる. 背景には, 慢性呼吸不全患者における二酸化炭素に対する過感受性の存在が考えられている. β$_2$ 刺激薬は, パニック発作を誘発することがあるため, 使用には注意が必要である. 不安症状は夕方から夜間にかけて増悪することが多く, 不眠の原因ともなりやすい.

(3)せん妄, 意識障害：低酸素状態は, せん妄の主要な危険因子の1つである. 高齢者で, 特に認知症や他の身体合併症がある患者では, せん妄のリスクはさらに高まる. せん妄は夜間に増悪しやすく, PaO$_2$ が 40 mmHg 以下の場合に多いとされる. 慢性の低酸素状態により, 軽度の認知障害や意識障害が見られる. 軽度の意識障害は, 集中力低下, 自発性欠如, 見当識障害しか出現しないことも

あり，ときに見過ごされることがある．低酸素状態や炭酸ガスの蓄積が進むと，昏睡状態に陥る．

b）検査

(1)血液ガス検査：慢性呼吸不全のある患者で，せん妄が出現・悪化した場合には，血液ガスの測定を行い，血中の PaO_2 と $PaCO_2$ を調べる．

(2)X線検査，一般血液検査：肺炎の併発がないか調べる．

c）精神神経症状の治療
安定期にある慢性呼吸不全の場合には，在宅酸素療法，呼吸リハビリテーション，薬物療法が基本である．PaO_2 を 70〜100 mmHg の範囲内に保つように管理する．向精神薬は対症療法的に使用するが，抗コリン作用のある薬剤は，気道分泌物の減少から喀痰の粘稠性を高め，呼吸不全を悪化させるリスクがあるので注意する．また，ベンゾジアゼピン系抗不安薬や睡眠薬は，呼吸抑制から CO_2 ナルコーシスを招く可能性があるため，短時間作用型の薬剤をできるだけ少ない用量で投与する．

(1)うつ状態

処方例 下記のいずれかを用いる．

1) パキシル®（パロキセチン 10 mg）　1回1錠　1日1回夕から開始し，1回4錠　1日1回まで漸増可
2) サインバルタ®（デュロキセチン 20 mg）　1回1錠　1日1回から開始し，1回3錠　1日1回まで漸増可
3) ジェイゾロフト®（セルトラリン 25 mg）　1回1錠　1日1回夕から開始し，1回4錠　1日1回まで漸増可
4) レクサプロ®（エスシタロプラム 10 mg）　1回1錠　1日1回から開始し，1回2錠　1日1回まで漸増可

(2)不眠

処方例 下記のいずれかを用いる．

1) ロゼレム®（ラメルテオン 8 mg）　1回1錠　1日1回　就寝前
2) マイスリー®（ゾルピデム 5 mg）　1回1〜2錠　不眠時頓用
3) レンドルミン®（ブロチゾラム 0.25 mg）　1回1錠　不眠時頓用

(3)せん妄

処方例 下記のいずれかを用いる．

1) 軽症あるいは予防目的　ロゼレム®（ラメルテオン 8 mg）　1回1錠　就寝前（保険適用外）

2) 経口可能なら，リスパダール®（リスペリドン液 0.5～2 mL）　1日1回または1日2回（保険適用外）

3) 経口不可なら，セレネース®（ハロペリドール 5 mg）0.5～1 A＋生食 100 mL　1時間で点滴（保険適用外）

b 急性冠症候群（ACS）のうつ病
心筋梗塞を患った患者の約 20%以上が，うつ病を併発するといわれている．また，急性冠症候群（acute coronary syndrome：ACS）を対象とした研究でも，約 10～20% の患者で中等度以上のうつ病が併発するという報告がなされている．うつ病の併発は，心筋梗塞や ACS の長期予後における主要な悪化因子の1つである．

a) 精神症状
心筋梗塞後の抑うつ症状は，梗塞後3か月以内に出現することが多い．心筋梗塞後にうつ病を併発した患者では，有意に死亡率が高いという報告や，その後の心筋梗塞の再発のリスクが高まるという報告も見られる．うつ病に伴う不安焦燥や，パニック発作なども ACS の経過に影響を与える．ACS に合併するうつ病の危険因子として最も重要なのは，過去のうつ病の罹患歴である．逆に，ACS に伴ううつ病を治療することにより，患者の生命予後や QOL の改善につながる．

b) 精神神経症状の治療
心筋伝導障害，QTc 延長をきたしにくい抗うつ薬を選択する．また，抗不安効果が強いものを選ぶとよい．QTc 延長作用は三環系抗うつ薬で最も強いため，SSRI や SNRI が第一選択となる．降圧薬との薬物相互作用にも注意する．薬物療法とともに，一部の患者では認知行動療法（CBT）の併用も効果的である．

(1) うつ状態

> **処方例** 下記のいずれかを用いる．

1) パキシル®（パロキセチン 10 mg）　1回1錠　1日1回夕から開始し，1回4錠　1日1回まで漸増可

2) サインバルタ®（デュロキセチン 20 mg）　1回1錠　1日1回から開始し，1回3錠　1日1回まで漸増可

3) ジェイゾロフト®（セルトラリン 25 mg）　1回1錠　1日1回夕から開始し，1回4錠　1日1回まで漸増可

4) レクサプロ®（エスシタロプラム 10 mg）　1回1錠　1日1回から開始し，1回2錠　1日1回まで漸増可

(2) パニック障害

処方例 下記のいずれかを用いる.

1) パキシル®(パロキセチン10 mg) 1回1錠 1日1回夕から開始し, 1回4錠 1日1回まで漸増可
2) デプロメール®(フルボキサミン25 mg) 1回1錠 1日2回から開始し, 1回2錠 1日3回まで漸増可

(3) 不安焦燥

処方例 下記のいずれかを用いる.

1) ワイパックス®(ロラゼパム0.5 mg) 1回1錠 不安時頓用 1日3回まで
2) メイラックス®(ロフラゼプ酸エチル1 mg) 1回1錠 1日1回

6 薬剤性精神障害

a ステロイド誘発性精神障害 副腎皮質ステロイドによる精神障害は, ステロイド服用患者全体の約10%に出現する. プレドニゾロン換算で40 mg/日以上になると症状が出現しやすくなる. また, 男性よりも女性のほうが約2倍多い.

a) 精神症状

(1) **不眠**:ステロイドの服用開始後に最もよく見られる症状である. ただの不眠ではなく, せん妄に進展したり, 躁状態やうつ状態が背景にあることもあり, 注意を要する.

(2) **気分障害**:ステロイドによって誘発された精神障害のなかでは, 気分障害が最も多く, なかでも特に躁状態が多く見られる. しばしば, 重篤化して精神病症状を伴ったり, 希死念慮が高まることがある. また, ステロイドを中止した後も, 周期的な気分変動が持続する例が少なくない.

(3) **ステロイド認知症**(steroid dementia syndrome):副腎皮質ステロイドの服用によって, 記銘力障害, 健忘, 失見当などの認知症症状が出現することがある. 海馬は副腎皮質ステロイドの受容体が多く発現している部位であり, 副腎皮質ステロイドによる認知症症状には海馬の機能不全が関与していると考えられている. 副腎皮質ステロイドによる認知症症状は用量依存性に出現しやすくなり, 原因薬剤の中止によって改善するという点では, 治療可能な認知症に分類

される．しかし，なかには副腎皮質ステロイドの中止後も認知症症状が遷延するものがあり，注意が必要である．

(4)精神病症状，せん妄：副腎皮質ステロイドの服用によって，統合失調症様の幻覚妄想状態を呈することがある．意識障害，失見当，覚醒リズム障害などが見られる場合はせん妄を疑う．

b) 精神神経症状の治療

- まず，原因薬剤を中止または減量することが重要である．副腎皮質ステロイドの中止によって，精神症状は改善することが多い．しかし，急激な減量は危険であり，原疾患によってはステロイドの減量が困難な場合もある．このような場合に，向精神薬による薬物療法や電気けいれん療法を考慮する．

- 副腎皮質ステロイドによって誘発された気分障害に対しては，炭酸リチウム製剤が第一選択となる．また，他の気分安定薬も有効であるが，カルバマゼピンは薬剤併用時の相互作用を招くため，使用しないほうがよい．リチウム製剤は，ステロイド誘発性精神障害に対して効果的であるばかりでなく，予防的に作用する可能性もある．SLEなどで腎障害のある患者に投与する場合は，少量から開始し，頻回に血中濃度を測定する．

- 副腎皮質ステロイドによって誘発されたうつ病に，三環系抗うつ薬を投与すると，しばしば抑うつ症状を悪化させたり，逆に躁転を招きやすいので使用しないほうがよい．これに対してSSRIは，ステロイド誘発性うつ病にも使用可能で，効果も確認されている．

- 精神病症状に対して，耐糖能異常をきたすことが多いオランザピンやクエチアピンの投与は避けたほうがよい．

- 希死念慮が急速に高まる例や，興奮が激しく早急な治療効果が求められる場合には，電気けいれん療法の適応となる．電気けいれん療法は，副腎皮質ステロイドを服用している患者に対しても安全に施行可能である．

- 向精神薬の処方例は下記のとおり．

(1)不眠

処方例 下記のいずれかを用いる．

1) ロゼレム®（ラメルテオン8 mg）　1回1錠　1日1回　就寝前
2) マイスリー®（ゾルピデム5 mg）　1回1～2錠　就寝前

3) レンドルミン®（ブロチゾラム 0.25 mg）　1回1錠　1日1回
　　就寝前

(2) ステロイド誘発性気分障害

処方例　下記のいずれかを用いる．

1) リーマス®（リチウム 200 mg）　1回1〜2錠　1日2回または
　　1日3回で開始し，1,000 mg/日まで漸増可
　　開始後5日目の最後の服用から12時間後に血中濃度を測定する
　　（正常値：0.5〜1.0 mEq/L）．
2) デパケン®（バルプロ酸 200 mg）　1回1〜2錠　1日2回また
　　は1日3回で開始し，1,200 mg/日まで漸増可

(3) うつ状態

処方例　下記のいずれかを用いる．

1) パキシル®（パロキセチン 10 mg）　1回1錠　1日1回夕から開
　　始し，1回4錠　1日1回まで漸増可
2) サインバルタ®（デュロキセチン 20 mg）　1回1錠　1日1回か
　　ら開始し，1回3錠　1日1回まで漸増可
3) ジェイゾロフト®（セルトラリン 25 mg）　1回1錠　1日1回夕
　　から開始し，1回4錠　1日1回まで漸増可
4) レクサプロ®（エスシタロプラム 10 mg）　1回1錠　1日1回か
　　ら開始し，1回2錠　1日1回まで漸増可
　躁転に注意する

(4) 精神病症状

処方例　下記のいずれかを用いる．

1) リスパダール®（リスペリドン 1 mg）　1回1錠　1日1回また
　　は1日2回から開始し，6 mg/日まで漸増可
2) エビリファイ®（アリピプラゾール 6 mg）　1回1錠　1日1回
　　から開始し，30 mg/日までで漸増可
3) ルーラン®（ペロスピロン 4 mg）　1回1錠　1日1回または1
　　日2回から開始し，48 mg/日まで漸増

(5) せん妄

処方例　下記のいずれかを用いる．

1) 軽症あるいは予防目的　ロゼレム®（ラメルテオン 8 mg）　1回
　　1錠　1日1回　就寝前（保険適用外）
2) 経口可能なら，リスパダール®（リスペリドン液 1〜2 mL）　1回

1 mL　1日1回または1日2回（保険適用外）

3) 経口不可なら，セレネース®（ハロペリドール5 mg）1 A＋生食 100 mL　1時間で点滴（保険適用外）

b　インターフェロンによる精神障害

インターフェロン α, β, γ は，悪性腫瘍，C型肝炎などのウイルス感染症，多発性硬化症の治療など，日常的によく使用される薬剤であるが，しばしばうつ病などの精神障害をきたすことで知られている．特にインターフェロン α は，最も頻繁に精神症状を誘発することで知られている．インターフェロン α 服用患者における精神障害の発生率は21～58%に及ぶと報告されている．

a) 身体症状

服用後初期から，発熱，倦怠感，関節痛などのインフルエンザ様症状が見られる．

b) 精神症状

(1) うつ状態：インターフェロン α によって引き起こされる精神障害のなかで最も多く，全体の約50%に出現するとされている．急性期のインフルエンザ症状よりも遅れ，服用後1週間後～数か月後より出現することが多い．不眠，焦燥感，意欲低下，自責感などの抑うつ症状が出現する．希死念慮を伴うことも多く，自殺企図に注意しなければならない．ちなみに，インターフェロン α による副作用として，倦怠感，食欲不振，疼痛，精神運動制止などがあり，うつ病との鑑別が困難な場合もあるが，一般にこれらの副作用はうつ病とは区別して考えられている．

(2) 躁状態：うつ病に比してはるかに少ないが，インターフェロン α によってまれに躁状態が誘発されることがある．イライラ，易怒，多動，誇大的な言動が特徴であるが，しばしば多幸的となる．C型肝炎患者で，リバビリンとインターフェロン α を併用している際に出現しやすい．また，抗うつ薬の副作用として躁転することもある．

(3) 急性錯乱・意識障害：高用量のインターフェロン α を非経口的な手段で急速に投与された場合に，しばしば興奮，意識障害，せん妄，興奮を伴う急性錯乱状態を呈することがある．歩行困難や言語障害も見られ，しばしばパーキンソニズムも出現する．また，幻覚や妄想などの精神障害も見られ，精神運動制止を示すこともある．非常に重篤な状態であるが，これらの症状はインターフェロン α を中止すると急速に消失することが多い．

4 症状精神病・器質性精神病 393

c) 危険因子 治療前の抑うつ気分や不安・焦燥感の存在は，インターフェロン α によるうつ病の危険因子として最も重要である．また，過去の精神疾患の既往歴，女性，インターフェロン α の用量の増加と治療期間の延長なども精神症状の危険因子となる．

d) 精神神経症状の治療

(1) うつ状態：軽度のうつ病の場合には，抗うつ薬を併用することによりインターフェロン療法を続けることが可能である．しかし，抗うつ薬の効果発現はときに 4～6 週を要するため，抑うつ症状が中等度～重度で速やかな効果発現が求められる場合には，インターフェロンを中止することが望ましい．インターフェロンの中止によって抑うつ症状は比較的速やか（1 週以内）に改善する．特にSNRI や三環系抗うつ薬など，セロトニンおよびカテコールアミン作動性の抗うつ薬が効果的であるとされている．

(2) 躁状態：躁状態が出現したら，インターフェロンを中止する必要がある．躁状態に対しては，通常の気分安定薬が効果的であるが，効果発現まで数日～数週を要する．抗うつ薬を服用している場合には，これを漸減中止する．

(3) 急性錯乱・意識障害：非常に重篤な状態であり，早急な対応が必要である．直ちにインターフェロンを中止し，興奮が強い場合は抗精神病薬の投与を検討する．興奮が激しい場合には，鎮静が必要となる．

(4) 処方例

• うつ状態

処方例 下記のいずれかを用いる．

1) サインバルタ®（デュロキセチン 20 mg） 1 回 1 錠　1 日 1 回から開始し，1 回 3 錠　1 日 1 回まで漸増可
2) ノリトレン®（ノルトリプチリン 25 mg） 1 回 1 錠　1 日 2 回から開始し，1 回 2 錠　1 日 3 回まで漸増可

• 躁状態

処方例 下記のいずれかを用いる．

1) リーマス®（リチウム 200 mg） 1 回 1 錠　1 日 2 回または 1 日 3 回で開始し，1,200 mg/日まで漸増可
開始後 5 日目の最後の服用から 12 時間後に血中濃度を測定する（正常値：0.5～1.0 mEq/L）．

2) デパケン®（バルプロ酸 200 mg）　1回1錠　1日2回または1日3回

• 不眠

処方例 下記のいずれかを用いる.

1) ロゼレム®（ラメルテオン 8 mg）　1回1錠　1日1回　就寝前
2) マイスリー®（ゾルピデム 5 mg）　1回1〜2錠　1日1回　就寝前
3) レンドルミン®（ブロチゾラム 0.25 mg）　1回1錠　1日1回　就寝前

• 急性錯乱, せん妄

処方例 下記のいずれかを用いる.

1) 経口可能なら, リスパダール®（リスペリドン液 1〜2 mL）　1回1 mL　1日1回または1日2回（保険適用外）
2) 経口不可なら, セレネース®（ハロペリドール 5 mg）1 A＋生食100 mL　1時間で点滴（保険適用外）

⊂ 精神障害を引き起こすその他の薬剤

a) β受容体遮断薬　脂溶性と水溶性があるが, 脂溶性のほうが中枢神経症状を誘発しやすい. なかでも, プロプラノロールで精神症状の報告が最も多い. 精神症状は用量依存性に発現し, うつ状態が典型的である. プロプラノロールの投与中に精神症状が出現したら, 水溶性β受容体遮断薬や他の降圧薬に変更する.

b) ジギタリス　古くからジギタリスが精神症状を誘発することが知られており, ジギタリスせん妄とよばれている. せん妄の経過中に, 精神運動抑制, 倦怠感, 食欲不振などが見られ, うつ状態に似た臨床像を呈することがある. ジギタリスは血中濃度の安全域が狭く, 血中濃度をこまめにモニタリングすることが重要である.

c) 抗不整脈薬　リドカインによる中枢神経症状はせん妄が一般的で, 10％に及ぶともいわれている.

d) H_2受容体拮抗薬　精神症状としては, せん妄, 見当識障害, 錯乱などが多い. 精神症状の頻度は, 0.2％以下といわれている. 多くは軽度の認知機能障害を呈するが, しばしば抑うつ状態を誘発することもある. せん妄は, 薬剤の開始後2日目と7日目に多いとされる. 投与中止により, 精神症状は改善する.

e) 鎮咳薬　メチルエフェドリンなどの成分による幻覚, 妄想, 抑

うつ状態などの報告がある.

f) 抗菌薬 ペニシリン系, セフェム系抗菌薬の投与により, けいれん, 不眠, 不安, 抑うつ, せん妄などの精神症状が誘発されることがある. 経口投与よりも静脈投与で報告が多い. ニューキノロン系抗菌薬と NSAIDs との併用により, けいれん発作の報告が蓄積している. 危険因子として, 高齢, 頭部外傷, 脳卒中, 過去のけいれんの既往などが挙げられる.

参考文献
・嶋田兼一, 前田潔：ヘルペス脳炎. 精神医学症候群 III, 別冊日本臨床, 2003
・柴田展人, 新井平伊：頭部外傷による高次機能障害, 精神症状. 精神科治療学 21(増刊号), 2006
・牛島亨和, 天野直二：脳腫瘍. 精神医学症候群 III, 別冊日本臨床, 2003
・Thomsen AF, et al：The risk of affective disorders in patients with adrenocortical insufficiency. Psychoneuroendocrinology 31：614-622, 2006
・Seelen M, de Meijer P, Meinders AE：Serotonin reuptake inhibitor unmasks a phaeochromocytoma. Ann Intern Med 126：333, 1997
・Rison CL, et al：Neuropsychiatric adverse effects of interferon-alpha：recognition and management. CNS Drugs 19：105-123, 2006
・前川和範：全身性エリテマトーデス(SLE)(CNS ループスを含む). 精神科治療学 21(増刊号), 2006
・Ellis JJ, et al：Depressive symptoms and treatment after acute coronary syndrome. Int J Cardiol 99：443-447, 2005

(高畑圭輔)

5 アルコール離脱症状, Wernicke 脳症

POINT

- **予防が重要**：アルコール離脱も，Wernicke 脳症も予防が可能である．リスクの高い患者はアルコール離脱予防にジアゼパム，Wernicke 脳症予防にチアミン（ビタミン B₁）をあらかじめ投与しておく．

- **合併する身体疾患に注意**：アルコール離脱を起こす患者は低栄養，肝障害，出血傾向，胃・食道静脈瘤，外傷，心疾患などに注意して検索を行う．特に肝障害の際は薬物代謝を考慮した治療を行う必要がある．

- **医原性 Wernicke 脳症に注意**：アルコール依存患者が食事を取れなくなり病院に搬送された際，チアミン（ビタミン B₁）を投与せずにブドウ糖入り点滴のみを投与され発症するパターンは多い．摂食障害でも同様の危険がある．リスクの高い患者には必ずチアミン（ビタミン B₁）を投与する．

1 アルコール離脱症状

a 概念

- アルコールの反復摂取，長期大量摂取者が飲酒を中断ないし減量した際に出現する一過性の症候群である．
- 離脱症状が認められる身体的状態を身体依存という．
- 栄養状態や睡眠状態が不良であったり，肝障害が重篤なほど離脱症状は出現しやすい．
- 統合失調症などの精神疾患患者においてアルコール依存を併存していることも多く，このような患者においては離脱症状の出現に注意を払う．
- 離脱症状の出現時期により早期症候群（小離脱）と後期症候群（大離脱）に分けられる．

b 臨床症状

- 早期症候群はアルコール離脱後 48 時間以内に起こり，動悸，頻脈，発汗，手指振戦，けいれん発作，イライラ感，不安焦燥，抑うつ，不眠，一過性の幻覚などが見られる．

5 アルコール離脱症状，Wernicke 脳症　397

表25　アルコール離脱症状の診断基準

A. 大量かつ長期間にわたっていたアルコール使用の中止（または減量）
B. 以下のうち2つ（またはそれ以上）が，基準Aで記載されたアルコール使用の中止（または減量）の後，数時間～数日以内に発現する.
　（1）自律神経系過活動（例：発汗または100/分以上の脈拍数）
　（2）手指振戦の増加
　（3）不眠
　（4）嘔気または嘔吐
　（5）一過性の視覚性，触覚性，または聴覚性の幻覚または錯覚
　（6）精神運動興奮
　（7）不安
　（8）全般性強直間代発作
C. 基準Bの徴候または症状は，臨床的に意味のある苦痛，または社会的，職業的，または他の重要な領域における機能の障害を引き起こしている.
D. その徴候または症状は，他の医学的疾患によるものではなく，他の物質による中毒または離脱を含む他の精神疾患ではうまく説明されない.

〔日本精神神経学会（日本語版用語監修），髙橋三郎，大野裕（監訳）：DSM-5 精神疾患の診断・統計マニュアル．p 492, 医学書院，2014 より〕

- 後期症候群はアルコール離脱後48～96時間以内に起こることが多く，発熱，発汗，頻脈など自律神経機能の亢進とともに粗大な振戦，不穏，興奮，幻覚，意識変容，失見当識などを伴う振戦せん妄が見られる．小動物幻視や作業せん妄などが特徴的に見られる．振戦せん妄は通常3～4日持続するが，個人差が大きく発症後1か月程度遷延することもある．

C 診断

- DSM-5 では表25のように定義される．
- 離脱症状を定量的に評価する方法として，CIWA-Ar（Clinical Institute Withdrawal Assessment Scale for Alcohol, revised form）が知られている（図2）．
- 振戦が長期に継続する場合は小脳性振戦や本態性振戦，パーキンソニズムとの鑑別が必要であり，幻覚症状が長期に持続する場合は統合失調症との鑑別も必要となる．
- 肝性脳症や Wernicke 脳症，頭部外傷，硬膜下血腫，ペラグラ脳症，高血糖・低血糖による意識障害などが併存し，症状を修飾することがあり注意すべきである．血液検査や脳波，頭部 CT，頭部 MRI，腹部超音波などの諸検査を病状に応じて速やかに行う

1. 嘔気・嘔吐
「胃の具合が悪いですか」,「吐きましたか」
(以下の選択肢の中から1つ選択する.以降の設問でも同様)

・嘔気・嘔吐なし	0点
・嘔吐を伴わない軽度の嘔気	1点
・むかつきを伴った間欠的嘔気	4点
・持続的嘔気,頻繁なむかつき,嘔吐	7点

2. 振戦
上肢を前方に伸展させ,手指を開いた状態で観察

・振戦なし	0点
・軽度振戦:視診で確認できないが,触れるとわかる	1点
・中等度振戦:上肢伸展で確認できる	4点
・高度振戦:上肢を伸展しなくても確認できる	7点

3. 発汗

・発汗なし	0点
・わずかに発汗が確認できるが,手掌が湿っている	1点
・前頭部にも明らかな滴状発汗あり	4点
・全身の大量発汗	7点

4. 不安
「不安を感じますか」

・不安なし,気楽にしている	0点
・軽い不安を感じている	1点
・中等度不安,または警戒しており不安であるとわかる	4点
・重篤なせん妄や統合失調症(精神分裂病)の急性期にみられるようなパニック状態と同程度の不安状態	7点

5. 焦燥感

・行動量の増加なし	0点
・行動量は普段よりやや増加している	1点
・落ち着かずにそわそわしている	4点
・面談中,うろうろ歩いたり,のたうち回っている	7点

6. 触覚障害
「かゆみ,ピンでつつかれるような感じ,やけつくような感じや,感覚が麻痺したり,皮膚に虫が走っているような感じがしますか」

・なし	0点
・瘙痒感,ピンでつつかれるような感じ	1点
・上記症状が中等度である	2点
・上記症状が高度にある	3点
・軽度の体感幻覚(虫這い様感覚)	4点
・中等度の体感幻覚	5点
・高度の体感幻覚	6点
・持続性体感幻覚	7点

図2 **CIWA-Ar** (つづく)

5 アルコール離脱症状，Wernicke 脳症 399

7. 聴覚障害
「まわりの音が気になりますか．それは耳障りですか．そのせいで怖くなることがありますか．不安にさせるような物音は聞こえますか．ここにはないはずの物音が聞こえますか」

・なし	0 点
・物音が耳障りか，物音に驚くことがあるが軽度	1 点
・上記症状が中等度にある	2 点
・上記症状が高度にある	3 点
・軽度の幻聴	4 点
・中等度の幻聴	5 点
・高度の幻聴	6 点
・持続性幻聴	7 点

8. 視覚障害
「光が明るすぎますか．光の色が違って見えますか．光で目が痛むような感じがしますか．不安にさせるようなものが見えますか．ここにはないはずのものが見えますか」

・なし	0 点
・光に対し軽度に過敏	1 点
・中等度に過敏	2 点
・高度に過敏	3 点
・軽度の幻視	4 点
・中等度の幻視	5 点
・高度の幻視	6 点
・持続性幻視	7 点

9. 頭痛，頭部圧迫感
「頭に違和感がありますか」「バンドで締めつけられる感じがしますか」

・なし	0 点
・ごく軽度	1 点
・軽度	2 点
・中等度	3 点
・やや高度	4 点
・高度	5 点
・非常に高度	6 点
・極めて高度	7 点

10. 見当識・意識障害
「今日は何日ですか．ここはどうですか．私は誰ですか」

・見当識は保たれており，3 つを連続していうことができる	0 点
・3 つを連続していうことができないか，日付があいまい	1 点
・日付の 2 日以内の間違い	2 点
・日付の 2 日以上の間違い	3 点
・場所か人に対する失見当識がある	4 点

総合得点：　　　　／67 点満点

採点者：

〔厚生労働省：標準的な健診・保健指導プログラム（改訂版）．http://www.mhlw.go.jp/seisakunitsuite/bunya/kenkou_iryou/kenkou/seikatsu/dl/hoken-program3_06.pdf．より〕

図 2 （つづき）

べきである.

d 治療

- 全身管理が最も重要であり，脱水，栄養障害，臓器障害に対して適切な治療を行う．通常ビタミンB群やニコチン酸，マグネシウムなどを含んだ輸液を行う．肝機能障害，消化器症状のある場合にはそれぞれ肝庇護薬や抗潰瘍薬，制吐薬を加える.
- 離脱症状に対する治療としては，アルコールと交叉耐性があり，半減期の長いベンゾジアゼピン系の薬物を使用する.
- セルシン®（ジアゼパム）を使用するのが一般的である．離脱症状の程度，体格，年齢，肝機能などの身体的状態，過去の離脱症状などを考慮したうえで，投与量を決定する.
- 離脱症状を定期的に評価し症状によって投与量を決定する症状引き金法と，事前に投与量を決定する固定投与法があるが，前者はわが国では一般的ではない.

処方例

セルシン®（ジアゼパム，5 mg）　1回1〜2錠　1日1〜4回

- 経口投与が困難な場合は筋肉内もしくは静脈内投与を行うが，筋肉内投与は薬物の吸収が不規則になり，あまり推奨されない.
- 肝障害が重篤な患者や高齢者に対しては，短時間作用型のベンゾジアゼピン系薬物を使用する.

処方例

ワイパックス®（ロラゼパム，0.5 mg）　1回1〜2錠　1日2〜4回

- ベンゾジアゼピン系薬物は依存や乱用の危険性があり，投与は数日以内が望ましい．投与量を漸減し，長くても2週間以内に中止する.
- 振戦せん妄に対しては，全身管理とともに抗精神病薬を使用する．フェノチアジン系薬剤は自律神経症状の悪化やけいれん閾値の低下をきたすため，通常ブチロフェノン系薬剤，主にセレネース®（ハロペリドール）を投与する.

処方例

セレネース®（ハロペリドール，5 mg）　0.5〜2 A　点滴静注

- 欧州ではアルコール離脱症状に対してベンゾジアゼピン系薬物の代わりにテグレトール®（カルバマゼピン）やデパケン®（バルプロ酸）を投与する方法も報告されるが，薬物相互作用や血球減少，

皮疹，肝障害などの副作用の問題もあり，わが国では一般的ではない．

e 予後

- アルコール離脱症状を呈する患者は臨床的にアルコール依存症と診断できることが多い．このため，アルコール解毒後は断酒について心理教育を行う．
- 断酒継続のために必要に応じ，専門治療プログラムをもつ病院や自助グループ（断酒会・AA）を紹介し，抗酒薬〔シアナマイド®（シアナミド），ノックビン®（ジスルフィラム）〕やレグテクト®（アカンプロサート）の投与を検討する．

2 Wernicke 脳症

a 概念

- チアミン（ビタミン B_1）の欠乏により，特有の神経症状と病理所見を呈する一神経疾患単位である．
- アルコール依存の患者に生じることが多いが，妊娠悪阻，飢餓状態，人工透析，悪性腫瘍，AIDS，摂食障害による栄養失調も危険因子となる．
- Korsakoff 症候群と併せて，Wernicke-Korsakoff 症候群とよばれる．
- アルコール依存症患者の 1〜10% の頻度で Wernicke-Korsakoff 症候群が認められると報告される．
- 40〜60 歳の男性に多く見られる．

b 臨床症状

- 比較的急速に進行する意識障害，眼球運動障害，失調性歩行が古典的 3 徴候とされるが，すべて揃う例は少なく，20〜30% 以下と報告される．
- 意識状態は無関心，注意障害，傾眠からせん妄，昏睡に至るまでさまざまな程度で見られ，アルコール離脱せん妄との鑑別が困難なことも多い．
- 眼症状は左右対称に現れ，外眼筋麻痺が多い．水平性眼振や対光反射遅延，瞳孔左右不同，注視麻痺なども出現する．
- 失調性歩行は前庭神経障害，多発性末梢神経障害，小脳病変により生じる．四肢の失調より体幹の失調が強い．

c 検査所見

- 血液中のチアミン値の低下，赤血球中のトランスケトラーゼ活性値の低下を認める.
- 脳CTにて間脳の低吸収域を認めることがあるが，明らかな所見を認めないことも多い. MRIではT2強調画像において，中脳水道や第三脳室周辺に高信号域を認める. またMRIでは乳頭体の萎縮を認めることも多い.

d 治療

- Wernicke脳症が疑われた場合は早急にアリナミンF®（フルスルチアミン）200〜500 mgを静脈内投与する. チアミンの投与量や投与期間について十分なコンセンサスは得られていないが，治療初期には200〜500 mg/1日3回の静脈内投与が推奨されている.

処方例

アリナミンF®（フルスルチアミン，100 mg/A）　2〜5 A　静注または点滴静注　1日3回

- 意識障害の改善や症状固定後も100 mg/日の経口投与を1〜2か月間は続ける.

処方例

アリナミンF®（フルスルチアミン，25 mg）　1回2錠　1日2回

- アルコールの離脱期にはその他のビタミンも欠乏していることが多いため，ビタミンB_2，B_6，B_{12}などを含めた総合ビタミン剤を静脈内ないし経口から投与する.

e 予後

- 治療しない場合には昏睡など重症の意識障害に至り，死亡する場合もある.
- チアミン（ビタミンB_1）の投与により眼球運動障害は数時間で改善し始め，1〜2週間で回復を示す. また意識障害は数日〜数週間で改善する. 失調性歩行も数日〜数週間で改善し始めるが，約半数で症状を後遺すると報告される.
- Wernicke脳症は治療により可逆的であるが，しばしば見過ごされることが多く，約50〜80%がKorsakoff症候群に進行する. Korsakoff症候群の症状は健忘（前向性健忘と逆向性健忘），失見当識，作話が挙げられる. Korsakoff症候群から回復するのは全体の約20〜25%とされ，多くの患者は社会復帰が困難である.

参考文献

- Jesse S, Bråthen G, Ferrara M, et al：Alcohol withdrawal syndrome：mechanisms, manifestations, and management. Acta Neurologica Scandinavica 135：4-16, 2017
- Saitz R, Mayo-Smith MF, Roberts MS, et al：Individualized treatment for alcohol withdrawal. a randomized double-blind controlled trial. JAMA 272：519-523, 1994
- Mayo-Smith MF：Pharmacological management of alcohol withdrawal. A meta-analysis and evidence-based practice guideline. American Society of Addiction Medicine Working Group on Pharmacological Management of Alcohol Withdrawal. JAMA 278：144-151, 1997
- Daeppen JB, Gache P, Landry U, et al：Symptom-triggered vs fixed-schedule doses of benzodiazepine for alcohol withdrawal：a randomized treatment trial. Arch Intern Med 162：1117-1121, 2002
- Mayo-Smith MF, Beecher LH, Fischer TL, et al：Management of alcohol withdrawal delirium. An evidence-based practice guideline. Arch Intern Med 164：1405-1412, 2004
- Kosten TR, O'Connor PG：Management of drug and alcohol withdrawal. N Engl J Med 348：1786-1795, 2003
- Myrick H, Brady KT, Malcolm R：New developments in the pharmacotherapy of alcohol dependence. Am J Addict 10(Suppl)：3-15, 2001
- Reoux JP, Saxon AJ, Malte CA, et al：Divalproex sodium in alcohol withdrawal：a randomized double-blind placebo-controlled clinical trial. Alcohol Clin Exp Res 25：1324-1329, 2001
- Bayard M, McIntyre J, Hill KR, et al：Alcohol withdrawal syndrome. Am Fam Physician 69：1443-1450, 2004
- Thomson AD, Cook CC, Touquet R, et al：The Royal College of Physicians report on alcohol：guidelines for managing Wernicke's encephalopathy in the accident and Emergency Department. Alcohol Alcohol 37：513-521, 2002
- 白倉克之, 樋口進, 和田清(編)：アルコール・薬物関連障害の診断・治療ガイドライン. pp 73-155, じほう, 2003
- 白倉克之, 丸山勝也(編)：アルコール医療入門. 新興医学出版社, 2001
- Sullivan JT, Sykora K, Schneiderman J, et al：Assessment of alcohol withdrawal：the revised clinical institute withdrawal assessment for alcohol scale(CIWA-Ar). Br J Addict 84：1353-1357, 1989
- 加藤元一郎, 鹿島晴雄：ペラグラ脳症・ウェルニッケ脳症・コルサコフ精神病への対処. 精神科治療学 11：800-808, 1996
- 小阪憲司, 池田研二：ウェルニッケ・コルサコフ脳症. 星和書店, 1984
- Zubaran C, Fernandes JG, Rodnight R：Wernicke-Korsakoff syndrome. Postgrad Med J 73：27-31, 1997
- Victor M, Adams RD, Collins GH：The Wernicke-Korsakoff syndrome. Davis, Philadelphia, 1971
- Galvin R, Bråthen G, Ivashynka A, et al：EFNS guidelines for diagnosis, therapy and prevention of Wernicke encephalopathy. Eur J Neurol 17：1408-1418, 2010
- Day E, Bentham PW, Callaghan R, et al：Thiamine for prevention and treatment of Wernicke-Korsakoff Syndrome in people who abuse alcohol. Cochrane Database Syst Rev 7：CD004033, 2013
- 日本精神神経学会(日本語版用語監修), 髙橋三郎, 大野裕(監訳)：DSM-5 精神疾患の診断・統計マニュアル, 医学書院, 2014

(長沢　崇)

6 神経性無食欲症の入院精神身体管理

> **POINT**
> - 心理社会的治療，薬物療法，栄養管理，一般身体管理など，多面的なアプローチが必要
> - 入院時に，急激に栄養投与を再開するとリフィーディング症候群（➡411頁）を引き起こし致死的になることがある

　神経性無食欲症は，主に思春期に発症し，摂食行動の異常，極度のやせ，無月経などの身体徴候，自身の体重や体型に関する認知の歪みなどを主徴とする疾患である．治療によく反応し治癒に至る例もあるが，多くは慢性に経過し，最終的には神経性大食症などの他の摂食障害へ移行していく例が多い．20年間の死亡率は10～20%に及び，死因としてはるいそうによる身体合併症，自殺の順に多い．

1 精神・身体症状，検査所見

　神経性無食欲症に見られる心理行動学的異常を表26に示した．表27にみられるように体液，代謝，栄養，内分泌，呼吸循環，肝機能，腎機能，骨代謝など，多彩な身体合併症が出現する．標準体重の55%以下になると身体合併症を生じやすい．いずれも，長期間の低体重，低栄養によって引き起こされるものであるが，これらはしばしば通常の予測をはるかに超えて重症化することがある．

表26　神経性無食欲症で頻度の高い心理・行動学的異常

- ボディイメージの障害
- 強迫傾向，体重やカロリーなどへの強いこだわり
- 治療への拒否
- 下剤，利尿薬の乱用
- 自己誘発性嘔吐
- 食行動異常（食事内容の偏り，むちゃ食い）
- 過活動（低体重にもかかわらず，過剰に活動する）

6 神経性無食欲症の入院精神身体管理 405

表 27 **神経性無食欲症に出現する身体合併症**

血液検査	・骨髄萎縮 ・貧血，顆粒球減少症，血小板減少症，汎血球減少症 ・出血傾向，凝固因子欠乏 ・免疫異常（白血球機能異常，サイトカイン産生低下） ・DIC
電解質異常	・K↓（下剤乱用などがあると，特に↓↓），P↓（特にリフィーディングの際に↓↓），Mg↓ 　低栄養だけでなく，嘔吐や下痢なども原因となる
生化学， 酸塩基平衡	・総蛋白↓，Alb↓，肝機能障害，腎機能障害 ・代謝性アシドーシス ・代謝性アルカローシス（嘔吐）
全身症状	・低体温 ・浮腫 ・倦怠感
代謝・ 内分泌系	・低血糖（しばしば慢性に持続する），耐糖能異常 ・甲状腺機能異常（rT3↑，T3↓，TSH→）：栄養状態の改善により軽快する ・視床下部-下垂体-副腎系異常（コルチゾール値は正常だが，デキサメサゾンによって抑制されない傾向） ・性腺系異常（エストロゲン↓，LH↓，FSH↓） ・無月経 ・思春期遅延 ・成長遅延
心血管系	・低血圧，徐脈 ・脱水 ・うっ血性心不全 ・心電図異常（低 K 血症などの電解質異常が原因のこともある）
呼吸器系	・気胸（やせ，反復する嘔吐などが要因） ・誤嚥性肺炎
骨	・骨粗鬆症：カルシウム，活性化ビタミン D_3，ビタミン K_2 の補充を行う ・骨成熟遅延 ・病的骨折
歯	・自己誘発性嘔吐による脱石灰化 ・虫歯，歯周病

（次頁につづく）

406 **Ⅲ 精神科と関連の深い身体合併症，身体疾患に起因する精神症状**

表27 （つづき）神経性無食欲症に出現する身体合併症

消化器系	・唾液腺肥大，耳下腺腫脹 ・胃内容物排泄遅延，食後膨満感 ・便秘，イレウス（下剤乱用例で多い） ・逆流性食道炎，Boerhoove 症候群（特発性食道破裂），いずれも嘔吐による ・上腸間膜動脈症候群（低体重例で多い：慢性イレウス状態となり，食後嘔吐） ・膵炎
皮膚	・脱毛，うぶ毛の増加（顔面，前腕屈側に多い），皮膚乾燥，爪の変色 ・吐きだこ（繰り返し嘔吐することによってできた手背の変化）
中枢神経系	・偽性萎縮：（体重増加に伴い可逆的に改善する脳の萎縮） ・Wernicke 脳症：予防のために必ずビタミン剤を投与する ・テタニー
栄養状態	・飢餓状態，低体重 ・ビタミン欠乏症（特にビタミン B_1，B_{12}）：再栄養に起こりやすい ・微量元素欠乏症：再栄養に起こりやすい ・再栄養時：リフィーディング症候群

2 入院加療

　一般に摂食障害は長期間の治療が必要となることが多く，原則的に外来加療が基本となる．しかし，外来加療では変化が見られない例も多く，状況に応じて短期入院が効果的となる場合がある．このような場合は，明確で実現可能な治療目標を設定する必要があり，本人がこれに同意した場合にのみ行う．また，身体的に入院加療が必要な場合には，しばしば一般身体管理のみを目的とした入院治療を行うこともある．ときに重篤で緊急の場合には，たとえ本人の同意が得られなくとも入院加療を行う場合もある．神経性無食欲症の入院適応基準を**表28**に，入院時に行うべきルーチンの身体検査項目を**表29**に示した．

3 入院時の目標体重

　原則として，長期的な目標体重は，体重減少が標準体重〔$22 \times$ 身長 $(m)^2$〕からの減少が15％以下になるように設定するが，短期的な目標体重はこれよりも緩やかに設定する．長期間にわたって低体重

6 神経性無食欲症の入院精神身体管理　　407

表28　神経性無食欲症の入院適応基準

1)身体管理を目的とした入院
- 低体重，低血糖，意識障害，低栄養，脱水などのため緊急入院加療の必要がある場合
- BMI 13 kg/m^2 の場合
- 絶食が持続している場合
- 身体合併症に対する専門的治療の必要性がある場合

2)心理社会的治療を目的とした入院
- 外来治療で長期間改善せず，治療プログラムに本人が同意した場合
- 明確で実現可能な治療目標のもとでの短期入院の繰り返し
- 外来治療施設がないか，心理社会的環境から入院の必要性がある場合
- 下剤や利尿薬の乱用が著しく，一時的にコントロールする必要がある場合
- 他の精神疾患を合併し，入院加療の必要がある場合

表29　神経性無食欲症のルーチン検査項目

- 末梢血液検査
- 電解質(Na，K，Cl，Mg，P，Ca，Zn)
- 血液生化学(TP，Alb，AST，ALT，AMY，BUN，Cre，UA，血糖，CRP)
- 尿一般
- 胸膜部X線検査
- 便潜血(必要に応じて)
- 血糖測定(必要に応じて)
- 耐糖能検査(必要に応じて)
- 骨密度，骨年齢(必要に応じて)
- 心電図，心機能検査
- 頭部CTまたはMRI(脳萎縮，下垂体腫瘍など)

が続いている場合には，BMIの計算式から算出した標準体重が目標体重として非現実である場合も多い．そのような場合には，発症前の比較的安定した時期の体重を目安とする．目標体重の確定は本人と治療スタッフが話し合って決めるものであり，入院後数日～数週間後に行う．体重増加は，0.5～1.0 kg/週が目安となる．

4　食事，入院生活の管理

- 絶食期間が比較的短い場合には初期の食事は，1日3食で1,200～1,500 kcal/日から開始し，1週間に200～300 kcal/日ずつ基準代謝量や活動レベルから推定した必要熱量まで増加する．しかし，絶食期間が長期(1か月以上)に及ぶ場合には，急激に栄養

投与を再開するとリフィーディング症候群を引き起こし致死的になることがあり，これよりも少ない熱量から開始する必要がある（「リフィーディング症候群」，➡ 411 頁参照）．本人が希望すれば，2回/日までの間食は許容してよい．食事開始後 1 週間は，低脂肪，低塩分，低乳糖食がよい．その後は数日おきに，200～300 kcal ずつ増やしていく．いかなる種類のダイエット食品も許可すべきではない．

- 栄養摂取は，経口摂取を原則とする．経口摂取が不可能な場合に限り，経管栄養や点滴栄養を行うが，短期的な栄養投与の手段として利用するべきである．
- Wernicke 脳症の予防のために，初期から十分量のビタミン B 群を補充する．特に，経静脈栄養を行う場合は，必ず補充する．
- 神経性無食欲症では，過活動などの行動学的異常も低体重に寄与している．軽い体操やストレッチ運動を行うことは許容されるが，過剰な運動は食事療法の妨げとなるため控えさせるべきである．
- 神経性無食欲症患者は，体重や食事に対する偏ったこだわりから，治療に対してしばしば拒否的になったり，治療のペースを自ら制御しようとすることがある．したがって，入院中の外出，買い物，外泊などは，治療目標を設定してこれをクリアした場合にのみ許可するという，行動療法的アプローチを行うことが多い．
- 栄養相談を行い，正しい食事の知識を教育することも重要である．
- 下剤や利尿薬の乱用が見られる例では，これを漸減，中止させるように努める．

5 治療

　抗うつ薬は，神経性無食欲症に見られる食行動の異常や衝動性の制御，不安，抑うつなどの症状にしばしば効果的であり，副作用の少なさから主に SSRI が選択される．薬物療法は部分的に有効であるが，神経性無食欲症患者における唯一の治療法として選択されることはなく，他の精神療法や身体管理とともに併用される．また，神経性無食欲症は，うつ病や不安障害などの他の精神障害を併発することも多く，このような場合も抗不安薬，抗精神病薬などを対症的に使用することがある．食欲増進薬は無効であり，下剤の過剰な

6 神経性無食欲症の入院精神身体管理　409

表30　やせの程度による身体状況と活動制限の目安

％ 標準体重	身体状況	活動制限
55 未満	内科的合併症の頻度が高い	入院による栄養療法の絶対適応
55〜65	最低限の日常生活に支障がある	入院による栄養療法が適切
65〜70	軽労作の日常生活に支障がある	自宅療養が望しい
70〜75	軽労作の日常生活は可能	制限つき就学・就労の許可
75 以上	通常の日常生活は可能	就学・就労の許可

・標準体重の 50％ 未満の患者の 60％ に低血糖による意識障害が認められる.
・標準体重の 55〜65％ では思考力の低下, 消化機能障害のため, 一般に摂食のみによる体重増加は困難なことが多く, 入院による栄養療法が勧められる. また, 走れない, 機敏な動作ができないなど日常生活に支障が多く, 転倒などの危険がある.
・標準体重の 65〜70％ では重篤な合併症の併発率は低下するが, 身体能力の低下があり, 通常の就学・就労は避けるべきである. ただし敢えて就学・就労を希望する場合は, 通学時の付き添い送迎, 出席時間の短縮, 隔日通学, 保健室での補食, 体育の禁止, 短縮勤務などの対応が必要である.
・標準体重の 70〜75％ では就学・就労が許可できるが, 水泳, 長距離走, 遠足, 登山, 体育系クラブ活動などの運動重労作の労働は禁止する. 75％ 以下では成長障害が生じ, 骨粗鬆症が悪化する.
・標準体重の 75％ 以上で重労作の身体活動を状況に応じて許可する.
〔厚生労働省難治性疾患克服研究事業「中枢性摂食異常症に関する調査研究班」: 神経性食欲不振症のプライマリケアのためのガイドライン(2007 年)より〕

使用は避けなければならない.

処方例

ルボックス®(フルボキサミン, 25 mg)　1 回 1 錠　1 日 2 回から開始し, 1 回 2 錠　1 日 3 回まで漸増可

- 行動療法, 認知行動療法, 家族関係療法などの精神療法によって神経性無食欲症が改善しうるというエビデンスが蓄積しており, これらは入院中も導入することが望ましい. 特に下剤や利尿薬の乱用が見られるケースでは, 薬物療法や身体療法だけでは治療に難渋することが多い.
- 神経性無食欲症では, 低体重の程度により行動制限が必要となることも多い. 参考までに, やせの程度による身体状況と活動制限の目安を表30 に示した.

参考文献
・National Institute for Health and Care Excellence.Eating disorders：recognition and treatment. 2017(https://www.nice.org.uk/guidance/ng69)
・日本摂食障害学会：摂食障害治療ガイドライン 第 1 版, 医学書院, 2012

・田村奈穂：摂食障害における身体合併症. 臨床栄養 127：907-912, 2015
・厚生労働省難治性疾患克服研究事業「中枢性摂食異常症に関する調査研究班」：神経性食欲不振症のプライマリケアのためのガイドライン(2007 年)

（高畑圭輔）

7 リフィーディング症候群

POINT

- 一定期間の低栄養状態が続く患者で食事や栄養投与を再開する場合，リフィーディング症候群に注意
- 低リン血症が最も重要だが，ほかにもさまざまな臨床所見を呈する
- 絶食後の食事再開時の熱量は，少量から開始し，ゆっくりと増量する
- リン酸の補充だけでなく，しばしばビタミン製剤などの補充も必要
- 精神科領域では，神経性無食欲症，アルコール依存症，うつ病などで生じやすい
- 神経性無食欲症では，いったんリフィーディング症候群を起こすと重症化しやすい

1 概念

リフィーディング症候群とは，長期の低栄養状態が続いた後に，栄養投与を再開すること（リフィーディング）によって生じる電解質異常，体液異常，代謝異常，その他の全身症状で特徴づけられる状態像をいう．

第二次世界大戦時，長期の低栄養状態を強いられた日本人捕虜が解放され，炭水化物に富んだ食事を急激に摂取した際に，浮腫，呼吸不全や心不全などが出現し，死者も出たという記録が，リフィーディング症候群の最初の報告である．

精神科領域では，神経性無食欲症やうつ病による長期の絶食があり（表31），急激に食事摂取を再開した場合にしばしば見られる．特に，神経性無食欲症の場合は重症化しやすく，しばしば致命的となる．

2 病態生理

リフィーディング症候群で見られる代謝異常のなかで最も重要なのが，低リン血症である．リン酸は，細胞内で最も多く存在する陰イオンの１つである．身体内のリンは80％が骨に，20％が軟部組織や筋に存在し，細胞膜合成，核酸合成，解糖系，ATP合成，酵

412 　Ⅲ 精神科と関連の深い身体合併症，身体疾患に起因する精神症状

表31　**精神科領域におけるリフィーディング症候群の原因疾患**

- 長期の飢餓状態
- 神経性無食欲症
- うつ病による低栄養状態
- 長期の下痢や嘔吐
- 悪性腫瘍による食欲不振
- アルコール依存症による低栄養状態

表32　**リフィーディング症候群の高リスク患者の基準**

1つ以上該当する	2つ以上該当する
・BMI（体重/身長^2）＜16 kg/m^2 ・過去3〜6か月で意図しない15%以上の体重減少 ・10日以上の絶食 ・栄養投与前の低カリウム血症，低リン血症，低マグネシウム血症	・BMI（体重/身長^2）＜18.5 kg/m^2 ・過去3〜6か月で意図しない10%以上の体重減少 ・5日以上の絶食 ・アルコール依存症の既往，またはインスリン，化学療法，制酸剤，利尿薬投与の既往

素系など，生体内のさまざまな代謝系統に関与している．栄養不良の状態が長期間続くと，インスリンの分泌が減少し，脂肪や蛋白質の異化が亢進してエネルギーが産生される．このような異化の亢進により，細胞内のリンの備蓄は減少するが，この時点では血清リン濃度は正常範囲内にとどまっていることが多い．しかし，長期の低栄養状態が続いていた患者が，経口，あるいは非経口的に炭水化物を摂取すると，インスリンの分泌が促進される．インスリンの分泌は，細胞外から細胞内へとリンを移動させることによって，血清リン値を低下させる方向に作用する．さらにさまざまな酵素合成に体内のリンが動員されることにより，リンの需要が急激に高まり，血清リン濃度が急速に低下する．リン酸の欠乏により，TCP回路が機能しなくなり，ATPの産生が滞り，結果として全身にさまざまな症状が出現する．

3　リフィーディング症候群のハイリスク患者

　表32にリフィーディング症候群の高リスク患者の基準を示した．BMIが少なければ少ないほど，絶食期間が長期に及ぶほど，再栄養には注意を要する．

表33 リフィーディング症候群で見られる臨床症状・検査所見

心血管系	心不全，不整脈，突然死，低血圧，ショック状態
呼吸器系	呼吸不全
血液・免疫系	溶血，ヘモグロビン親和性の低下，血小板減少，白血球減少，白血球機能異常，DIC
内分泌代謝系	電解質異常(特に低リン血症は必発)，低アルブミン血症，浮腫，高血糖(低血糖も出現しうる)，耐糖能異常，代謝性アシドーシス
腎泌尿器系	急性尿細管壊死
神経系	意識障害，せん妄，けいれん，異常感覚，テタニー
筋骨格系	骨軟化症，横紋筋融解症，筋痛
肝胆膵系	肝機能障害(しばしば，劇症肝炎に至る)

4 臨床症状

　リフィーディング症候群では，長期間の低栄養状態に起因する臨床症状に，低リン血症やATP欠乏などによって新たに引き起こされる症状が加わることによって，多様な全身症状を呈する(表33)．多くの例では，リフィーディング後3日以内に症状が出現する．神経性無食欲症など，低栄養期間が長期になるほど重症化しやすい．

a 代謝・内分泌系　低リン血症は必発であり，さまざまな身体症状の発現に関与している．リフィーディング症候群の主要な症状は，血清リン濃度が1.5 mg/dLで出現し，1.0 mg/dL以下になると重症化する．また，低カリウム血症，低マグネシウム血症などの電解質異常も出現する．低アルブミン血症もほとんどの例で出現し，心収縮力の低下も加わって，下腿浮腫や全身浮腫を引き起こす．また，耐糖能異常も多く見られ，高血糖が出現しやすい．しかし，ときに低血糖が出現することもある．

b 心血管系　長期の飢餓状態や栄養不良状態が続くと，心筋の萎縮や，心筋細胞内のATP欠乏などが出現する．さらに，リフィーディング後は，体液の移行による容量負荷が生じ，全身のATP需要が増加する．結果的に代償機構は破綻し，うっ血性心不全を引き起こす．また，リフィーディングに伴う低カリウム血症，低リン血症，低マグネシウム血症などは，不整脈の原因となる．

c 血液・免疫系　元々長期の飢餓状態が続いていると，骨髄萎縮

による多系統の血球減少を認める場合が多い．これにリフィーディング症候群が重なると，溶血，血小板減少，白血球減少などが出現・増悪する．結果的に免疫不全状態となるため，感染症などを併発しやすく，しばしば敗血症やDICを引き起こすことがある．

d 筋骨格系　低リン血症により，筋脱力，筋痛症，横紋筋融解症，呼吸筋低下などが見られる．特に呼吸筋低下はしばしば深刻となる．しばしば急性呼吸不全に陥るが，低栄養状態によって人工呼吸器からの離脱が困難となる場合がある．

e 神経系　重症の低リン血症が見られる場合には，意識障害，せん妄，けいれんなどが出現する．ビタミン B_1 欠乏による Wernicke 脳症にも注意する．

f その他　肝障害もよく見られ，しばしば劇症肝炎を呈する．

5 検査所見

低栄養状態に伴う検査所見が見られる（「神経性無食欲症」，➡404頁参照）が，リフィーディング症候群を生じるとこれらは重症化し，以下に挙げるような異常値を示す．

(1)**末梢血分画**：貧血，白血球減少，血小板減少
(2)**電解質**：P↓（必発），K↓，Mg↓，Na↓，Ca↓
(3)**血清生化学**：低蛋白血症，特に低アルブミン血症，肝トランスアミナーゼ（GOT，GPT）↑，しばしばCPK↑

6 治療・予防

a 予防　最も重要なのは，リフィーディング症候群のリスクを認識し，こまめに電解質モニタリングを行いながら予防に努めることである．絶食期間が，1週間以上の場合には，リフィーディング症候群の予防が必要である．リフィーディング症候群は，絶食後の食事再開時の栄養投与を慎重に行うことにより予防可能である．

b リフィーディング　絶食後の食事再開時の熱量は，基礎代謝量と身体活動レベルから予測される推定必要量よりも少量で開始する．NICE ガイドラインでは，10 kcal/kg/日以下から開始することを推奨している．3日〜1週間ごとに150〜300 kcalずつ増量することが多いが，絶食期間と低栄養状態によっては，これよりも緩やかに増量することもある．初期の投与熱量が大きいほど，リフィーディング症候群をきたしやすい．また，静脈栄養よりも経口投与のほうがリフィーディング症候群を起こしにくい．

c モニタリング　リフィーディングの前に，必ず血液検査を行う．また，リフィーディングを開始した後も，最初は1～3日おきに血球分画，電解質（P，K，Na，Mg），生化学の血液モニタリングを行う．血清リン値が最も鋭敏な指標である．リフィーディング症候群の徴候が見られれば，熱量を減量するか，リフィーディングをいったん中止する．

d リン酸の補充　低リン血症に対しては，経口的あるいは非経口的にリンの補充を行う．カリウム値の低下が見られる場合が多いため，リン酸ナトリウムよりもリン酸カリウムの投与のほうが有効である．1.0 mg/dL 以下の重症低リン血症が見られる場合には，経静脈的なリン酸の投与が必要である．8時間で 0.08 mEq/kg のリン酸を投与し，必要ならこれを継続する．

処方例　下記のいずれかを用いる．

1）リン酸2カリウム注®（リン酸一水素カリウム，20 mEq）1 A＋ソリタ-T3号®（維持液・ブドウ糖）500 mL　6～8時間で点滴静注
2）コンクライト PK®（リン酸一水素カリウム）20 mL 1 A＋ソリタ-T3号®（維持液・ブドウ糖）500 mL　6～8時間で点滴静注

e その他の栄養剤の補充　Wernicke 症候群の予防のために，ビタミン B_1（チアミン）を含むビタミン B 複合体も必ず補充する．

処方例

ビタメジン®（複合ビタミン剤）　1 V　混注

参考文献

・Mark A, et al：The refeeding syndrome and hypophosphatemia. Nutrition Reviews 61：320-323, 2003
・Mehler PS, Crews CK：Refeeding with Anorexia Nervosa. Eat Disord 9：167-171, 2001
・National Institute for Health and Care Excellence（NICE）：Nutrition support in adults. Oral nutrition support, enteral tube feeding and parenteral nutrition. NICE clinical guideline 32, 2006

（高畑圭輔）

※太字は主要説明箇所を示す

ギリシャ・数字・欧文

ギリシャ・数字
α-グルコシダーゼ阻害薬　206
β遮断薬　162
　——，妊娠中の　262
　—— による精神障害　394
　—— による中毒　329
Ⅲ音　25
Ⅳ音　26
1回換気量上昇(低下)　71
1型糖尿病　208
1日維持水分量　73
1日維持電解質量　73
2型糖尿病　208
5% ブドウ糖　73

A
ACE 阻害薬による中毒　329
acute coronary syndrome(ACS)　388
advanced cardiovascular life support (ACLS)　81
AIUEO TIPS　173
anticholinergic syndrome　5
ARB による中毒　329
ARB/ACE 阻害薬　161
Argyll Robertson 瞳孔　27
Arm(Hand)drop test　173
Asystole　81

B
Babinski 徴候　31
Barré 徴候　31
Basedow 病　195
basic life support(BLS)　81
Behçet 病　382
Bonhoeffer の急性外因反応型　335
Brudzinski 徴候　30

C
Ca 拮抗薬　161
cardio pulmonary resuscitation(CPR)　81
central pontine myelinolysis(CPM)　332
Chaddock 徴候　31
Choke sign　149
chronic traumatic encephalopathy (CTE)　350
Clinical Institute Withdrawal Assessment Scale for Alcohol, revised form(CIWA-Ar)　397
Clinical Scenario(CS)　91
CNS ループス　378
coarse crackle　25
crush syndrome　297
CT　56
Cushing 症候群　369

D
DDP-4 阻害薬　206
deep vein thrombosis(DVT)　162
De-escalation 単剤治療　141
Dix-Hallpike 法　184
drug induced hypersensitivity syndrome(DIHS)　264

E

Ebstein 奇形　260
Escalation 治療　140

F

fine crackle　25
floppy infant 症候群　261

G

Glasgow Coma Scale(GCS)　234
GLP-1 受容体作動薬　207

H

H_2 受容体拮抗薬による精神障害　394
Heimlich 法　149
Herpes Simplex Virus(HSV)　268
Hoen & Yahr の分類　342
Hoover test　177
Hunter Criteria　302
hypovolemic shock　234

I

imformed consent　15
impaired glucose tolerance　5

J・K

Jacoby 線　63
Jarisch-Herxheimer 現象　228
Jolt accentuation　29

Kernig 徴候　30

L

Levine 分類，心雑音の　26
Lhermitte 徴候　339

M

MacArthur Competence. Assessment Tool for Treatment(MacCAT-T)
　15

Medications and Mothers' Milk　251
Ménière 病　185
MRI　57

N

N-アセチルシステイン　322
neurogenic shock　234
neuropsychiatric syndrome of SLE (NPSLE)　378
neutropenia　307

O

obstructive shock　234
osmotic demyelination syndrome (ODS)　99

P・Q

PaO_2 の関係，$SaO_2(SpO_2)$ と　65
Parkinson 病　341
peripherally inserted central venous catheter(PICC)　61
primary survey　233
psychotic disorder following TBI (PDFTBI)　350
pulmonary embolism(PE)　162
pulseless electrical activity(PEA)　81
pulseless ventricular tachycardia　81

QT 延長　**48**, 159

R

red cell concentrates(RCC)　105
rhonchus　25

S

$SaO_2(SpO_2)$ と PaO_2 の関係　65
secondary survey　236
SGLT2 阻害薬　207
SIADH　313
sleeping baby　262

SpO$_2$(SaO$_2$)低下　71
steroid dementia syndrome　389
Stevens-Johonson 症候群(SJS)　264
Stevenson/Nohria 分類　90

T・U

Torsades de pointes　48, 158
toxic epidermal necrolysis(TEN)
　　　　　　　　　　　　　　264
transient ischemic attack(TIA)　177
transit syndrome, Durchanges
　syndrome　349
Tzanck テスト　268

Uhthoff 徴候　338

V

Varicella-Zoster Virus(VZV)　268
venous thromboembolism(VTE)　162
ventricular fibrillation(VF)　81

W

Wernicke 脳症　401
wheeze　25
WPW 症候群　155

和文

あ

アスピリンによる中毒　328
アセトアミノフェンによる中毒　327
アトロピン　322
アドレナリンと抗精神病薬の併用　84
アナフィラキシーショック　87
アルコール性肝障害　127
アルコール離脱症状　396
アルブミン産生低下　46
亜鉛欠乏性貧血　107
亜急性甲状腺炎　196

悪性症候群　290
圧痛, 腹部の　26

い

イレウス　**117**, 286
　——, 向精神薬による　50
インスリン　202
インスリン注射　208
インターフェロンによる精神障害
　　　　　　　　　　　　　　392
インフォームド・コンセント　15
医師の同乗　19
医療・介護関連肺炎　139
位置覚検査　177
胃・十二指腸潰瘍　121
胃カメラ　55
胃管　114
胃管挿入　61
胃洗浄　61, **320**
胃透視　53
異常体験の把握　23
意識障害　**171**, 337
　——, 内分泌疾患による　367
意識消失, 一過性の　174
維持液(3 号液)　72
維持輸液　73
育児　249
一過性脳虚血発作　177
一酸化炭素による中毒　329
一般精神科病棟　4
咽頭の確認　25, 29
院内肺炎　139

う

ウイルス性脳炎　345
運動療法
　——, 高血圧の　160
　——, 糖尿病の　205

え

栄養法　72
栄養輸液　74
液剤　44

お

オーストラリア基準　250
オキシコドン　281
オピオイド　280
悪心・嘔吐　286
横紋筋融解症　219, **297**

か

カタレプシー　174
カテーテル挿入　61
カリウム値補正　201
カルシウム拮抗薬による中毒　328
下部消化管造影　54
下部消化管内視鏡　55
過剰心音　25
過敏性腸症候群　120
蝸牛症状　184
回旋性眼振　27
疥癬　269
開始液（1号液）　72
外傷　232
外傷後精神病　350
外傷性てんかん　348
踵落とし試験　27
角化型疥癬　270
拡張期雑音　26
肩すくみ　29
活性炭　321
褐色細胞腫　373
肝血流量の低下　46
肝細胞数の減少　46
肝障害時の向精神薬治療　46
肝性脳症　356
間欠的空気圧迫法　170
感染性急性（胃）腸炎　125

感冒　94

緩和ケア　277
簡易酸素マスク　66
眼球運動の確認　27
眼球結膜　25
眼球突出　24
　　——, 甲状腺機能亢進症の　193
眼球の上転　173
眼瞼結膜　25
眼瞼の挙上，強制的な　173
眼振　184
　　—— の確認　27
顔面感覚　29
顔面筋　29

き・く

気管支喘息　50, **142**
気管挿管　68
気管への誤挿入　62
気道異物　148
気道内圧上昇　71
気道内圧低下　72
気分安定薬
　　——, 腎障害と　48
　　——, 妊娠中の　260
起立性低血圧　49
稀発反復性緊張型頭痛　187
器質性精神病　335
機能性ディスペプシア　119
偽性心室頻拍　156
偽発作との鑑別，けいれん発作と　180
偽膜性腸炎　126
吸入薬　146
急性冠症候群（ACS）のうつ病　388
急性糸球体腎炎　219
急性腎盂腎炎　224
急性腎不全（急性腎障害）　**220**, 298
急性膵炎　130
急性精巣上体炎　224

急性前立腺炎 224
急性中毒 318
急性肺塞栓症 162
急性膀胱炎 224
救急，精神障害者身体合併症の 9
嗅覚の確認 27
巨大結腸症 5
──，下剤による 116
拒絶的態度 23
胸部の診察 25
経管栄養 61
橋中心髄鞘崩壊 99
筋固縮（筋強剛） 30
緊張型頭痛 186
緊張性気胸 92

グリニド薬 206

け
けいれん，中毒症状としての 319
けいれん発作 **178**, 354
下血 113
解熱薬 94
形成外科疾患合併症 263
経口抗凝固療法 165
経口降圧薬 161
経口投与ができない状況 43
経腸栄養（法） 76, 132
経鼻胃管 44
痙縮 30
頸椎カラー 238
頸部リンパ節の確認 25
血清 CK 値の上昇，悪性症候群に伴う 291
血糖コントロール 201
血圧の測定 24
血液浄化 321
血液透析，精神症状の著しい患者の 223
血液分布異常性ショック 85

血尿 218
検査依頼 53
幻覚妄想 367
減塩食，高血圧の 160

こ
コーラ尿 298
呼吸音 25
呼吸回数増加 72
呼吸器疾患合併症 135
呼吸器疾患時の向精神薬治療 49
呼吸困難 287
呼吸数の測定 24
呼吸不全 386
呼吸抑制，中毒症状としての 319
鼓音，腹部の 26
誤嚥性肺炎 49
口蓋扁桃の確認 25
口角挙上 29
口腔内崩壊錠 44
口腔（口唇）の確認 25
甲状腺機能亢進症 **192**, 364
甲状腺機能低下症（原発性） **197**, 367
甲状腺クリーゼ 193
甲状腺の確認 25
叩打診，腹部の 27
向精神薬
──，透析性のある 224
──による好中球減少症 308
──による副作用 290
──の中断 44
向精神薬治療
──，緩和ケアにおける 278
──，経口投与不能時の 43
──，臓器障害時の 46
好中球減少症 307
抗うつ薬
──，肝障害と 47
──，腎障害と 48
──，体重増加と 51

——，妊娠中の　260
—— による中毒　325
抗凝固治療　164
抗菌薬　94
—— による精神障害　395
—— の選択　140
抗コリン系薬，妊娠中の　262
抗精神病薬
——，肝障害と　47
——，腎障害と　47
——，体重増加と　51
——，糖尿病と　51
——，妊娠中の　253
—— による中毒　326
—— の長期連用　5
—— の併用，アドレナリンと　84
抗躁薬，体重増加と　51
抗てんかん薬
——，肝障害と　47
——，腎障害と　48
——，体重増加と　51
——，妊娠中の　261
—— による中毒　326
抗ヒスタミン薬による中毒　327
抗不安薬，妊娠中の　262
抗不整脈薬による精神障害　394
抗利尿ホルモン分泌異常症候群
　（SIADH）　99
拘束帯　224
高カリウム血症　95
高カルシウム血症　103
高カルシウム血症性クリーゼ　375
高血圧　24, **159**
高血圧緊急症　159
高浸透圧高血糖症候群　202
高ナトリウム血症　97
高尿酸血症　214
高プロラクチン血症　312
高マグネシウム血症　102
項部硬直　30

膠原病および類縁疾患　378
興奮の把握　23
骨折　240
骨粗鬆症　241

さ
鎖骨下静脈穿刺　60
挫滅症候群　297
細菌性肺炎　137
産婦人科疾患合併症　244
散瞳，中毒症状としての　319
酸化マグネシウム　102
酸素療法　**65**, 136

し
シックデイ　209
ショック　84
ジギタリスによる精神障害　394
ジャックナイフ現象　30
支持的精神療法　278
市中肺炎　135
糸球体疾患　219
思考障害　6
脂質異常症　211
自傷他害　7
自律神経症状
　——，悪性症候群に伴う　290
　——，セロトニン症候群に伴う　301
舌の確認　25
失神　183
膝蓋試験　32
手術後の管理　42
手術前の管理　40
授乳期の対応　249
収縮期雑音　26
重症度の確認，精神症状の　17
縮瞳，中毒症状としての　319
出血性ショック　234
出血性腸炎　126
出産後の対応　249

術後回復液（4 号液）　73
循環器疾患合併症　152
循環血液量減少性ショック　89
初期診療，外傷の　232
徐脈　24, **153**
　——，中毒症状としての　319
小球性低色素性貧血　105
消化管異物　124
消化器疾患合併症　113
消化器疾患時の向精神薬治療　50
症状精神病　335
上肢 Barré 徴候　177
上部消化管造影　53
上部消化管内視鏡　55
静脈血栓塞栓症　162
食事療法，糖尿病の　204
食欲不振　285
触診，腹部の　26
褥瘡　273
心因性非てんかん性発作との鑑別，け
　いれん発作と　180
心筋梗塞　49
心血管呼吸器疾患　386
心原性ショック　89
心原性肺水腫　91
心雑音　26
心疾患時の向精神薬治療　48
心室細動　81
心室頻拍（VT）　157
心静止　81
心タンポナーデ　92
心停止　80
心電図，心肺停止時の　81
心房粗動（AFL）　157
身体科診断の確認　17
身体合併症問題　2
身体拘束，肺炎時の　138
身体疾患に起因する精神障害　338
身体症状重症度・緊急度の確認　18
身体診察　23

神経 Behçet　382
神経筋症状，セロトニン症候群に伴う
　　　　　　　　　　　　　　301
神経原性ショック　**88**, 234
神経刺激薬，肝障害と　47
神経診察　27
神経性無食欲症　404
神経梅毒　227
浸透圧性脱髄症候群　99
深部静脈血栓症　162, **166**
深部反射　30
人工呼吸器管理　68
腎・泌尿器疾患合併症　216
腎機能障害　359
　——，悪性症候群に伴う　291
腎障害時の向精神薬治療　47
腎性尿崩症　316
腎不全　359

す
スーパー救急　10
ステロイド誘発性精神障害　146, 389
スルホニルウレア（SU）薬　206
頭痛　186
水腎症　230
水痘・帯状疱疹ウイルス　268
水分補充　74
水平方向眼振　27
垂直方向眼振　27
睡眠薬
　——，肝障害と　47
　——，腎障害と　48
　——，妊娠中の　262
膵炎　50
錐体外路症状，悪性症候群に伴う
　　　　　　　　　　　　　　290
髄液検査，神経梅毒の　228
髄液所見，感染症の　64
髄膜刺激症状　29

せ

セロトニン症候群　300
せん妄　354, 362
　——，多発性硬化症の　341
　——への対応　95
生活指導，高血圧の　160
生理食塩水　73
正球性正色素性貧血　105
成人発症のてんかん　182
精神運動制止　367
精神科救急　10
精神科救急・合併症入院料（特定入院料）　13
精神科身体合併症
　—— の入院病棟　3
　—— の入退院　17
精神科身体合併症加算　12
精神科診断の確認　17
精神疾患合併妊娠　245
精神障害
　——，インターフェロンによる　392
　——，身体疾患に起因する　338
精神症状
　——，悪性症候群に伴う　290
　——，セロトニン症候群に伴う　301
　—— の著しい患者の血液透析　223
精神症状診察　22
精神身体管理　94
精神病症状　361, 366
　——，多発性硬化症の　341
精神療法，緩和ケアにおける　278
整形外科疾患合併症　232
赤血球濃厚液　105
潜在性甲状腺機能低下症　200
全身倦怠　285
全身性エリテマトーデス（SLE）　378
全般てんかん　183
前額しわ寄せ　29
前庭神経炎　185
蠕動音　26

そ

疎通の程度の把握　22
躁症状　366
造影　56
足白癬　271
速効型インスリン分泌促進薬　206

た

ダントロレン　295
多飲，リチウム内服患者の　317
多発性硬化症　338
打診，腹部の　26
代謝疾患合併症　192
代謝疾患時の向精神薬治療　50
代謝性疾患　356
対光反射　27
体温の測定　23
耐性菌リスク　140
帯状疱疹　268
大球性貧血　106
大腿静脈穿刺　60
大腸カメラ　55
濁音，腹部の　26
脱水　98
脱水補給液（2号液）　72
脱水補正　201
脱髄疾患　338
胆汁うっ滞　46
単純疱疹　268
蛋白尿を伴う血尿　218
断続ラ音　25
弾性ストッキング　170

ち

チアゾリジン薬　207
チョークサイン　148
治療可能な認知症　349
遅発性ジスキネジア　303
中心静脈確保　59
中心性低髄鞘磁解　332

中枢性尿崩症，腎性尿崩症と　317
中枢性めまい　183
中毒性表皮壊死症　264
注射剤　44
注腸造影　54
超音波　57
腸洗浄　321
腸閉塞　117
聴覚の確認　29
聴診
　——，胸部の　25
　——，腹部の　26
鎮咳薬による精神障害　395
鎮静　53
　——，緩和ケアにおける　279
　——，急性の　33
　——に用いる薬剤　35
鎮痛補助薬　285

つ
通過症候群　349
痛風発作（痛風関節炎）　214

て
低 T_3 症候群　200
低カリウム血症　96
低カルシウム血症　103
低血糖　210
低血圧　24
低酸素血症　137,**386**
低体温　24
低ナトリウム血症　99,332
低マグネシウム血症　102
低用量未分画ヘパリン　170
低リン血症　101
挺舌　29
鉄欠乏性貧血　105
電解質異常　95
　——，悪性症候群に伴う　291
電解質補充　74

と
吐血　113
徒手筋力テスト（MMT）　31
東京ルール　11
透析に関連した精神障害　362
疼痛コントロール　279
疼痛耐性　5
頭頸部の診察　24
頭部 CT 撮影　56
頭部外傷　348
糖尿病（高血糖）　51,**200**
糖尿病腎症　210
糖尿病性ケトアシドーシス　201
糖尿病網膜症　209
動脈硬化　212
銅欠乏性貧血の治療　107
導尿法　62
特定入院料　13
突発性難聴　185

な
ナロキソン　323
内頸静脈穿刺　60
内分泌疾患　364
内分泌疾患合併症　192

に・ね
二次性高血圧　160
入院時付添い人の確認　18
入院病棟，精神科身体合併症の　3
入院目的の聴取　22
入退院，精神科身体合併症の　17
入眠を目的とする鎮静　37
尿アルカリ化　322
尿管結石　219
尿道損傷　218
尿毒症　359
　——による精神症状　223
尿毒症性脳症　360
尿閉　216

尿路感染症 219, **224**
尿路結石 229
人形の目現象 174
妊娠，精神疾患合併 245
妊娠妄想 6
認知症 367
　——，副腎皮質ステロイドによる
　　　　　　　　　　　　　　389

熱傷 275

の

ノルウェー疥癬 270
脳器質性疾患 338
脳梗塞 174
脳腫瘍 353
脳神経疾患合併症 171
脳波 174

は

ハルトマン(乳酸加リンゲル)液 73
バイタルサインの測定 23
バソプレシン分泌過剰症 313
バルビツール系薬剤による中毒 325
パラコートによる中毒 327
播種性血管内凝固症候群(DIC) 107
肺炎 49
肺結核 147
肺塞栓(症) 92, 162
敗血症性ショック 85
梅毒 226
橋本病 199
発熱 92
鼻カヌラ 66
反射の確認 30

ひ

ヒステリー 339
ヒゼンダニ 269
ビグアナイド薬 205

ビタミン B_{12} 欠乏 107
皮膚疾患合併症 263
非アルコール性脂肪肝炎(NASH)
　　　　　　　　　　　　　　129
非オピオイド 280
非定型肺炎 138
肥満 50
　—— の是正，高血圧の 160
病院間搬送 18
病的反射 31
貧血 104
頻発反復性緊張型頭痛 187
頻脈 **24**, 154
　——，中毒症状としての 319

ふ

フェンタニル 282
ブロモクリプチン 295
プラリドキシム(PAM) 322
不安症状 362, 366
不穏 238
不整脈 48, **152**
　——，中毒症状としての 319
不眠 361, 366
　——，多発性硬化症の 340
部分てんかん 182
副甲状腺機能亢進症 375
副甲状腺機能低下症 377
副雑音 25
副腎皮質機能低下症 372
副腎皮質ステロイドによる認知症
　　　　　　　　　　　　　　389
腹水 287
腹部突き上げ法 149
腹部の診察 26
分時換気量異常 72

へ

ヘリコバクター・ピロリ菌の検査
　　　　　　　　　　　　　　122

ヘルペス脳炎　345
ベンゾジアゼピン系薬剤　37
ベンゾジアゼピンによる中毒　324
ベンチュリーマスク　67
ペットボトル症候群　201
閉塞性ショック　**92**, 234
閉塞性水頭症　354
片頭痛　188
変性疾患　341
扁平コンジローマ　227
便秘　**115**, 287
　――, 重症の　5

ほ

補充輸液　74
法的関心　15
蜂窩織炎　272
膀胱腫瘍　219
膀胱タンポナーデ　220
暴力の把握　23
発作性上室性頻拍（PSVT）　157
発作性心房細動（AF）　154
本態性高血圧　159

ま

末梢静脈確保　59
末梢挿入中心静脈カテーテル　61
慢性外傷性脳症　350
慢性緊張型頭痛　187
慢性呼吸不全　386
慢性甲状腺炎（橋本病）　199
慢性腎臓病　221
慢性腎不全　359
慢性閉塞性肺疾患（COPD）　50
慢性片頭痛　189

み

水中毒　331
脈拍の測定　24

む

むずむず脚症候群　363
無顆粒球症　307
無痛性甲状腺炎　196
無脈性心室頻拍　81
無脈性電気活動　81

め・も

めまい　183
眼の観察　24

モルヒネ　281

や

薬剤性過敏性症候群　264
薬剤性肝障害　126
薬剤性好中球減少症　309
薬剤性精神障害　389
薬剤選択, 肝障害時の　47
薬疹　263
薬物療法, 妊娠中の　253

ゆ

輸液　72
有機リンによる中毒　328
指鼻試験　31

よ

葉酸欠乏　106
腰椎穿刺　63
抑うつ　361, 366
　――, 多発性硬化症の　340

り

リザーバー付き酸素マスク　67
リスク管理　8
リチウム　200
　――, 妊娠中の　260
　―― による中毒　326

リフィーディング症候群　97, **411**
　——，入院中の　407
　—— における低リン血症　101
利尿薬（サイアザイド系）　161
離脱・中断症候群　45
離脱性ジスキネジア　305
良性発作性頭位めまい症　184

倫理的関心　15

れ・ろ

レストレスレッグス症候群　363
連続性ラ音　25

ロコモティブシンドローム　241